これから始める
臨床化学・遺伝子検査の
精度保証

—ISO 15189認定取得へ

志保裕行

若月香織

礒田理恵子

医歯薬出版株式会社

序文

近年，世界的に臨床検査の標準化が進んできており，その背景のなかでわが国では，平成28年度診療報酬改定に伴って国際標準検査管理加算が新設され，全国の臨床検査室では国際標準であるISO 15189の取得が急激に進んできました．その結果，各検査室ではマニュアルや記録など書類が整備され，品質マネジメントシステムの概念が浸透してきています．さらに，平成27年9月28日に公布された「医療法の一部を改正する法律」（平成27年法律第74号）により，医療法および医療法施行規則が改正されました．このなかで，臨床検体検査の品質・精度管理に関する規定が創設されたことにより，今後は品質保証（遺伝子検査を含む）という考え方がより進むと考えられます．

ISO 15189を取得する目的は，臨床検査の国際的な標準化であり，検査品質を高めて医療の質の向上を目指すことです．この目的を達成するためには，ISO 15189の要求事項を理解することはもちろんのこと，精度保証に関する学問的な知識を深めることが重要です．ISOの品質マネジメントシステムで求められる「規格の要求事項」に適合するための方法は一様ではなく，各検査室の規模や環境に応じた方法論があります．また，全国的にISO 15189認定取得に際しては，多くの臨床検査室が企業のコンサルテーションを利用していますので，「規格の要求事項」に関しての適合性としては十分満足いくかたちで体制が構築されてきています．しかし，個人的な印象としては，認定を取得することが主目的となり，本来の目的である臨床検査の質の向上（精度管理を含めて）に関する知識が十分でないように感じます．

これからの臨床検査は「臨床検査の品質」に特化した人材育成にかかわる環境作りが重要であるといわれています．特に，精度保証は臨床検査統計学がベースとなっており，高品質な精度を確実にするためには数学的な知識が必須となります．近代科学の父ガリレオ・ガリレイ（Galileo Galilei）が「自然という書物は数学の言語によって書かれている」という言葉を残しているように，医学においても数学は強力な武器となりえますが，使い方を間違えると大きなリスクを伴うのも事実です．また，臨床化学の分野では特に自動化が著しく進歩して，機械崇拝主義もしくは依存主義的な考えを持っている人達が増えてきています．しかし，いかに最先端の性能のよい分析装置で測定しても，それを使う人の知識や経験が少ないと，高品質なデータを臨床に提供することはできません．

本書は，臨床化学部門を中心とした精度保証に関して，統計学を含む学問的な

内容で構成しました．臨床化学の分野に新しく配属された新人の方や，日常ルーチン検査でこの分野に携わっていない方を対象に「これから始める臨床化学」（2015年1月発行）を，実用的な入門書として執筆いたしましたが，本書では臨床検査の品質を高めるために必要と考えられる部分を中心に解説しましたので，精度保証に関する知識を深めるためにご活用いただければ幸いです．また，本書の第Ⅳ章「臨床検査統計学」では精度保証に使用される初歩的な部分を抜粋し，できるだけ簡単に解説していますので，より専門的に詳しく勉強したい方は統計についての他の書籍をご利用下さい．

最後に本書作成に関して，ご指導や資料および情報提供等をして頂いた国立病院機構本部専門職の渡邉清司先生，国立病院臨床検査技師協会本部会長の石井幸雄先生をはじめとする国立病院臨床検査技師協会の皆様や国立病院臨床検査技師長協議会の皆様，公益財団法人日本適合性認定協会（JAB）の下田勝二先生，メルク株式会社の金沢旬宣先生，キヤノンメディカルシステムズ株式会社の篠原弘生氏，八柳正美氏，セロテック株式会社の根占哲也氏，島崎宏氏，ネオメディカル株式会社の斎藤薫氏に深くお礼を申し上げます．

2019年3月

著者代表　志保　裕行

目　次

I 精度保証の概念

　臨床化学における分析データは，疾患の診断，治療，予後判定など客観的指標として多岐に利用されています．したがって，信頼度が高く常に安定したものでなければならず，そのため精度保証はもっとも重要な概念の一つです．臨床化学分野では，分析結果の品質を維持管理するための手法として産業界で用いられていた品質管理手法である管理図を，1950年にLevy & Jenningsが臨床検査に導入したのが精度管理の始まりです．その後，分析装置の進歩により，短時間で膨大な分析データが排出されるなか，すべての測定結果の品質を保証する必要があり，さまざまな管理手法の内部精度管理（internal quality control：IQC）が導入されてきました．また，施設間のバラツキを調査するために，他の施設と測定値を比較する外部精度管理（external quality control：EQC）が各種団体により実施されてきました．近年では，正確さを含めた評価を行うことから外部精度評価（external quality assessment：EQA）の名称となっています．

　わが国では，医療の質の向上を目指して第三者評価を受ける施設が増えてきています．この第三者評価機関のなかでとくに認知度が高いのは病院機能評価であり，2017年4月現在で2,190施設が認定されています．2018年4月以降の訪問審査から機能種別版評価項目〈3rdG：Ver2.0〉が適用されており，このなかの第3領域（良質な医療の実践2）に臨床検査部門が含まれています．しかし，この評価は施設全体を対象としているため，評価の中心はおもに診療や看護領域，医療安全，感染対策などで，臨床検査部門が仔細に評価されることは少ないのが現状です．評価調査チームも，診療管理，看護管理，事務管理の知識と経験を有する調査員で構成されていることが一般的であるため，臨床検査部門では特定の項目のみのチェックで終わることもあります．

　これに対して，臨床検査部門に特化した第三者評価として，日本臨床衛生検査技師会による精度保証施設認証制度（2010年〜）があります．この認証は，臨床検査の信頼性を維持管理するために，検査が標準化され精度が十分保証されていると評価された施設に対して付与されるものです．一方，国際的な臨床検査室の認定としては，国際標準化機構（International Organization for Standardization：ISO）により定められたISO 15189に基づいた認定と，米国病理学会（College of American Pathologists：CAP）の認定があります．ISO 15189については，平成25（2013）年に厚生労働省医薬食品局審査管理

課からの事務連絡「治験における臨床検査等精度管理に関する基本的考え方」において評価されたこと，平成27（2015）年の医療法改正において臨床研究中核病院承認の要件として臨床検査室のISO 15189取得が盛り込まれたこと，平成28（2016）年度診療報酬改定により，国際標準検査管理加算（40点）が新設となったことなどにより，わが国ではISO 15189を取得する施設が急増してきました．さらに，2017年の医療法改正では臨床検査の精度保証が注目され，より高い品質が求められる時代へと変わってきました．したがって，臨床検査技師として精度保証の知識をより深めて，精度を追求していくことが必要です．

1. 精度保証とは

1 精度マネジメント

　臨床化学の分野では，分析における測定誤差を発見し，原因を解析するための統計学的手法を模索してきました．そのためのツールとして，内部精度管理（IQC）と外部精度管理（EQC）があります．この精度管理では，施設内と施設間の測定誤差を検出して是正することが目的でした．分析精度の向上という側面から考えると，大きな役割を担っている要因の一つです．

　これに対して，診療で用いられる検査データを視野に入れた広義の精度管理として，総合的精度管理（total quality control：TQC）という概念が生まれました．これは，検査前後を含めてトータルに精度を保証するという考え方です．検査前では，検体の採取部位や採取時間，抗凝固剤，検体搬送，遠心分離，検体測定までの検体保存などを適切に管理する必要があります．これらの管理が不適切である場合，検体の変性や代謝などにより，検査結果に大きな影響を及ぼす可能性があります．検査室に到着した検査検体の受付の際も，検査過誤に対する防止策を講じる必要があります．とくに，検体の取り違えは重大な医療事故を引き起こしかねませんので，各施設で可能なかぎりの対策をとる必要があります．検査後には，分析されたデータが適切であるかの確認が必要となります．これは，個別管理手法とよばれ，low-highチェック，項目間チェック，前回値チェック（デルタチェック）などが一般的です．この管理法はリアルタイムで評価する関係上，これらの手法を検査システムに組み込む必要があり，管理手法の種類は使用しているシステムに依存しなければならないなどの制限があります．これらの個別管理手法で異常データが検出されることがありますが，なかには，異常反応や非特異反応などを考慮して詳細な検討が必要な場合もあります．

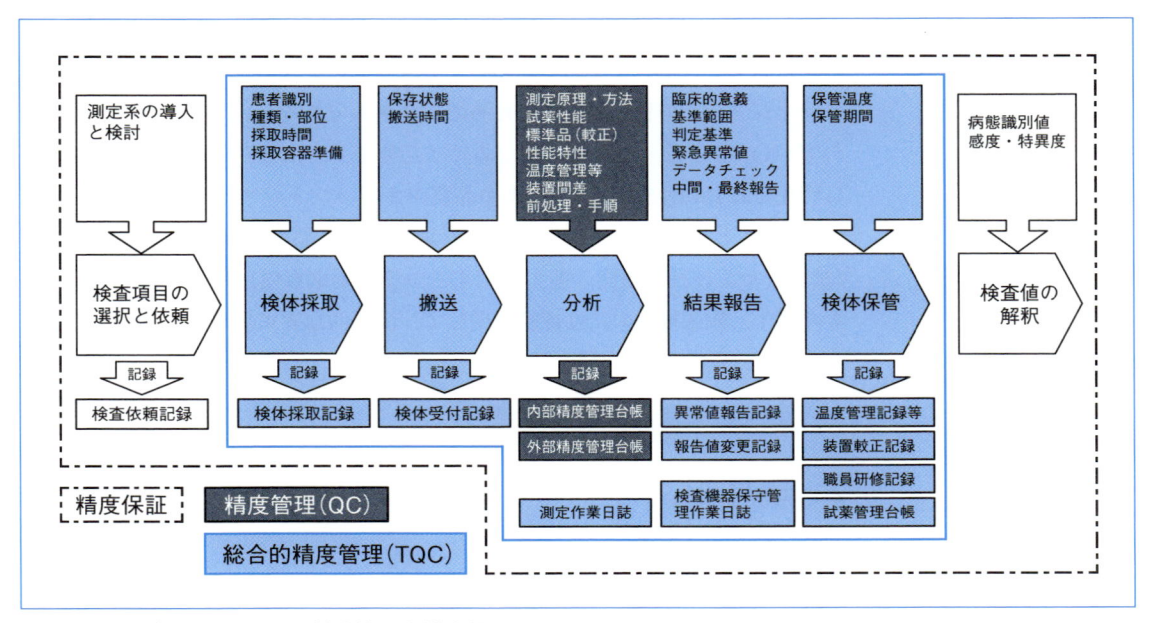

図I-1　検査プロセスからみた精度管理と精度保証

　そして，この総合的精度管理をさらに拡大したのが精度保証（quality assurance）となります（**図I-1**）．精度保証には，分析装置を含めた測定系の妥当性確認や試薬の管理，要員の教育や人材育成など，臨床検査の品質に影響を及ぼす可能性があるすべての事柄が含まれます．また，検査データから臨床的な解釈を行う際には，基準範囲や臨床判断値が必要となります．これらの判定基準に対する臨床検査室の役割は重要であり，十分な知識が要求されます．

　精度保証体系は次の内容で構成されており，それぞれがお互いに関連しています．

　① 測定法の性能評価（実用性，信頼性）
　② 内部精度管理（経時的安定性の確保）
　③ 外部精度評価（施設間互換性の評価）
　④ 分析前後における信頼性の保証
　⑤ 検査結果の臨床的解釈（判読基準の保証）

　近年，この精度保証と検査科の運営を両輪として精度マネジメントとする考え方が広まってきました．ISOには品質マネジメントシステム（quality management system：QMS）という考え方があります．これを臨床検査の分野で考えてみます．quality とは質を表しますので，品質すなわち検査データの質ととらえられがちです．しかし，QMSはあくまでもマネジメントシステムなので，業務の質，経営の質，スタッフの質など臨床検査に関するさまざまな質が重要ということになります．ここで陥りがちなのが，ISOを取得すると検

査データの質がよくなるという勘違いです．確かにISOの取得は検査データの品質向上も目指しますのでその考え方は間違いではありませんが，それ以前にマネジメントの質を管理するためのシステムであるという考え方をもつことの方がQMSを最大限に活かすためには必要です．ISOのなかで臨床検査部門に特化したISO 15189は，従来の品質マネジメントシステム要求事項であるISO 9001と，技術的能力があり分析試験結果の品質を保証するISO 17025（試験所および校正機関の能力に関する一般的要求事項）の性質をあわせもつものです．臨床検査の精度保証に関して，国際的な要求事項にしたがって行いますので，検査データに対する信頼性は向上します．

2. 臨床化学検査におけるバリデーション（妥当性）

1 バリデーション

　臨床検査に使用される測定装置や試薬が日常の業務に適用できる性能を有しているかを判断するのに，バリデーションデータが用いられています．日本臨床化学会クオリティマネジメント専門委員会の定量測定法に関するバリデーション指針では，「臨床検査で用いる測定システム（測定試薬・装置）は，意図した用途に合格し，測定に関する要求事項を満足する信頼性の高い結果が得られることが保証されている必要がある」とされており，この妥当性を確認することがバリデーションの目的となります．ISO 15189などの臨床検査室の認定プログラムでも，測定法のバリデーションは重要な位置を占めます．この委員会からの指針では，妥当性の対象となる特性として代表的なものが提示されていますので，ここで紹介します（**表I-1, 図I-2**）．
　① 特異性（specificity），選択性（selectivity）
　② 真度，正確さ（trueness）
　③ 精度（precision）
　④ 検出限界（limit of detection），定量限界（limit of quantitation）
　⑤ 直線性（linearity）
　⑥ 範囲（range）
　⑦ 頑健性（robustness）
　⑧ トレーサビリティ（traceability）と不確かさ（uncertainty）

　臨床検査では，信頼性のあるデータを常に安定して提供しなければなりません．そのために，その測定系が目的に対して適応していることを客観的に提示

表I–1　バリデーション特性と適用範囲および評価法

	バリデーション特性		メーカーの場合	ユーザーの場合	測定手順を変更した場合
①	特異性, 選択性		＋	－	＋
②	真度, 正確さ		＋	＋	＋
③	精度	併行精度	＋	＋	＋
		室内再現精度	＋	＋	＋
		室間再現精度	－＋*	－＋*	－＋*
④	検出限界		－＋**	－＋**	－＋**
	定量限界		＋	＋	＋
⑤	直線性		＋	＋	＋
⑥	範囲		＋	－	＋
⑦	頑健性		－＋***	－＋***	－＋***
⑧	トレーサビリティ, 不確かさ		＋	＋	＋

＋：通常実施すべき項目
－：通常実施しない項目
*：室間共同試験による
**：測定対象が微量な場合は実施
***：規定した測定条件で実施可能な場合

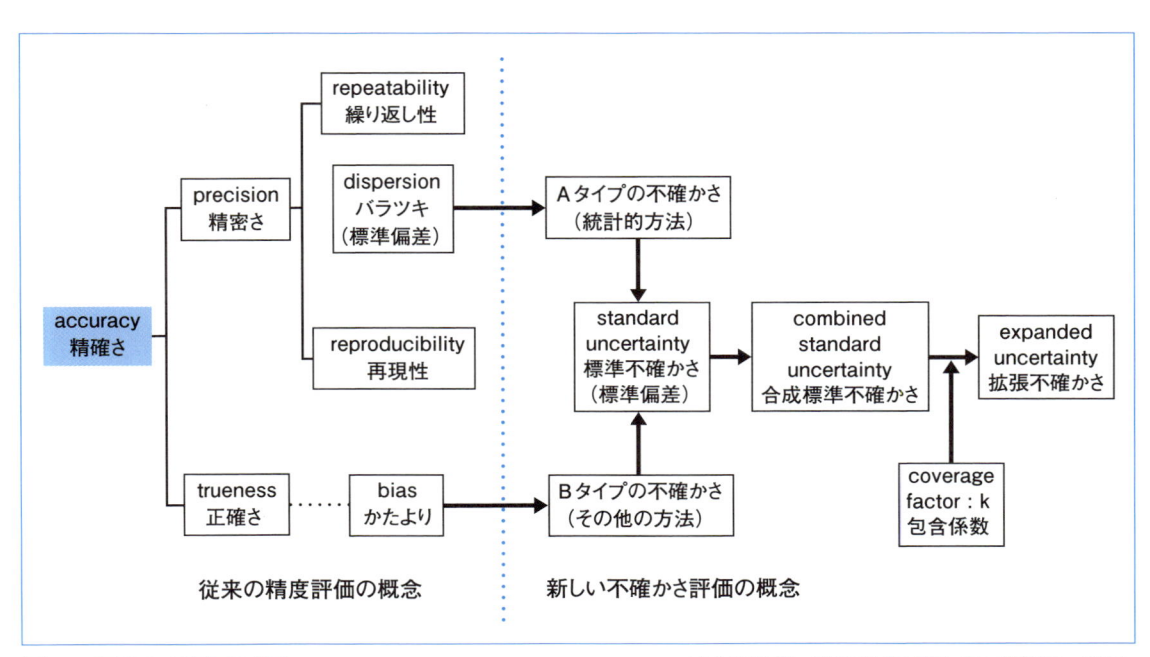

図I–2　不確かさ評価の概念　　　　　　　　　　　　　　　　　　（今井秀孝編集：計測の信頼性評価. 日本規格協会, 1996）

して，維持管理することが必要です．医療現場の性格上，測定には迅速性が強く求められます．そこで，臨床化学検査では，いろいろな成分が共存している試料から目的の成分を抽出せずに，多成分の存在下で直接反応させる共存分析という手法が多く利用されています．共存分析は分離分析と異なり，他の成分がその反応を妨害する可能性があります．また，その測定系がいかに優れていたとしても，分析結果には少なからず誤差が含まれます．そのため，検査室は測定に対して目的の成分が的確にとらえられているか，どの程度の精確さ（accuracy）であるか，その値にトレーサビリティは確保されているか，そしてその測定範囲と頑健性（robustness）を明確にすることが必要です．これが臨床化学検査におけるバリデーション（妥当性確認）となります．また，このバリデーションが維持管理されているかを定期的に確認する必要があります．これをベリフィケーション（検証）とよんでいます．

　ところで，頑健性という臨床検査ではあまり聞きなれない言葉が出てきました．この言葉は以前から統計学で使われており，「ある統計的手法が必要としている条件または仮定を少々満たしていないようなデータにおいてもほぼ妥当な結果を与える時，この統計的手法は頑健性がある」といいます．実は統計学のみならず，生物学，情報工学，経済学，制御工学などの分野でも使用されており，一般論としては「ある系が応力や環境の変化といった外乱の影響によって変化することを阻止する内的な仕組み」を表しています．臨床化学では，環境や測定条件が測定にどの程度影響を及ぼすかを表しており，総合的な信頼性に関する特性を意味しています．たとえば，試薬の安定性，測定機器の状態，検量結果，試料の成分組成などの環境がわずかに変化した場合でも，その測定値に影響を及ぼさなければ，頑健性があるといえます．

2 標準化

　臨床化学分野の標準化は，1995年に国際標準化機構（ISO）の「臨床検査及び体外診断検査システム」専門委員会（ISO / TC212）が発足したことに端を発しています．従来の誤差の考え方は，真の値と実際の測定値との差と表現していましたが，この真の値は実際には求めることはできません．そこで，国際指針ISO GUIDE 30：「標準物質に関連して用いられる用語及び定義（1992年）」に準ずる日本工業規格JIS Q 0030（1997年）のトレーサビリティ連鎖という考え方が浸透してきました（**図I-3**）．この考え方は，真の値と測定値との差を誤差と表現するのではなく，真の値が測定値からどの程度のバラツキの範囲内にあるかを確率で示すもので，測定値に正確性の概念が含まれたバラツキの大きさという統計学的なパラメータを付加して評価します．このトレーサビリティは「不確かさがすべて表記された切れ目のない比較の連鎖を通じて，

トレーサビリティ
（traceability）
測定体系において，下位から1つ上の階層に精確さを合わせられることを意味する．すなわち，日常測定操作法から得た測定値は，トレーサビリティ連鎖図を遡り基本単位にたどりつくことができる．

トランスファーラビリティ
（transferability）
トレーサビリティ連鎖図において，上位から下位に精確さを伝えること．

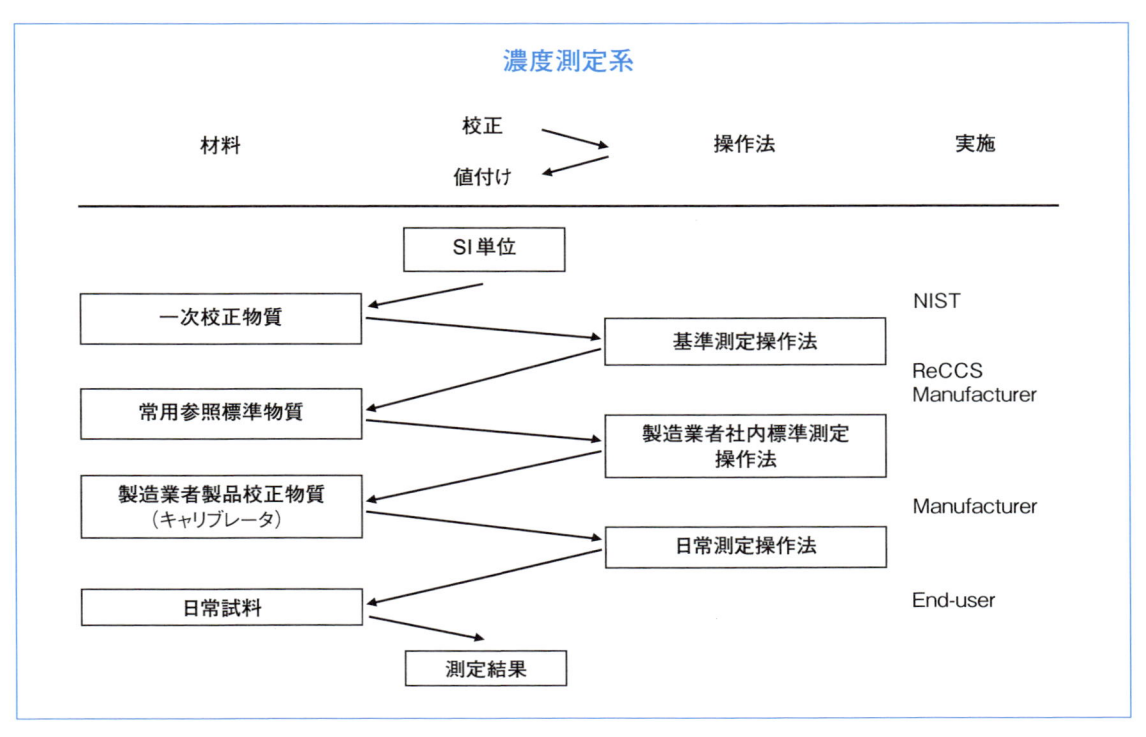

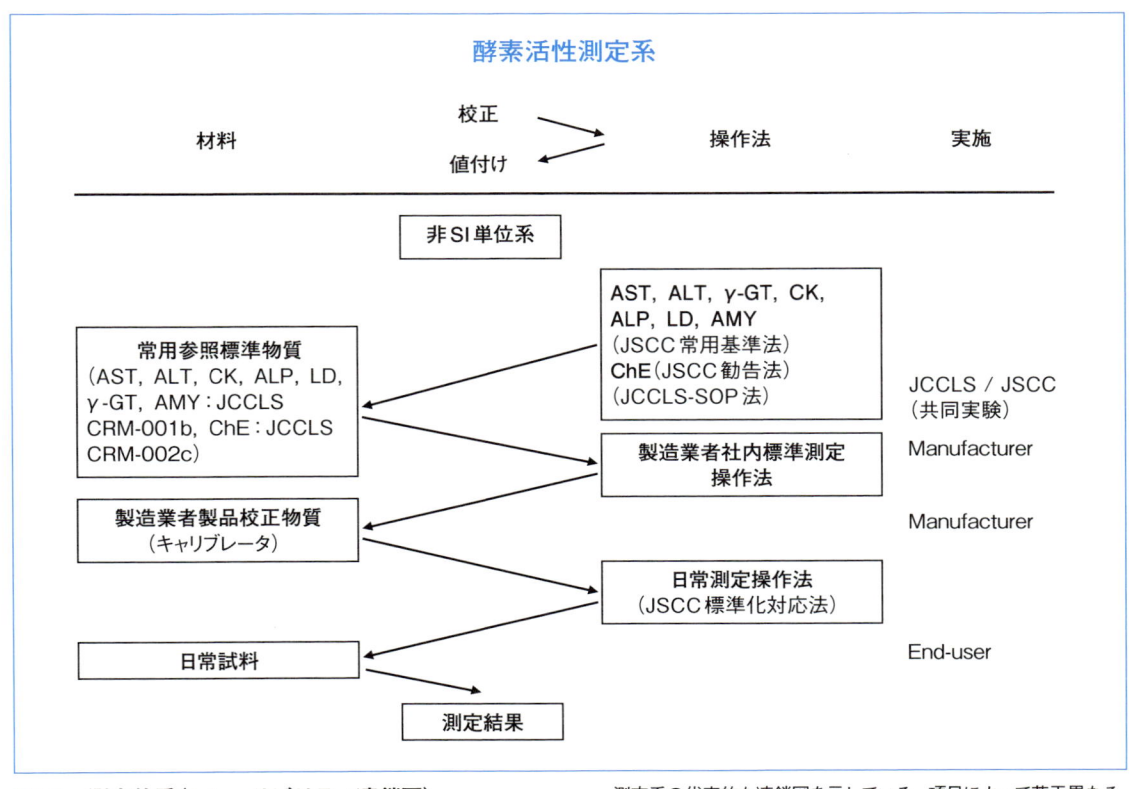

図I-3　測定体系（トレーサビリティ連鎖図）　　測定系の代表的な連鎖図を示している．項目によって若干異なる．

表I–2 標準化に関する用語とその意味

用語	英語表記	意味
標準化	standardization	標準を設定し，これを活用する組織的行為
測定体系	measurement system	正確さの伝達とトレーサビリティが可能なように測定法と標準物質とで組み立てた階層構造
伝達性	transferability	測定体系の上で高位の正確さを順次下位のものに合わせていくこと
計量学的トレーサビリティ（トレーサビリティ）	metrological traceability (traceability of measurement)	測定結果について，測定不確かさにより，校正について文書化された切れ目のない連鎖を通して標準物質に関連づけられること（不確かさがすべて表記された，切れ目のない比較の連鎖を通じて，通常は国家標準または国際標準に関連づけられうる測定結果または標準の値の性質）
計量学的トレーサビリティ連鎖（トレーサビリティ連鎖）	metrological traceability chain (traceability chain)	測定結果を標準物質に関連づけるのに用いる測定標準物質と校正についての連続の関係（切れ目のない比較の連鎖をいう）
測定真度（真度）	trueness of measurement (trueness)	無限反復測定の測定平均値と標準物質の値の一致の度合い
測定の不確かさ（不確かさ）	uncertainty of measurement (uncertainty)	測定対象量に関連する値のばらつきを特徴づけるパラメータ
基準測定操作法	reference measurement procedure	測定値の真度の評価のために用いる測定操作法で，校正，または標準物質の特性づけのために用いる
一次基準測定操作法	primary reference measurement procedure	基準測定操作法のうち，測定標準物質に関係なく測定結果が得られるもの
二次基準測定操作法（実用基準法）	secondary reference measurement procedure (reference method)	二次測定標準物質について測定値とその不確かさの大きさを評価する時に利用する
妥当性確認	validation	特定要求事項が使用目的に対して適切であることの検証
測定標準物質	measurement standard	所定の量と関連した測定不確かさにより，測定量の定義が実現できるもので，標準物質として用いる
国際測定標準物質	international measurement standard	国際合意に署名した当事者によって認められた測定標準物質で，世界中に供給するもの
国家測定標準物質 国家標準物質	national measurement standard national standard	国家の権限によって認められた測定標準物質で，国内に供給するもの
一次測定標準物質 一次標準物質	primary measurement standard primary standard	一次基準測定操作法または協定により設定した測定標準物質
二次測定標準物質 二次標準物質	secondary measurement standard secondary standard	一次測定標準物質を用いた校正によって設定された測定標準物質
参照測定標準物質 常用参照標準物質	reference measurement standard reference standard	一次測定標準物質を用いた校正によって設定された測定標準物質
実用測定標準物質 常用標準物質	working measurement standard working standard	測定装置や測定システムの校正や検証のために日常的に用いる測定標準物質
キャリブレータ	calibrator	校正に用いる測定標準物質
標準物質	reference material, RM	測定あるいは特性の試験に用いられるもので，特性値について十分に均一で安定であることが確立された物質

用語	英語表記	意味
認証標準物質	certified reference material, RM	妥当な測定操作法により，不確かさとトレーサビリティに関連した1つ以上の特性値が権威ある団体によって発行された文章としてつけている標準物質
真の値	true value	ある特定の量の定義と合致する値 備考：特別な場合を除き，観念的な値で，実際には求められない
繰返し性，併行精度	repeatability	同一の測定条件下で行われた，同一の測定量の繰返し測定結果の間の一致の度合い
再現性，（室間）再現精度	reproducibility	測定条件を変更して行われた，同一の測定量の繰返し測定結果の間の一致の度合い
精度，精確さ	accuracy	測定結果の正確さと緻密さを含めた，測定量の真の値との一致の度合い
不確かさ	uncertainty	合理的に測定値に結びつけられうる値のばらつきを特徴づけるパラメータ．これは測定結果に付記される
Aタイプの評価	type A evaluation	一連の測定値の統計的解析による不確かさの評価の方法
Bタイプの評価	type B evaluation	一連の測定値の統計的解析以外の手段による不確かさの評価の方法
拡張不確かさ	expanded uncertainty	合理的に測定量に結びつけられうる値の分析の大部分を含むと期待される区間を定める量
包含係数	covarage factor	拡張不確かさを求めるための合成標準不確かさに乗じて用いられる数値係数

（臨床検査精度保証教本．日本臨床衛生検査技師会，2010より）

通常は国家標準又は国際標準で決められた標準に関連づけられ得る測定結果又は標準の性質」と VIM（国際計量基本用語集）および JIS Z8103：2000 計測用語に定義されています．すなわち，不確かさは「真の値の存在する範囲のばらつき」を示していますので，日常の測定値は何らかの形で真の値まで結びついているという考え方です．ここでの真の値とは，国際標準または国家標準に照らした時に妥当と判断される値を表しています（表I–2）．

3 測定の許容誤差限界

　臨床検査における測定の許容誤差限界についての考え方は，従来からさまざまなものが提示されています．学生時代に習う Tonks の許容誤差限界もこの一つです．これは，基準範囲を基に考えられた許容誤差限界で「誤差の許容限

1 技術水準に基づく許容誤差限界

①精度の優れた施設のデータに基づく設定
共通 *CV*, 調整平均値(日本医師会精度管理)
② *SDI* を用いた解析

$$SDI = \frac{(検査室の測定値)-(同一測定法群の平均値)}{同一測定法群の標準偏差}$$

2 臨床的有用性に基づく許容誤差限界

おもにアンケート調査(診療科, 経験年数, 知識の差が大きい)

3 生理的変動に基づく誤差限界

$CV_A(\%)$, $B_A(\%)$ (日本臨床化学会クオリティマネジメント)

図I-4 許容誤差限界の考え方

界は測定値のバラツキの分布幅(±2SD)が基準範囲を求める際の基準分布の±1SDをこえてはならない」というものです. この考え方は1963年に公表されましたが, 当時の臨床検査は標準化もされておらず, 測定値のバラツキは今とは比較にならないほど大きなものでした. そこで, 診療の際に健常であるか否かを明確に区別するためには, 測定値のバラツキが健常者群のバラツキの範囲をこえていてはならないとしたのです. しかし, 臨床の現場で患者の経過を追うには, Tonksの式では不十分なことが多くみられます. これは, 式に使われている基準範囲が集団の値であることや, 個体差や生理的変動を加味していないことが原因となっています. 現在では, 臨床検査の許容誤差限界の評価として次に示す考え方があります(図I-4).

1 | 技術水準に基づく許容誤差限界

現状の技術水準を基にして許容誤差の限界を決定するもので, 水準の把握にはおもに外部精度管理調査を利用しています.

①精度の優れた施設のデータに基づく設定

・外部精度管理調査から精度のよい施設のデータを選び, 許容誤差限界を設定する.

・外部精度管理調査において, 測定法をCVの小さい順に並べて80%以上の施設が含まれる測定法に限定してCVと平均値を算出する(日本医師会精度管理の共通CV, 調整平均値).

表I-3 生理的変動に基づく許容誤差限界(%)

項目	精密さ CV_A	真度(正確さ) B_A	項目	精密さ CV_A	真度(正確さ) B_A
AST	7.6	7.1	UN	7.1	6.0
ALT	11.1	12.4	CRE	2.7	4.8
LD	3.4	3.9	UA	4.4	6.5
CK	11.1	11.3	T BIL	11.7	12.1
ALP	3.9	6.5	D BIL	14.8	13.1
γ-GT	8.2	12.8	Na	0.4	0.3
AMY	4.2	6.8	K	2.6	1.9
ChE	2.6	4.7	Cl	0.7	0.5
LAP	2.4	5.6	Ca	1.3	1.0
TC	3.4	4.5	IP	4.6	3.5
TG	14.8	15.4	Fe	16.9	11.3
HDL-C	4.2	6.0	GLU	2.9	2.3
LDL-C	4.6	6.9	CRP	28.6	27.7
PL	3.4	3.9	IgG	2.3	4.2
TP	1.5	1.2	IgA	2.0	9.9
ALB	1.6	1.3	IgM	2.8	11.1
TTT	11.6	15.2	C3	3.8	4.3
ZTT	3.9	8.1	C4	5.6	6.6

(日本臨床化学会クオリティマネジメント専門委員会：生理的変動に基づいた臨床化学検査36項目における測定の許容誤差限界. 臨床化学, 35：144〜153, 2006より)

②SDI（standard deviation index）を用いた解析

$$SDI = \frac{（検査室の測定値）-（同一測定法群の平均値）}{同一測定法群の標準偏差}$$

・外部精度管理調査で算出された平均値と標準偏差を用いて，測定値と同一測定法群（peer group）の平均値の差を同一測定法群の標準偏差で除して求める．

・ISO 15189では，外部精度管理調査の結果が±2SDIをこえた場合は原因究明，±3SDI以上の場合は原因究明と是正処置が求められる．

2│臨床的有用性に基づく許容誤差限界：おもにアンケート調査

・臨床的な有用性に基づいて，医学的意思決定濃度における限界を調査によって設定するものであるが，疾患の種類や診療科，知識の差によって許容限界のとらえ方が異なる．

3 | 生理的変動に基づく誤差限界：$CV_A(\%)$, $B_A(\%)$

・測定誤差を個体の生理的変動幅（個体内生理的変動，個体間生理的変動）と比較して評価する考え方である．1966年に北村が，生理的変動幅は個人の基準範囲ともいえることから，Tonksの式において基準範囲を生理的変動幅に変えて求めることが合理的であるとして，誤差限界を提唱した．

許容誤差＝±（[生理的変動幅の標準偏差]/生理的変動の平均値）×1/2×100（％）

・1992年にEGE-Labが，生理的変動に基づいて測定誤差を精密さと正確さ（かたより）に分けて許容限界値を表す基準を勧告した．

EGE-Lab
European Group for the Evaluation of Reagents and Analytical Systems in Laboratory Medicine：欧州グループによる試薬の評価と臨床検査の分析システム.

$$精密さ(施設内精度)：CV_A = \frac{1}{2} \times CV_1$$

$$正確さ(施設間変動)：B_A = \frac{1}{4} \times (CV_G{}^2 + CV_1{}^2)^{\frac{1}{2}}$$

CV_1：個体内生理的変動のCV, CV_G：個体間生理的変動のCV

3. 精度管理手法

　臨床検査の精度保証において，信頼性を保証するためには精度管理は非常に重要な作業となります．精度管理は，施設内で正確性と精密性を客観的かつ合理的に管理することを目的とした内部精度管理（IQC）と，検査室間の誤差を解析・管理する外部精度評価（EQA）に分けられます．精度管理調査は，日本医師会をはじめとして日本臨床衛生検査技師会などが全国や各都道府県で毎年実施しているほか，各メーカーが特定の項目に対して定期的に実施している調査もあります．

　内部精度管理は，管理試料を用いる精度管理手法（**表I-4**）と，患者検体を用いる個別データ管理手法に分けられます．この精度管理手法は数多くありますが，それぞれの項目の特徴を把握して適切な精度管理手法を採用し，適切な運用を行うことが非常に重要となります．また，臨床化学分野で対象となる検体は複合多成分の生体試料となりますので，精度管理に使用する管理試料は生体試料に近い組成（反応態度の一致性）をもったものが理想です．また，対象となる項目の濃度域にも配慮が必要です．しかし，管理血清ではすべての項目が網羅できるものは少ないため，用途に応じた管理試料を用意し，複数の管理図を用いて総合的に判断することが大切です．ここでは，代表的な精度管理手法の運用方法と注意点を解説します．

精度管理手法の詳細については「これから始める臨床化学」の精度管理の項を参照して下さい.

表I–4　管理試料を用いる精度管理手法

管理手法	方法	管理指標	適応性
$\bar{x}$-R 管理図法	試料を2回／日測定し，平均値と差を求めてプロットする	x：正確さの偏り R：精密さ（日内変動）	正確さのシフト・トレンドを検出
$\bar{x}$-Rs-R 管理図法	試料を2回以上／日測定し，平均値と日内および日差をそれぞれプロットする	x：正確さの偏り Rs：精密さ（日差変動） R：精密さ（日内変動）	誤差要因の解析が可能
マルチルール管理図法	$\bar{x}$管理法を応用して2種類の試料の値から6つのルールを定めて管理する	1_2S：警告 1_3S, R_4S：ランダム 2_2S, 41S, 10X：系統誤差	6つのルールを組み合わせて，ランダム誤差と系統誤差を検出
双値法 （twin plot）	2種類の試料を測定し，それぞれX軸とY軸に対応させてプロットする	低濃度と高濃度の2濃度に対してSDを管理単位とする	系統・ランダム誤差要因解析に有効
累積和法	試料を多重測定し，基準値との差を累積和しプロットする	Cusum：正確さの偏り	日内の経時変化の管理に適している
プラスマイナス管理図法	2種類の試料を2回／日測定し，4種類の変動指標を組み合わせて求める		日差，日内変動や試料間変動およびランダム変動を総合的に管理できる

1 $\bar{x}$–R 管理図法

　精度管理におけるバラツキは，大きく2つに分けることができます．一つは標準の手順にしたがって作業を行った際に，具体的な異常がないにもかかわらず偶然に発生するバラツキで，これをランダム誤差といいます．もう一つは何らかの異常が起きてバラツキが生じる場合です．精度管理はそのバラツキを検出し，その原因をとらえ，抑え込み取り除くことが重要で，その異常原因を察知するのが主たる目的となります．

　$\bar{x}$–R管理図法は，$\bar{x}$管理図で平均値の変動，R管理図で日内変動をみることができ，この2つの管理図の組み合わせにより，それぞれのバラツキと変動を管理することができます．臨床検査の精度管理といえば$\bar{x}$–R管理図法を思い浮かべるように，定量法における一般的な精度管理方法です．この方法に，Rs管理図で前日との比較をして日間変動を加えて，バラツキの要因を3段階で把握できるようにしたものが，$\bar{x}$–Rs–R管理図法です．精度管理試料は，系統誤差とランダム誤差を見分け，より精度の高い管理を行うために，濃度の異なる2種類以上のものを一般的には使用しています．

　管理限界を設定する際の予備データは，測定法が安定している状態で，管理

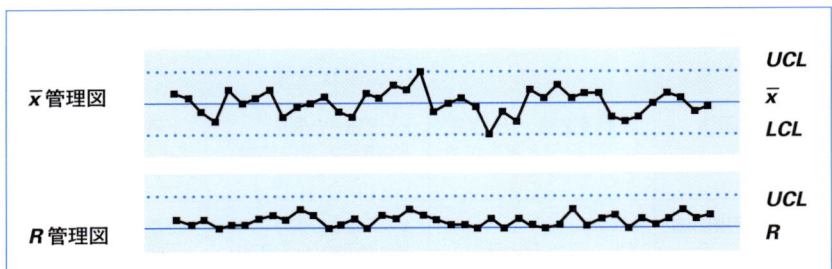

図I-5　$\bar{x}$–R管理図法

試料（複数濃度）を日常検査と同じ測定回数で1カ月（20〜30日）反復測定します．ここで，Rは標本の大きさ，すなわち測定回数によって分布型が異なってしまいますので，予備データ測定の回数は業務で行う回数と同じにする必要があります．次に，総平均値を管理図の期待値として，一般的には ±2SDを警告限界，±3SDを管理限界とします（図I-5）．このように，一般的には管理限界は標準偏差を用いた相対的な範囲となりますので，極端にバラツキが少ない項目（カリウムのような項目）では管理幅が非常に狭くなります．このような項目では，生理的変動から求めた施設間変動や施設内変動の許容誤差限界のような絶対的評価による管理限界の設定が必要となります．ただし，管理限界を設定する際は，かならず科学的な根拠を明確にするべきです．たとえば，管理限界を外れる頻度が高い，見栄えが悪いなどのような主観的な理由で管理幅を広げるようなことはやめましょう．

　$\bar{x}$–R管理図の管理状態は4つに分類されます（図I-6）．期待値の片側に偏在して6〜7点が出た場合をシフト状態，連続して次第に上昇または下降した点が6〜7点出た場合をトレンド状態とよびます．また，検査実施ごとに分析値が大きく変動している状態の場合があります．原因は色々考えられますが，担当者の技術的な問題（不慣れ，手技の粗雑など）や分析装置の不具合の場合が多くみられます．どの現象も画一的な原因はありませんので，これらの現象が現れた時はその前後に着目して根本的な原因究明と対策が不可欠となります．

　管理限界において，平均値±2SDは統計学的には全測定値の95.4%を含む範囲です．したがって，標本（統計量を算出する元になるデータ）やそのn数が変わると，2SDや3SDという範囲自体も変化することになります．ここで，

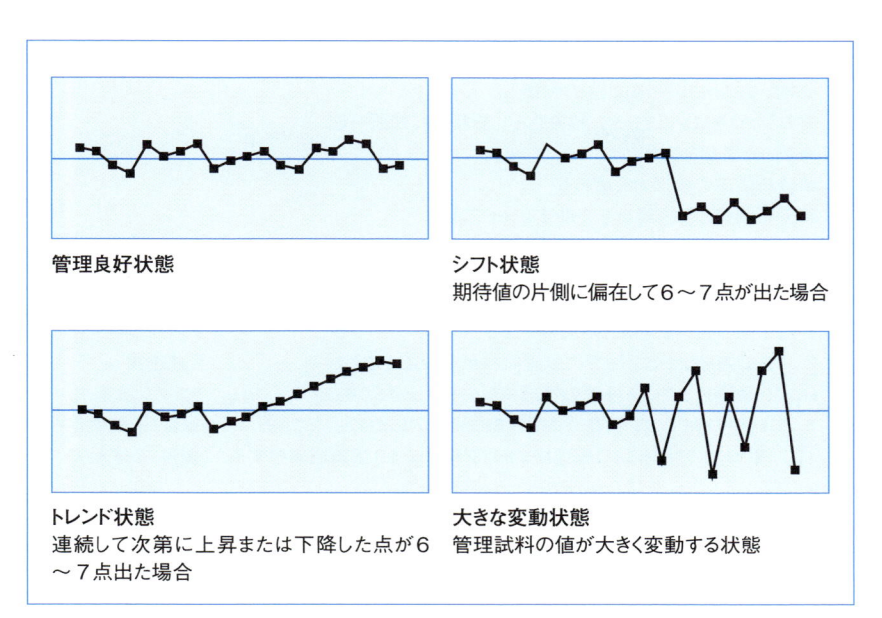

管理良好状態

シフト状態
期待値の片側に偏在して6～7点が出た場合

トレンド状態
連続して次第に上昇または下降した点が6～7点出た場合

大きな変動状態
管理試料の値が大きく変動する状態

図I-6 $\bar{x}$–R管理図法での管理状態例

全測定値の95.4％をカバーする範囲ということは，逆に考えると4.6％の測定値はこの範囲を外れることになります．すなわち，約20回に1回は確率的に外れます．たとえば，ある日の測定結果が平均値±2SDの範囲をこえたとしても，再測定した結果が範囲内に入るのであれば，測定系自体には問題がなく，偶然の可能性もあります．反対に，再測定の結果が管理幅を外れるのであれば，測定系になんらかの異常が発生している可能性があります．測定値が管理限界をこえた場合の判断には統計学的な知識が必要となりますので，十分に意味を理解したうえで総合的に判断しなければなりません．詳しくはIV章の臨床検査統計学を参照して下さい．

2 マルチルール管理図法

$\bar{x}$–R管理図を利用して，6つのルールの組み合わせにより，ランダム誤差と系統誤差を検出しようとする方法にマルチルール管理図法（ウエストガードルール）とよばれる手法があります（**図I-7, I-8**）．この手法では，平均値（$\bar{x}$）と標準偏差（SD）を計算し，$\bar{x}$に対して±1SD，±2SD，±3SDのそれぞれの管理限界を設定します．$\bar{x}$–R管理図法の分析結果が管理限界の範囲にあるのかどうかを判断するために，複数の判断基準での管理となります．したがって，測定誤差の検出力はシングルルールの管理法より高く優れた方法です．ただし，マルチルール管理図法のロジックが検査システムに組み込まれていればリアルタイムに異常を検出することが可能ですが，組み込まれていない場合は

<マルチルール管理図法の特徴>
●ロジックをコンピュータに組み込み，分析中に即断可能
●誤った棄却を少なくする
●分析誤差の検出力を高める
●分析誤差と要因解析を介助するタイプ表示

<管理指標と管理限界およびルールと誤差の種類>
1_{2S}：1個の管理試料が±2SDをこえる　　　　　　　　　　　　　　　　（警告）
1_{3S}：1個の管理試料が±3SDをこえる　　　　　　　　　　　　　　　　ランダム誤差
2_{2S}：2個連続または2種類の管理試料が±2SDをこえる　　　　　　　　系統誤差
R_{4S}：2個連続または2種類の管理試料のRが±4SDをこえる　　　　　　ランダム誤差
4_{1S}：4個連続または2種類で4個連続し同方向に±1SDをこえる　　　　（警告）系統誤差
10_{X}：平均値の片側に10個連続または2種類で10個連続偏在する　　　　（警告）系統誤差

図I–7　マルチルール管理図法の特徴と誤差の種類

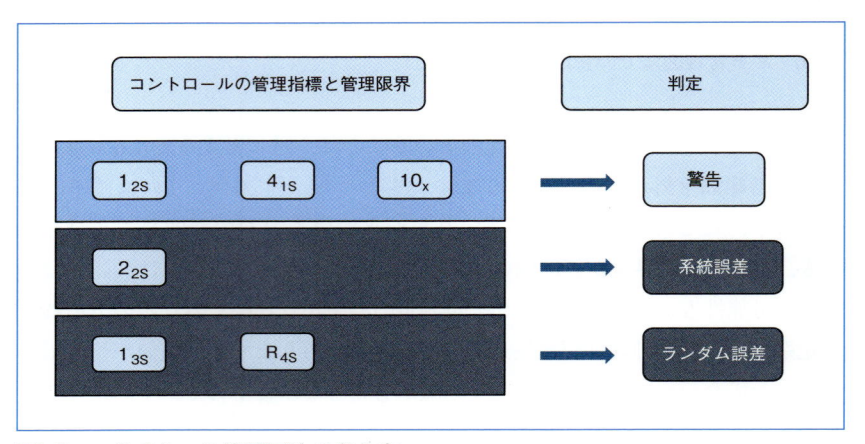

図I–8　マルチルール管理図法の考え方

担当者がすべての項目に対して，このロジックに当てはめたチェック作業を行う必要があり，多大な労力が必要となります．

3 双値法（twin-plot method, Youden-plot method）

双値法を利用する場合の管理試料は，低濃度域と高濃度域の2種類が基本となります．この濃度差は重要なポイントであり，同じような濃度の場合，双値法の特性を活かすことができません．管理限界は，2種類の試料を分析に誤りがないと推定できる一定期間のデータを基に，標準偏差を求めて決定しますが，簡易的に連続測定（同時再現性）を用いて管理限界を設定することも可能です．しかし，この場合，管理幅が狭くなるので注意が必要です．そして正常域をX

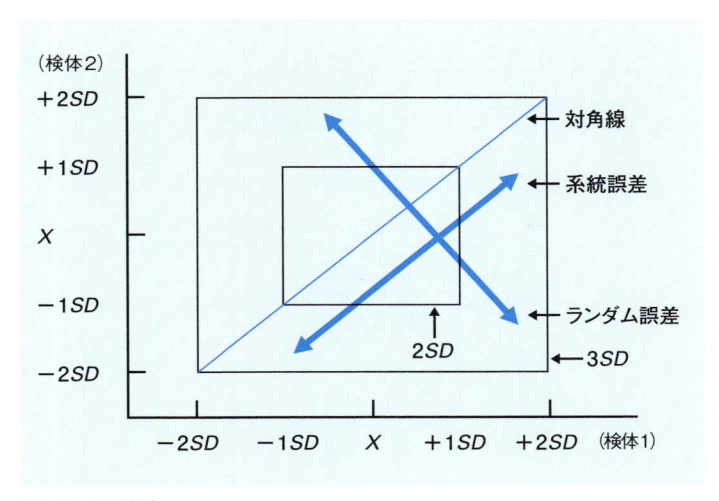

図I-9　双値法

軸, 異常域をY軸にとり, 1*SD*, 2*SD*, 3*SD*の線に囲まれる四角形(矩形)を作り, 2濃度の分析値をプロットします. また, この矩形の代わりに確率楕円を使った信頼区間を求めて評価する方法もあります. **図I-9**において, 測定値が対角線に沿って管理限界を外れた場合は系統誤差, この対角線に垂直に管理限界を外れた場合はランダム誤差と考えられます. このように, 管理図の分布の位置で誤差要因が明確に判断できますので, 誤差に対応しやすいのが特徴です. しかし, 経時的変化をとらえることができないため, $\bar{x}$–R管理図法と併用することが必要です.

1 ｜ 確率楕円

　確率楕円は, XとYから推定された二変量の正規分布より, それぞれの平均と標準偏差, およびその相関などの統計量からマハラノビスの距離を使って求められます. 確率楕円は確率密度が等しいところを示す等高線であり, 信頼領域を示す等高線でもあります. したがって, 二変量正規分布を仮定し指定された割合だけ点が含まれる範囲を表しています. これが信頼区間となり, 一般的には1*SD*, 2*SD*, 3*SD*が用いられます. その他に, 確率楕円は2変数間の相関を調べるのに役立ちます. 2変数間の相関が1または−1へ近づくにつれて, 楕円は対角線方向に長くなります. 2変数に相関がない場合, 楕円は水平もしくは垂直に伸びます.

2 ｜ マハラノビスの距離とユークリッドの距離

　マハラノビスの距離とユークリッドの距離は, どちらも多変量(多次元)空間における距離尺度のひとつです. 二次元空間(平面上)でのユークリッドの

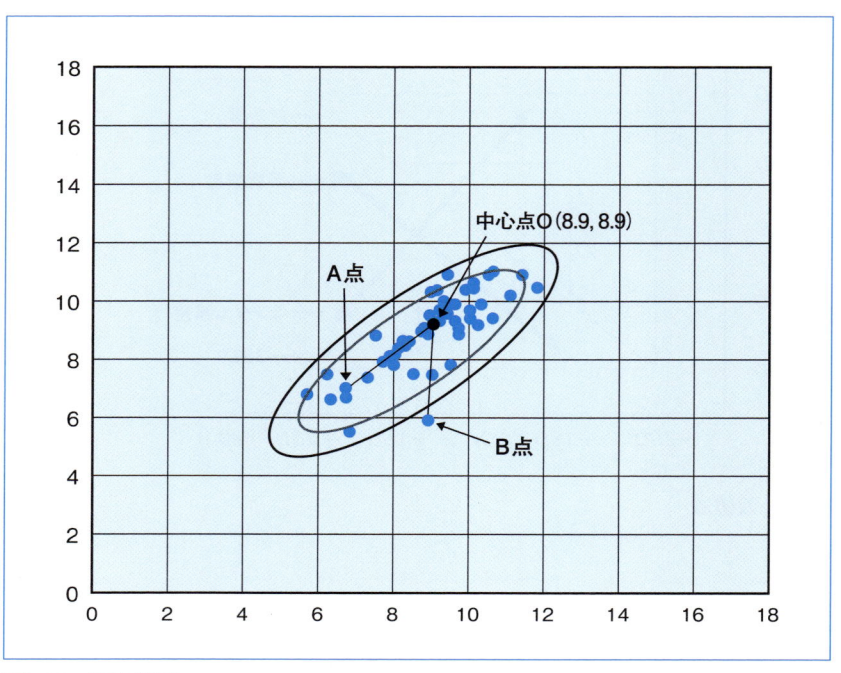

図I-10　確率楕円

距離を求める場合，2点の座標データからピタゴラスの定理（三平方の定理）を使います．すなわち，直角三角形の斜辺の長さの求め方と同じです．日常的に使われている「距離」とは，ユークリッドの距離のことです．それに対してマハラノビスの距離は，多変量空間において，比較する2変量間の相関を考慮して求める距離となります．

　たとえば，**図I-10**に，ある項目についてX法とY法の測定値の分布を示します．それぞれの測定法の平均は8.9 mg/dLで同じでした．そこで，中心点O（8.9，8.9）と矢印で示しているそれぞれ任意の測定値A，測定値Bの各点を結ぶ線分の長さを考えてみます．距離は$d^2 = x^2 + y^2$から導き出せます．この式より算出した結果はどちらも$d = 1.5$であり，線分OAと線分OBは同じ距離となりました．これがユークリッドの距離です．ただ，**図I-10**をみると，中心点Oから測定値Aと測定値Bは同じ距離であっても，Aは集団の中にあり，Bは集団から外れているようにみえます．この集団の相関関係を考慮すると，線分OAと線分OBを同じ距離とするのは不適当な尺度といえます．そこで，変量間の相関を考慮しているマハラノビスの距離の出番となります．原点から任意の点（X，Y）までのマハラノビスの距離Dは次の式で求められます．

$$D^2 = \frac{1}{k}[X\,Y]\begin{pmatrix}1 & r \\ r & 1\end{pmatrix}^{-1}\begin{bmatrix}X \\ Y\end{bmatrix} = \frac{1}{k}[X\,Y]\frac{1}{1-r^2}\begin{pmatrix}1 & -r \\ -r & 1\end{pmatrix}^{-1}\begin{bmatrix}X \\ Y\end{bmatrix}$$

$$= \frac{X^2 - rXY + Y^2}{k(1-r^2)} \quad \cdots\cdots [式(1)]$$

ここで，XとYは正規化した座標点，kは変量の数，rは相関係数となります．この式でそれぞれの距離を求めると，D_Aは0.6，D_Bは3.2となり，中心点Oからの距離は点Aと点Bで5倍離れている結果となります．したがって，マハラノビスの距離を結んだ線は相関係数によって長径，短径の比が規定される楕円となります．

式(1)からも分かるように，相関がない場合（$r=0$）はマハラノビスの距離によって求められる確率楕円はユークリッドの距離と一致するため真円となり，相関関係が高くなるにしたがってほっそりとした楕円となります．

【参考文献】

1) ISO 15189：2012 英和対訳版．日本規格協会，2012．
2) JAB RM300：2014「認定の基準」についての指針−臨床検査室−．日本適合性認定協会，2014．
3) JAB RM320：2009「分析前後段階の品質保証」についての指針−臨床検査室−．日本適合性認定協会，2009．
4) JAB RL331：2017「測定のトレーサビリティ」についての指針．日本適合性認定協会，2017．
5) 志保裕行，他：これから始める臨床化学．医歯薬出版，2015．
6) 臨床検査精度保証教本．日本臨床衛生検査技師会，2010．
7) 臨床化学　勧告法総集編．日本臨床化学会，2012．

II 臨床検査の結果解釈と判断基準

　臨床検査のデータを判断する際の目安として，基準範囲と臨床判断値（病態識別値）があります．検査を受けた人が病気であるのか，問題ないのかを判断するために参考とします．基準範囲は，一定の条件を満たす健常者（基準個体）の測定値から，統計学的手法によって分布の95％の値が入る範囲を求めたものであり，測定結果を判断する"ものさし"として用いられています．それに対して臨床判断値（病態識別値）は，特定の疾患に対して，①疾患（病態）の診断，②診療経過の把握（病期，治療効果の把握），③予後の推定（予測）の判定に使用されます．目的に応じた判定の基準が必要であり，定義や病態の予測の設定方法も大きく異なりますので，これらを明確に理解することが大切です．

1. 基準範囲と臨床判断値

1 概要

　臨床検査における定量検査の測定値を判断するための重要な指標として基準範囲が使われていますが，従来は，正常値，正常範囲，健常参考値，基準参考値など，さまざまな呼び名が使われていました．正常値という言葉は，健康な人のデータによって示される範囲ととらえられます．したがって，この範囲を逸脱すると異常，すなわち病気であると認識されてしまいます．また，正常値の設定において健康条件の定義がなく，さらには集めたデータの処理から範囲を決定する際の手法も標準化されていなかったため，施設ごとに異なった手法でそれぞれに正常値が設定されていました．さらには，測定値の標準化も進んでいなかったため，施設間での正常値の共用は不可能な状態でした．

　このようなことから正常値の設定方法について検討され，前述のような問題点が解消できるように，新たに基準範囲として1992年に米国臨床検査標準委員会（National Committee for Clinical Laboratory Standards：NCCLS，現在は Clinical and Laboratory Standards Institute：CLSI）から具体的な設定方法の指針が提示されました．しかしその後も，現実には施設において使用されている基準範囲はさまざまであり，施設固有のもの，試薬メーカー推奨

基準範囲

該当検査項目の値に明確な影響を及ぼす病態や生理的変動が存在しないと判断された個体，すなわち基準個体（reference individual）を対象に得られた測定値の95％信頼区間を基準範囲としており，検査値を判断する基準として使用されている．

臨床判断値（病態識別値）

特定の疾患に対して，診断，治療，予後などの判定に使用される．したがって臨床判断値とは診断閾値，治療閾値，予防医学的閾値の総称である．

図II–1　臨床検査結果の判断基準

のもの，文献によるもの，教科書によるもの，検査センターが提示しているものなどを用いているのが実状です．近年，臨床化学分野では標準化もしくは標準化対応法での測定が普及してきたことにより，標準化された測定値と基準個体の集積が可能となってきました．これらをもとにして，共用基準範囲の設定を目的にワーキンググループ*が2011年に立ち上げられ，その後2012年にはJCCLS**内に関連団体の代表からなる基準範囲共有化委員会が設立されました．このように，共用基準範囲が全国的に普及することで，各施設において基準範囲に関する諸問題が解決されていくことが期待されています．

＊合同基準範囲共有化ワーキンググループ（日本臨床検査医学学会，日本臨床化学会，日本臨床衛生検査技師会，日本検査血液学会）

＊＊JCCLS
特定非営利活動法人 日本臨床検査標準協議会

一方，臨床判断値は，臨床の場において特定の疾患に対する診断・治療に用いることを主としているため，基準範囲の概念とは異なります．ところが，基準範囲に診断閾値，治療閾値，予防医学的閾値などの臨床判断値を用いている施設もあり，使い方が適切ではない場合も多く見受けられるため，注意が必要です．臨床判断値の1つである診断閾値（カットオフ値）は，疾患と判定するかどうかの境界値を指し，その設定にはROC曲線や感度・特異度曲線などが利用されています．また，コレステロールのように疫学的調査結果から予防医学的に設定された予防医学的閾値もあります．治療閾値は，治療介入の必要性を示す限界値であり，そのなかでも緊急を要する時の値をパニック値とよび，臨床医学の経験則や症例集積研究によって決められています．このように，臨床検査のなかで測定値を判断する“ものさし”として用いられているものは複数ありますが，それぞれの意味や設定方法，使用目的を理解しておくことが肝心です．

2 基準範囲（reference interval）

1｜JCCLS共用基準範囲と基準個体の選別方法

　健常者とは，病気がなく健康な人の集団とします．基準範囲は，この健常者から基準個体を選別して測定した値から統計学的手法によって信頼区分を算出したものです．したがって，特定の病態などを判断するものではなく，測定値を解釈するための基準，すなわち"ものさし"として用いられます．近年では，国内外における臨床検査の標準化活動により，国際的にみても主要な臨床検査項目はおおむね揃ってきたと考えられます．前述したように，1992年にNCCLS（現：CLSI*）によって具体的な設定方法の指針が提示されましたが，2000年以降も検査結果は標準化され同じ値でありながら，使用されている基準範囲は各施設ごとに異なっていました．そこで，わが国では2011年に各専門学会によるワーキンググループ（合同基準範囲共有化WG）が立ち上げられ，その後JCCLS共用基準範囲作成へつなげられました．基準範囲の設定に際しては下記に示すような問題点があり，わが国で共通に利用可能な基準範囲を設定するには，これらの問題点を十分に考慮したうえで条件を統一し，大規模な調査を行って集計する作業が必要となります．

《問題点》

- ・健康の基準が明確ではない
- ・母集団による差異
- ・潜在性病態は検査項目により異なる
- ・変動要因については個人の特性によって大きく変化する
- ・統計学的な方法論が統一されていない
- ・採血条件による差異
- ・人種による差異

　そこで，JCCLS共用基準範囲を設定するにあたって，国際臨床化学連合（IFCC）がアジア地域の基準範囲設定を目指して実施した大規模調査，日本臨床衛生検査技師会の多施設共同調査，福岡県の5病院会による多施設共同調査の3つのプロジェクトを統合した形で設定に取り組みました（**図II-2**）．CLSIによる国際基準では，基準範囲算出に関して，問診表を用いて健常者から基準個体を選別することとなっています．この選定に関して明確な基準が存在しないことが，基準範囲の設定と統一を行うにあたり大きな問題となっていましたが，この3つのプロジェクトの健常者の選定基準はほぼ同じ条件であったことからデータの統合が可能となり，国内において標準化されている40項目について基準範囲算出の作業が進められました．

　このように，わが国で共通に利用できる基準範囲案を設定し，各種学術団体，業界団体の意見を反映させ，2014年に完成したものがJCCLS共用基準範囲で

*CLSI
1968年に産・学・官の合意に基づき設立されたNCCLS（National Committee for Clinical Laboratory Standards，米国臨床検査標準委員会）は，昨今，広範な領域で国際的な活動を展開している現状にマッチさせるべく2005年1月1日より名称をCLSI(Clinical and Laboratory Standards Institute，臨床・検査標準協会)と変更した．JCCLS(日本臨床検査標準協議会)より

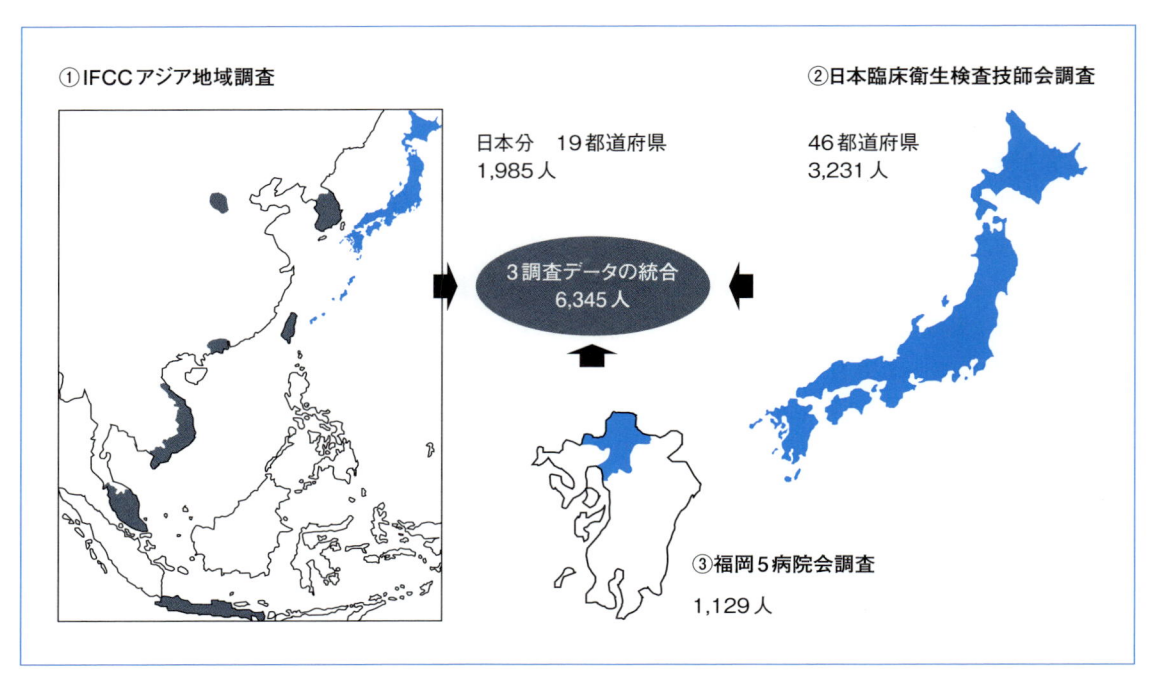

図II-2　共用基準範囲設定に使用された大規模調査
①国際臨床化学連合(IFCC)がアジア地域で基準範囲の設定を目指した大規模な調査.
②日本臨床衛生検査技師会の多施設共同調査.
③福岡県の5病院会による多施設共同調査.　　　　　　　　　　　　（日本における主要な臨床検査項目の共用基準範囲案より）

す．この共用基準範囲は日本医師会をはじめ，JCCLS会員の29学会や団体の同意および賛同が得られています．

　JCCLS共用基準範囲の選定基準では，自分で健康と自覚する人を対象として，次の除外基準に該当しないものを基準個体の候補者として募集が行われました．

　・BMI≧28
　・飲酒量（エタノール換算）≧75g／日
　・喫煙＞20本／日
　・定期的な薬物治療
　・妊娠中または分娩後2週間以内
　・術後，急性疾患で入院後2週間以内
　・HBV，HCV，HIVのキャリア

　この選定基準は，BMI≧28からも明らかなように軽度の肥満を許容し，飲酒，喫煙習慣にも強い制限を設けておらず，かなり緩やかなものといえます．また，本人は自覚していなくても内臓脂肪症候群，軽糖尿病，貧血，アレルギー性疾患などの潜在病態が存在する場合がありますが，これらについては項目ごとに二次除外基準を測定終了後に設けることで対応しています．

2 │ 統計学的方法

　基準範囲は，一定の基準を満たした基準個体より得た測定値の95%信頼区間を統計学的に求めたものです．CLSIによる国際指針では，ノンパラメトリック法を用いて設定することが推奨されています．これは，項目によってさまざまな分布型を呈しており，データの偏りがあることが多く，パラメトリック法を用いて基準範囲を設定する作業が容易ではないからです．ノンパラメトリック法とは，母集団分布に関して，正規分布などある特定の分布を仮定しないで統計的手法を行うことができる方法です．この手法の利点は，多少の制約はあるものの，基本的にはどのような分布型の母集団からのデータであっても適用可能となることです．また，標本中に他の測定値からかけ離れた異常値が含まれているような場合でも，正しい検定を与えることができます．すなわち，頑健（robust）な検定法であるといえます．ただし，弱点としては，分布に関する情報を用いないので，特定の分布のもとでの最良の方法に比べ検出力が低下することがあげられます．また，ノンパラメトリック法ではデータの値を直接使わず，値の大きさ順に並べてその順位を用いることが多いため，データのもつ情報を全部使い切らず情報の損失があるともいわれています．しかし，別の考え方からすると，異常値の影響はそれだけ受けにくくなっているともいえます．パラメトリック法およびノンパラメトリック法について，詳しくは第IV章の臨床検査統計学（p.79）を参照して下さい．

　JCCLS共用基準範囲の算出では，極端値の検出やノンパラメトリック法の欠点を補うためにBOX-COX変換やべき乗変換，対数変換などを使って正規分布に近づけてから，平均値（m）±1.96SDにより95パーセント信頼区間を求める方法（パラメトリック法）が採用されました．

1）JCCLS共用基準範囲の利用要件

　JCCLS共用基準範囲を利用するためには，日本医師会，日本臨床衛生検査技師会など全国規模で実施される外部精度管理において，測定値に偏りがないことが前提となります．したがって，利用する際は，各施設で次の利用要件を満たしていることを確認する必要があります．

　・日本臨床衛生検査技師会の全国的外部精度管理調査において，測定値に明確な偏りがないことが前提となる．日臨技の外部精度管理調査の評価基準Aは日本臨床化学会の定めるB_A（正確さの偏りの許容誤差限界）に基づき，±目標値×B_A（%）の値以内としているため，その基準を十分に満たしている．

　・B評価は現在の技術水準の5%を基準としており，B評価においても共用基準範囲の利用は可能と判断する．

　・日臨技精度保証認証施設は，共用基準範囲（**表II-1**）を広く適応できる．

参考資料：
・日本臨床衛生検査技師会による共用基準範囲利用要件
・日本における主要な臨床検査項目の共用基準範囲案―解説と利用の手引き―（日本臨床検査標準協議会基準範囲共用化委員会 編）

表II-1 共用基準範囲一覧

項目名称	項目	単位		下限	上限
白血球数	WBC	$10^3/\mu L$		3.3	8.6
赤血球数	RBC	$10^6/\mu L$	M	4.35	5.55
			F	3.86	4.92
ヘモグロビン	Hb	g/dL	M	13.7	16.8
			F	11.6	14.8
ヘマトクリット	Ht	%	M	40.7	50.1
			F	35.1	44.4
平均赤血球容積	MCV	fL		83.6	98.2
平均赤血球血色素量	MCH	pg		27.5	33.2
平均赤血球血色素濃度	MCHC	g/dL		31.7	35.3
血小板数	PLT	$10^3/\mu L$		158	348
総蛋白	TP	g/dL		6.6	8.1
アルブミン	ALB	g/dL		4.1	5.1
グロブリン	GLB	g/dL		2.2	3.4
アルブミン, グロブリン比	A/G			1.32	2.23
尿素窒素	UN	mg/dL		8	20
クレアチニン	CRE	mg/dL	M	0.65	1.07
			F	0.46	0.79
尿酸	UA	mg/dL	M	3.7	7.8
			F	2.6	5.5
ナトリウム	Na	mmol/L		138	145
カリウム	K	mmol/L		3.6	4.8
クロール	Cl	mmol/L		101	108
カルシウム	Ca	mg/dL		8.8	10.1
無機リン	IP	mg/dL		2.7	4.6
グルコース	GLU	mg/dL		73	109
中性脂肪	TG	mg/dL	M	40	234
			F	30	117
総コレステロール	TC	mg/dL		142	248
HDL- コレステロール	HDL-C	mg/dL	M	38	90
			F	48	103
LDL- コレステロール	LDL-C	mg/dL		65	163
総ビリルビン	TB	mg/dL		0.4	1.5
アスパラギン酸アミノトランスフェラーゼ	AST	U/L		13	30
アラニンアミノトランスフェラーゼ	ALT	U/L	M	10	42
			F	7	23
乳酸脱水素酵素	LD	U/L		124	222
アルカリホスファターゼ	ALP	U/L		106	322

表II-1 共用基準範囲一覧(つづき)

項目名称	項目	単位		下限	上限
γ-グルタミールトランスペプチダーゼ	γGT	U/L	M	13	64
			F	9	32
コリンエステラーゼ	ChE	U/L	M	240	486
			F	201	421
アミラーゼ	AMY	U/L		44	132
クレアチン・ホスホキナーゼ	CK	U/L	M	59	248
			F	41	153
C 反応性蛋白	CRP	mg/dL		0.00	0.14
鉄	Fe	μg/dL		40	188
免疫グロブリン	IgG	mg/dL		861	1747
免疫グロブリン	IgA	mg/dL		93	393
免疫グロブリン	IgM	mg/dL	M	33	183
			F	50	269
補体蛋白	C3	mg/dL		73	138
補体蛋白	C4	mg/dL		11	31
ヘモグロビン A1c	HbA1c	%(NGSP)		4.9	6.0

❸ 臨床判断値（clinical decision limits）

1 ｜診断閾値

　診断閾値とは，当該項目から疾患や病態を診断するための限界値です．カットオフ値ともよばれており，疾患特異性の高い項目で設定されます．診断閾値を算出するには，疾患群と非疾患群の分布からROC曲線を用いて最適な値を導きます．したがって，疾患特異性が低い項目は対象外となります．

　　算出方法：検査の感度，特異度，疾患群の有病率，偽陽性・偽陰性のコスト
　　　　　　　から算出

　　例：腫瘍マーカー，感染症など

2 ｜治療閾値

　治療閾値は，病態に対して治療が必要と考えられる閾値であり，長期の臨床医学的な経験則や症例研究などで定められたものです．たとえば，輸血に関するヘモグロビン値や，補正が必要な電解質などがこれに相当します．

　　算出方法：医学的経験則による

　　例：電解質，NH_3，血糖，WBC，Hb，PLTなど

3 | 予防医学的閾値

予防医学的閾値は，疫学的調査によって特定の疾患の発症率が高いと予想され，予防が必要とされる項目の限界値です．診断閾値のように当該項目に疾患特異性が高い必要はありませんが，対象疾患は特定されます．たとえば，動脈硬化に対するコレステロール値がこれに相当します．

算出方法：コホート研究などにより検査値のレベルと発症率との関係から算出

例：TC，LDL-C，HDL-C，TG，尿酸など

前述のように，基準範囲は健常者の検査値を基に設定されていますが，特定の疾患や病態，治療の目標などを考慮して算出されていません．これに対し臨床判断値は，特定の病気の診断基準や有無の判別，さらには治療の目標や予防などに用いられるもので，疾患の診断，治療，予後の判定のための指標となり，各専門学会がガイドラインなどの形で公表しています．したがって，概念自体が基準範囲と異なりますので，それぞれの違いを明確にしておく必要があります．

2. 臨床的有用性の評価

1 感度と特異度

検査の有用性を評価する指標として，感度と特異度があります．感度とは，特定の疾患をもった患者群を検査した時に陽性となる比率であり，特異度とは，無病者群に対して検査が行われた時に陰性となる比率を表しています．言い方を変えると，特異度は特定の疾患群について，その検査が疾患の有無をどの程度正確に判定できるかを示す定量的な指標ともいえます．

図II-3に，検査の診断的有用性の評価を示しました．ある疾患群に対して検査を行い，陽性となった数をa，陰性となった数をcとします．また，非疾患群において検査が陽性となった数をb，陰性となった数をdとすると，感度は$a/(a+c)$，特異度は$d/(b+d)$となります．感度の高い検査とは，疾患群の人の陽性率が高い検査のことです．これは，疾患の見落としが少ない検査であるといえるので，陰性であれば疾患を否定することができます．それに対して特異度が高い検査とは，非疾患群，すなわち健常な人のほとんどが陰性となる検査です．したがって，偽陽性が少ないので，陽性であれば疾患の可能性が高いといえます．

適中率とは，検査結果が正しい確率を表しており，検査結果が陽性の時に疾患を有する確率を陽性適中率もしくは検査後確率，検査結果が陰性の時に疾患

		疾患	
		あり	なし
検査結果	(＋)	a	b
	(－)	c	d

感度　＝　$a / (a+c)$

特異度　＝　$d / (b+d)$

陽性適中率（検査後確率）＝ $a / (a+b)$

陰性適中率　＝　$d / (c+d)$

有病率（検査前確率）＝　$(a+c) / (a+b+c+d)$

図II–3　検査の診断的有用性の評価

を有さない確率を陰性適中率とよんでいます．また，有病率とは，検査前に疾患を有する確率を表しています．

陽性適中率（検査後確率）：$a / (a + b)$

陰性適中率：$d / (c + d)$

有病率（検査前確率）：$(a + c) / (a + b + c + d)$

実際の例題で考えてみましょう．

【例題1】

63歳の男性．膵臓癌の疑いがあり他院より紹介されてきた．血液検査を行ったところ，Ca19-9のみが87 U/mL（カットオフ値37 U/mL）と上昇していた．Ca19-9の膵臓癌検出感度は60%，特異度は75%である．この患者での膵臓癌の有病率（検査前確率）を20%と仮定した場合，この患者の陽性適中率（検査後確率）を求めよ．

図II–3の2×2表を用いて，与えられた条件から陽性適中率を求めます．

① $a + b + c + d = 100$ と仮定する（ここは1,000でも10,000でもよいのですが，分かりやすく100とする）．

② 膵臓癌の有病率（検査前確率）は20%なので，$a+c=20$ となる．

③ したがって，$b + d = 80$

④ 膵臓癌検出感度は60%なので，$a / (a + c) = 3/5$，したがって②より $a = 12$，$b = 8$

⑤ 同様に特異度は75%なので，$d / (b + d) = 3/4$，したがって③より $b = 20$，$d = 60$

⑥ ゆえに，陽性適中率 $a / (a + b) = 0.375$

⑦ したがって，陽性適中率（検査後確率）は37.5%である（**図II–4**）

	疾患		
	あり	なし	
検査結果 (+)	12	20	32
検査結果 (−)	8	60	68
	20	80	100

図II-4　例題1の解答

　臨床検査における臨床的有用性を判断する際に，感度や特異度の他によく使用されるのが尤度比です．尤度比とは「疾患がありそうな確率」/「疾患がなさそうな確率」で表されます．また，尤度比には陽性尤度比と陰性尤度比があります．図II-3より，

$$陽性尤度比 \quad = \quad \frac{\dfrac{a}{a+c}}{\dfrac{b}{b+d}}$$

$$陰性尤度比 \quad = \quad \frac{\dfrac{c}{a+c}}{\dfrac{d}{b+d}}$$

で求められます．ここで，検査結果が陽性で疾患のある確率は感度，検査結果が陽性で疾患がない確率は1−特異度（偽陽性率）で表されるので，

$$陽性尤度比 \quad = \quad \frac{感度}{1-特異度}$$

と置き換えられます．同様に，検査結果が陰性で疾患がある確率は1−感度（偽陰性率）であり，検査結果が陰性で疾患がない確率は特異度となりますので，

$$陰性尤度比 \quad = \quad \frac{1-感度}{特異度}$$

となります．ただし，単に尤度比と表現している場合は陽性尤度比を指します．この尤度比という指標を考えると，検査陽性の場合は尤度比が大きければその疾患であると判断し，検査陰性の場合は尤度比が小さければその疾患ではない

と判断する目安になります．一般に，尤度比が 10 以上の場合はその検査は疾患の確定診断に有用であり，尤度比が 0.1 以下の場合は除外診断に有用であるといわれています．

尤度比は，感度と特異度の両方の特性を反映しており，検査が診断過程のどのような場面で有用であるかを特徴づける指標となります．すでに気づいた方もいると思いますが，尤度比は「感度/（1－特異度）」ですので，ROC 曲線の傾きを表しています．したがって，感度と特異度が同じである場合は，尤度比＝1 となります．

その他に，ベイズ統計学のなかにはオッズという考え方があります．これは，「ある事象が起こる確率と起こらない確率の比」のことをいいます．したがって，事象の起こる確率を P とすると，オッズは $P/(1-P)$ で表されます．また，検査前に事象が起こる確率と起こらない確率の比を検査前オッズ，検査後に事象が起こる確率と起こらない確率の比を検査後オッズといいます．検査前オッズは，検査の対象となった人のなかで，疾患がない群に対する疾患ありの群の比となります．図 II-3 より，

$$\text{検査前オッズ} \;=\; \frac{a+c}{b+d}$$

$$\text{検査後オッズ} \;=\; \frac{a}{b}$$

となります．表現を変えるなら，オッズは疾患がある人とない人の比が検査前と比べて検査後は何倍になるかという意味になります．したがって，尤度比＝検査後オッズ／検査前オッズで表されます．ここで，オッズは疾患の有無の比を表していますので，有病率とは異なることに注意してください．

尤度比＝検査後オッズ/検査前オッズ 　　[**公式1**]

検査前オッズ＝有病率/（1－有病率） 　　[**公式2**]

実際に尤度比を使った例題で考えてみましょう．

【例題2】
　ある患者のトロポニン T の検査結果が陽性であった．この検査法の陽性尤度比が 9 である時の陽性適中率（検査後確率）を求めよ．ただし，心筋梗塞の有病率は 25％であると仮定する．

【解答1】検査前後のオッズ比で考えた場合

検査後オッズ＝検査前オッズ×尤度比（**公式1**）を用います．有病率は25%であるので，

$$検査前オッズ \ = \ \frac{25}{75} \ = \ \frac{1}{3}$$

$$検査後オッズ \ = \ \frac{1}{3} \times 9 \ = \ 3 \ = \ \frac{75}{25}$$

すなわち陽性適中率（検査後確率）は75%となります．

【解答2】陽性尤度比で考えた場合

$$陽性尤度比 \ = \ \frac{感度}{1 - 特異度}$$

の式に当てはめて考えると，尤度比が9であることから，

$$9 \ = \ \frac{\dfrac{a}{25}}{1 - \dfrac{75 - b}{75}} \ \rightarrow \ a:b \ = \ 3:1$$

すなわち陽性適中率（検査後確率）は75%となります．

1 ｜ベイズ統計学

　医学では，ベイズ統計学を用いて，患者が病気であるかを求めることがあります．このベイズ統計学を深く理解するためには確率の知識がかなり必要となりますが，ここでは臨床検査にかかわる部分でおもに利用されているところを抜粋して簡単に解説します．

　従来の統計学は，標本を分析して母集団について推測する（Ⅳ章 臨床検査統計学を参照）のに対して，ベイズ統計学は標本をかならずしも必要としません．これは，一般に用いられている統計学が「母数を出発点」としているのに対して，ベイズ統計学では「データを出発点」としているからです．

　ベイズ統計学の概念について解説します．まず最初に，確率を設定しておいて，情報が入るたびに「その時点での確率」を変更していきます．つまり，事前確率を設定して，新たな情報を入手すると事後確率を更新します．さらに新たな情報を手に入れたら，前回は事後確率だったものが事前確率となり，確率の更新が行われるという使い方ができます．この考え方は，いわゆる学習能力がある統計学といえるかもしれません．

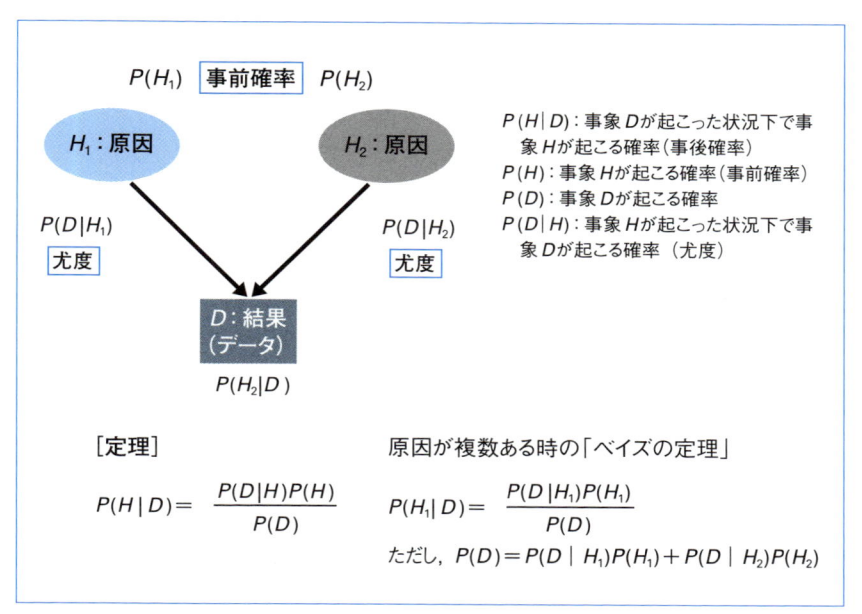

図II-5　ベイズの定理

ベイズの定理の式は以下のようになります（**図II-5**）.

$$P(H|D) \ = \ \frac{P(D|H)P(H)}{P(D)} \qquad [式(1)]$$

〈各事象で起きた確率〉

　$P(H|D)$：事象Dが起こった状況下で事象Hが起こる確率（事後確率）

　$P(H)$：事象Hが起こる確率（事前確率）

　$P(D)$：事象Dが起こる確率

　$P(D|H)$：事象Hが起こった状況下で事象Dが起こる確率（尤度）

　そこで**式(1)**を変形すると,

$$P(H|D) \ = \ P(H) \ \times \ \frac{P(D|H)}{P(D)}$$

となり, これを言葉で表現すると,

$$事後確率 \ = \ 事前確率 \ \times \ \frac{ある条件において, そのデータが得られる確率}{そのデータが得られる確率}$$

となります. 次に, 原因（事前確率）が複数ある場合を考えてみます. 仮にその原因が2つある時, それをH_1, H_2とします. ここではH_1に着目して考えてみます. **式(1)**においてHをH_1に置き換えると以下の式となります.

ベイズ統計学を理解するには, 乗法定理などの確率の知識が必要となります. ここでは確率についての詳細は割愛しますので, 必要に応じて他書を参考にして下さい.

$$P(H_1|D) \quad = \quad \frac{P(D|H_1)P(H_1)}{P(D)} \qquad [式(2)]$$

　　ここで，原因H_1，H_2はお互い独立していると仮定すると，次のように表現されます．

$$P(D) = P(D \cap H_1) + P(D \cap H_2)$$

「乗法定理」を使うと次のようになります．

$$P(D) = P(D|H_1)P(H_1) + P(D|H_2)P(H_2)$$

したがって次の公式が成立します．

$$P(H_1|D) \quad = \quad \frac{P(D|H_1)P(H_1)}{P(D)} \qquad [公式3]$$

　　ここでは，$P(D) = P(D|H_1)P(H_1) + P(D|H_2)P(H_2)$

　　それでは，実際にベイズの定理（図II–5）を使って【例題1】をふたたび解いてみましょう．

【例題1】
　　63歳の男性．膵臓癌の疑いがあり他院より紹介されてきた．血液検査を行ったところ，Ca19-9のみが87 U/mL（カットオフ値37 U/mL）と上昇していた．Ca19-9の膵臓癌検出感度は60％，特異度は75％である．この患者での膵臓癌の有病率（検査前確率）を20％と仮定した場合，この患者の陽性適中率（検査後確率）を求めよ．

　　まず，原因として病気に罹患しているH_1と病気に罹患していないH_2を考えます．この検査結果Dは，これら原因H_1，H_2の要因から発生したと考えられます．
　　①「尤度」$P(D|H_1)$，$P(D|H_2)$を算出
　　H_1：膵臓癌に罹患している
　　H_2：膵臓癌に罹患していない
　　D：Ca19-9検査が陽性となる
　　この検査法の感度は60％と与えられています．$P(D|H_1)$は病人が検査で陽性となる確率ですから，これは感度と考えられます．したがって，$P(D|H_1)$＝0.6となります．次に，$P(D|H_2)$は健康な人が陽性と判断される確率なので，

偽陽性となります．この検査法の特異度は75％と与えられていますので，偽陽性＝1－特異度に当てはめると$P(D|H_2) = 0.25$となります．

②「事前確率」$P(H_1)$，$P(H_2)$を設定

【例題1】では，有病率（検査前確率）を20％と仮定していますので，検査前の事前確率は以下のようになります．

$P(H_1) =$ 膵臓癌である確率$= 0.2$

$P(H_2) =$ 膵臓癌でない確率$= 0.8$

③「ベイズの定理」にそれぞれの値を代入して事後確率を算出

$$P(D) = P(D|H_1)P(H_1) + P(D|H_2)P(H_2) = 0.6 \times 0.2 + 0.25 \times 0.8 = 0.32$$

公式3より，

$$P(H_1|D) = \frac{P(D|H_1)P(H_1)}{P(D|H_1)P(H_1) + P(D|H_2)P(H_2)} \qquad [\textbf{式(3)}]$$

なので，

$$P(H_1|D) = \frac{P(D|H_1)P(H_1)}{P(D)} = \frac{0.6 \times 0.2}{0.32} = 0.375$$

したがって，【例題1】の患者の陽性適中率（検査後確率）は37.5％となります．

　ちなみに，「事後確率」は有病率によって値が大きく異なります．【例題1】と**式(3)**を用いて，検査試薬の感度，特異度が同じ場合，有病率の違いが事後確率にどのような影響を与えるか考えてみましょう．【例題1】では有病率が20％でしたが，この有病率が90％になった時の事後確率を求めてみます．

　式(3)より，

$$P(H_1|D) = \frac{0.6 \times 0.9}{0.6 \times 0.9 \times 0.25 \times 0.1} = 0.956$$

となり，事後確率は95.6％となります．

　次に，有病率が5％になった時の事後確率を求めてみます．**式(3)**より，

$$P(H_1|D) = \frac{0.6 \times 0.05}{0.6 \times 0.05 \times 0.25 \times 0.95} = 0.112$$

となり，事後確率は11.2％となります．

　このように，事後確率は同じ検査試薬を用いて検査を行っても，その疾患の

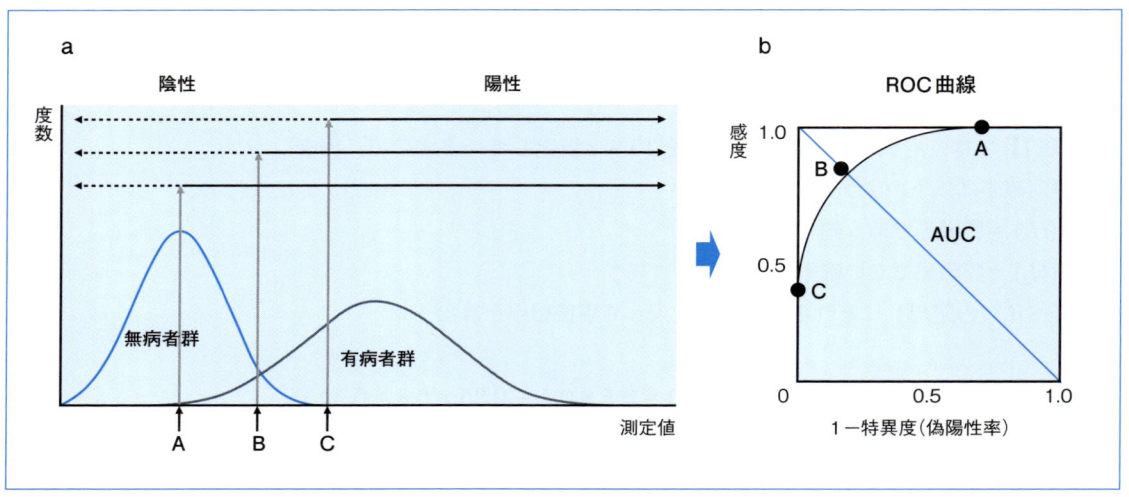

図II-6　測定値分布とカットオフ値(ある疾患とある検査項目の関係)
AUC：area under the curve.

有病率によって値が大きく異なります．これは，季節によって流行するような
疾患にあてはまります．たとえば，インフルエンザの流行はおもに冬ですので，
その時期は有病率，すなわち事前確率が高くなるため事後確率も上がります．
このように，流行している時期の検査は診断に非常に有効となりますが，夏は
有病率（事前確率）が極端に低い時期なので，検査結果が陽性という結果が出
ても事後確率も下がってしまい，インフルエンザに罹患しているのかを判断す
るには悩ましい結論となってしまいます．事前確率はインフルエンザの流行状
況と同じことですから，流行状況によって検査の意義が変わってくる，という
ことになるのです．

2 ｜ ROC曲線

　ROC曲線（receiver operatorating characteristic curve，受信者動作特性
曲線）は，最適なカットオフ値を設定する際に利用されています．これは，縦
軸に感度，横軸に偽陽性率（＝1－特異度）をとって，カットオフ値を変動さ
せながらプロットした時に得られる曲線です．ROC曲線はもともとレーダー
システムの通信工学理論として開発されたもので，レーダー信号のノイズのな
かから敵機の存在を検出するための方法として開発されました．

　図II-6に，ある疾患とある検査項目の関係を示しました．図II-6aは，ある
疾患を無病者群と有病者群に分けて，横軸に測定値，縦軸に度数をとって度数
分布として表したものです．Cの場所にカットオフ値を設定した場合，無病者
はすべて陰性となり，特異度は非常に高いが逆に有病者群の何割かは陰性と判
断されるため感度が低くなります．これに対してAの場所にカットオフ値を

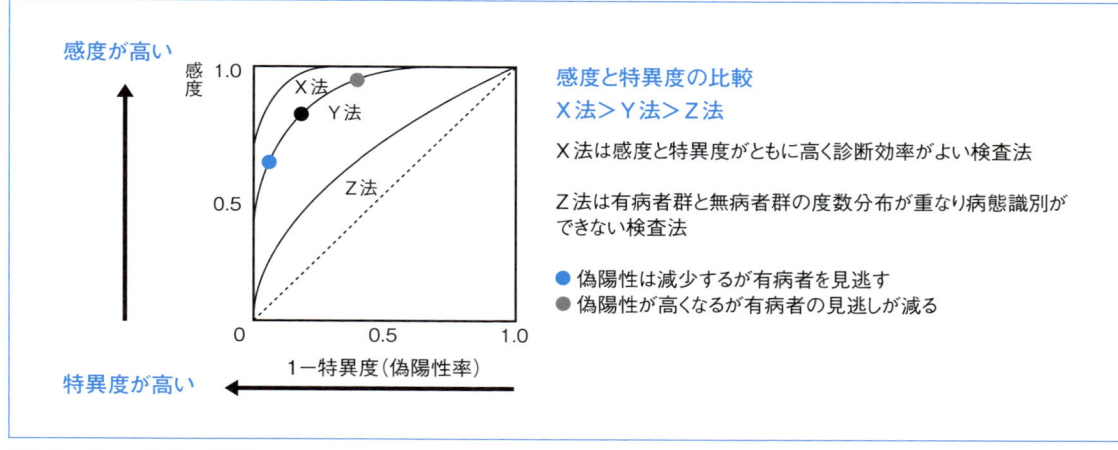

図II-7　ROC曲線の比較

設定した場合は，有病者群はすべて陽性となるため感度は高いが無病者群の何割かは陽性となるため特異度が低くなります．Bの場所にカットオフ値を設定した場合は感度と特異度が同じとなり，トレードオフ（trade-off）の関係で変動します．**図II-6b**のROC曲線は，その疾患を診断する時の検査方法の能力の違いを比較する際に役立ちます．

　また，ROC曲線は，**図II-6a**の無病者群と有病者群2つの密度関数の重なりが少ない（A-C間が短い）ほど，形状が左上方向にシフトします．この重なりが少ないほど識別境界の性能がよい，すなわち疾患に対する検査の感度と特異度が高いといえます．このROC曲線とx軸，y軸で囲まれた部分の面積をAUC（area under the curve）とよびます（**図II-6b**の青い部分）．無病者群と有病者群とを分離する能力が高い検査ほど，AUCは1に近づくことになります．すなわち，AUCの値によって，検査方法の能力の差を定量的に比較できます．

　図II-7は，ある疾患に対する測定法としてX法，Y法，Z法の3法をROC曲線で比較したものです．X法は感度と特異度がともに高く診断効率がよい検査法であり，逆にZ法は有病者群と無病者群の度数分布が重なり，病態識別ができない検査法といえます．単純に考えると，感度と特異度をともに高めるには，カットオフ値はROC曲線上で点（0，1）にもっとも近い点を与える値に設定すればよいことになります．カットオフ値の決め方にはさまざまな方法がありますが，感度と特異度のバランスから便宜的に決めてしまう代表的な方法を次に示します．

　① 左上隅からのROC曲線までの距離を利用した方法：感度と特異度が優れたROC曲線は，左上隅に近づくので，この左上隅との距離が最小となる点を

II 臨床検査の結果解釈と判断基準

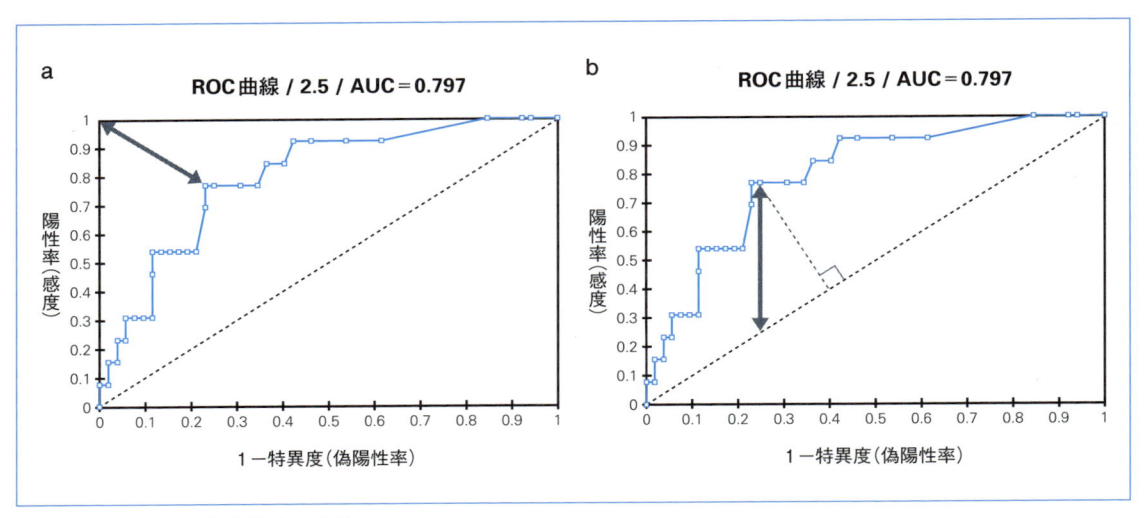

図II-8　カットオフ値を決める方法

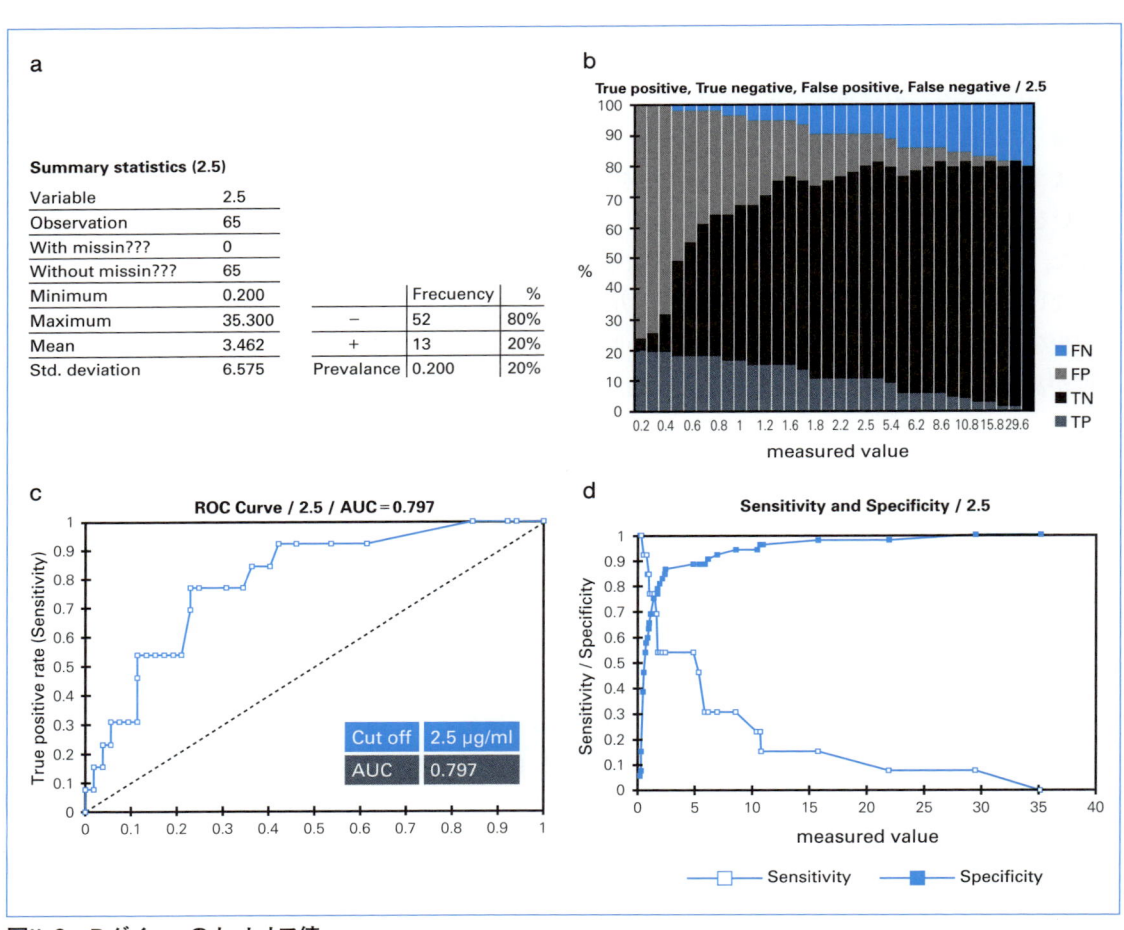

図II-9　Dダイマーのカットオフ値

a：統計学的な概要．b：カットオフ値に対する陽性，陰性，偽陽性，偽陰性の比率．c：ROC曲線．d：感度と特異度．

カットオフ値とする（**図II–8a**）.

②Youden index を用いた方法：もっとも予測能・診断能が低いROC曲線，すなわち，AUC = 0.500 となる線（左下から右上に引いた線）からもっとも離れたポイントをカットオフ値とする（**図II–8b**）．ここで，感度＋（特異度－1）が最大となるポイントをYouden index とよぶ.

このように，感度と特異度のバランスからカットオフ値を算出することはできますが，その検査が診療においてどのような目的で用いられるかということを考慮することも重要です．診断や治療の重要性，障害などの副作用，経済的な損失などを総合的に考慮したうえでカットオフ値を設定する必要があります.

図II–9に，ある疾患群におけるDダイマーのカットオフ値を決定するために，市販の統計ソフト（XLSTAT）を用いて実際に解析した結果を示します.

【参考文献】

1) 丹後哲郎：新版医学への統計学．古川俊之監修，朝倉書店，1993.
2) 小川　龍：臨床医のためのやさしい医学統計学－増補版－．真興交易医書出版部，1988.
3) 菅野敬祐，高山文雄，吉村和美：Cによるスプライン関数－データ解析CG微分方程式．桜井　明監修，東京電機大学出版局，1993.
4) 臨床検査精度保証教本．日本臨床衛生検査技師会，2010.
5) 日本臨床衛生検査技師会による共用基準範囲利用要件．日本臨床検査標準協議会，2014.
6) 志保裕行，他：これから始める臨床化学．医歯薬出版，2015.

II 臨床検査の結果解釈と判断基準

III 検量方法

1. 酵素活性と濃度測定

　臨床化学では，多くの測定試薬において，酵素反応を利用して酵素活性や物質の濃度を求めています．その原理を理解することは信頼性の高い分析値を得ることにつながり，それが精度保証になると考えられます．

　ここでは，酵素活性の測定と酵素を利用した基礎濃度の測定について解説します．

1 酵素とは

　酵素とは蛋白質であり，特異性をもった生体触媒であり，酵素が効率よく働くための至適な反応条件があるという特徴をもっています．具体的に解説します．

1｜酵素の基本は蛋白質

　酵素を構成する蛋白質には一次〜四次構造があります．

　① 一次構造

　約20種類のアミノ酸がペプチド結合（**図III-1**）によってつながるペプチド鎖です．一次構造を記載する場合，一般的にアミノ基末端側（N末端）を左側に，カルボキシル基末端側（C末端）を右側に書きます．一次構造は蛋白質の基本となる構造で，これを基に高次構造が形成されていきます．

　② 二次構造

　ペプチド結合の−C=O基と−NH基は極性をもつため，水素結合により周囲のアミノ酸残基同士が規則的に配置されます．この規則的な配置を蛋白質の二次構造とよんでいます．おもな配置として，コイル状（αヘリックス構造：**図III-2**）やひだ状（βシート構造：**図III-3**）があります．αヘリックスはもっとも一般的な二次構造で，密に詰まったコイル状の主鎖と中心軸から外側に突き出た側鎖から構成されます．また，βシートは2本あるいはそれ以上の数のペプチド鎖が主鎖に対して垂直に水素結合することでシート状を形成しています．

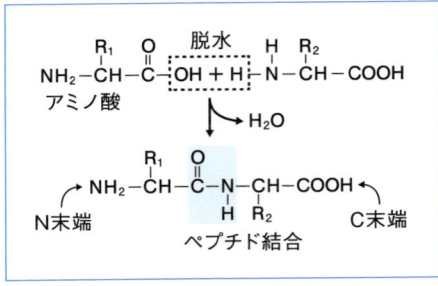

図III-1 一次構造の例（ペプチド結合）

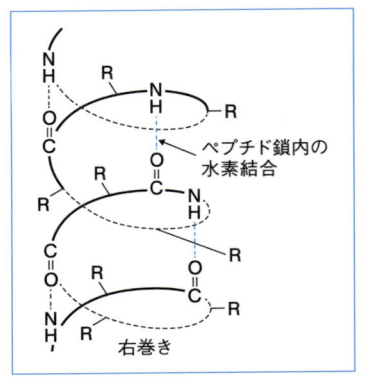

図III-2 二次構造（αヘリックス構造）

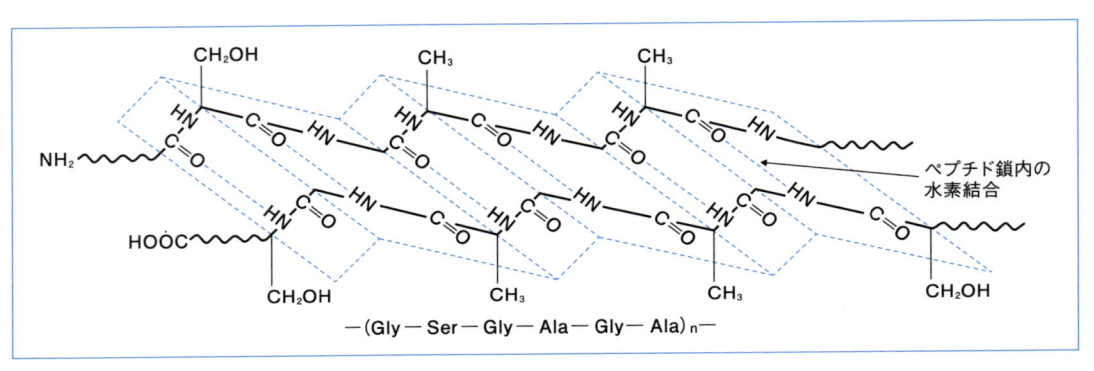

図III-3 二次構造（βシート構造）

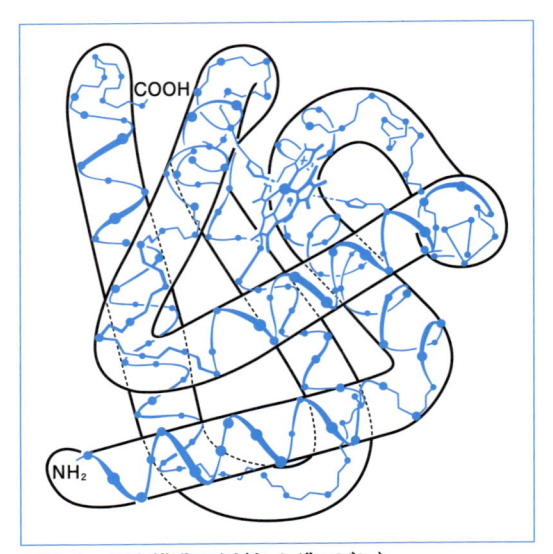

図III-4 三次構造の例（ミオグロビン）

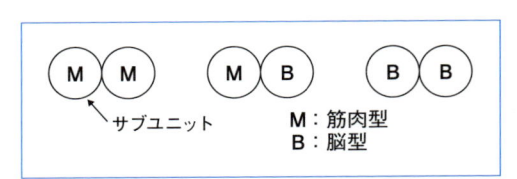

図III-5 四次構造の例（クレアチンキナーゼ）

③ 三次構造

蛋白質の三次構造はポリペプチド鎖の一次構造によって決定されます．それぞれの蛋白質に特有な三次構造は，そのアミノ酸配列の側鎖間に対して以下に示す相互作用が働くことによって，球状の三次元構造を維持しています．図III-4はミオグロビンの三次構造を示していますが，一次構造や二次構造を形成したポリペプチド鎖が相互作用により折りたたまれ，安定した三次元構造を形成しています．

イオン結合：分子間の陰陽荷電に作用するクーロン力で結合しているもの．塩類を加えると結合が弱くなりますが，遠距離でも結合力は作用します．

水素結合：水素を共有した2つのグループの結合で，比較的弱い結合．

疎水結合：近くにある疎水基同士が結合する作用で，遠距離では作用しません．水溶液中では比較的強く結合するものの，有機溶液中では結合力が弱く簡単に切れてしまいます．

双極子間力：グループ中の電子分布が不均一で，極性が生じて双極子となった時，2つの双極子間で互いに引き合う力が作用して結合します（ファンデルワールス力）．

S-S結合：2分子のシステイン残基が酸化してできる結合で，蛋白分子内にできる唯一の共有結合です．メルカプトエタノールなどの還元剤で還元切断されます．

④ 四次構造

蛋白質は通常単一のポリペプチド鎖から構成されますが，蛋白質として複数の同種または異種のポリペプチド鎖（サブユニット）が集まって機能を示すものがあります．このように，サブユニット構造からなるものを蛋白質の四次構造といいます．サブユニットは，非共有相互作用（水素結合，イオン結合，疎水結合など）によって結合します．たとえば，クレアチンキナーゼ（CK）はサブユニットが2個結合した2量体の酵素で，M（筋肉型）とB（脳型）のサブユニットがあり，組み合わせによってMM型，MB型，BB型の3つの型（アイソザイム）があります（図III-5）．

2 ｜ 酵素は働く相手を選ぶ

冒頭に，酵素は特異性をもった触媒だといいましたが，触媒とは何でしょうか．触媒とは，自分自身は化学反応の前後で変化せず，反応を開始させる際に必要なエネルギー（活性化エネルギー）を小さくして，反応速度を増加させる物質のことです．酵素とは蛋白質でできた触媒なのです．

酵素が特定の物質，いわゆる基質と反応を起こす際に重要な役割を果たすのが活性部位とよばれる場所です．酵素は高次構造を形成しているものが多く，その立体的な構造のなかにある活性部位には結合部位と触媒部位があります．

結合部位は各酵素によって取り込む基質の官能基や側鎖が決まっているため，特定の基質にしか反応しません．一般的に基質と酵素の関係は鍵と鍵穴の関係に例えられるゆえんがここにあります．結合部位に取り込まれた基質は触媒部位から触媒作用を受け，反応が進行して生成物が形成されます．

3 | 酵素は働く環境にもこだわりがある

　酵素はもともと生体内で最大の機能を発揮することが求められるものなので，大体の酵素は37℃，pH7.4付近で最大活性を示すことが多いです．しかし，なかにはアルカリホスファターゼのようにアルカリ性下でよく働く酵素もあり，それぞれの酵素で反応環境の条件が異なっています．

2 酵素反応速度

1 | 酵素活性と単位

　酵素は前述のように，絶対量が同じでも反応環境や基質の種類によって触媒作用は異なります．つまり，酵素の能力は触媒能をもって表現することが適しており，触媒能を活性とよびます．酵素活性とは，基質を酵素の触媒作用によって生成物へと変化させる反応の速度を表しますが，同じ酵素の活性を測定しても反応条件によってまったく異なった測定値になるので，反応条件を決定することが重要となります．そこで，酵素活性測定系の標準化作業では，緩衝液の種類や濃度，基質の種類や濃度，補酵素の選択の有無や濃度，pH，測定温度などの条件の統一が行われてきました．

　活性の度合いを比較するためには基準となる単位が必要です．そこで，1961年の国際酵素委員会と1964年の国際生化学連合にて，「酵素活性測定は初速度法で行い，基質濃度，pH，その他の測定条件は最適なものを選択すること．反応温度は30℃で，$1\ \mu$molの基質を1分間に変化させる酵素量を1単位とすること」と定義されました．現在では，臨床検査で用いられている酵素活性測定系は非SI単位系としてJSCC常用基準法，JSCC勧告法，JSCC-SOP法などから標準物質を介して日常測定操作法へと値を伝達し，「測定の不確かさ」を誤差のパラメータとして付加しています．

　1972年の国際酵素委員会の勧告では，「酵素単位は物理的な意味での量ではない」ことを強調して，「酵素の単位は1秒間に$1\ $molの基質を変化させる活性の量である」とし，新しくその単位をkatal（略称kat）とするよう勧告しています．Uとkatの関係は以下で示されます．

$$1\ \text{kat} = 1\ \text{mol/秒} = 60\ \text{mol/分} = 60 \times 10^6\ \mu\text{mol/分} = 6 \times 10^7\ \text{U}$$

$$1\ \text{U} = 1\ \mu\text{mol/分} = \frac{1}{60}\ \mu\text{mol/秒} = \frac{1}{60}\ \mu\text{kat} \fallingdotseq 16.67\ \text{nkat}$$

このkatが国際的にはSI単位となりますが，現状では国際単位と比べて桁数が

大きく異なり，臨床の現場で混乱を招くおそれがあるため用いられていません.

2 │ 酵素反応速度

1) ミカエリス・メンテンの式

酵素反応は，基質Sと酵素Eが結合して酵素基質複合体ESを形成し，さらに生成物Pを生じるという反応です．これを式に表すと以下のようになります.

$$E \;+\; S \;\underset{K_{-1}}{\overset{K_{+1}}{\rightleftharpoons}}\; ES \;\xrightarrow{K_{+2}}\; E \;+\; P \qquad [式(1)]$$

$K_{+1},\ K_{-1},\ K_{+2}$：反応速度定数

$S,\ E,\ ES,\ P$の濃度をそれぞれ〔S〕，〔E〕，〔ES〕，〔P〕とします.

式(1) において，SとEからESが生成される反応と，ESからSとEに分解される反応が平衡状態になり，Pの生成速度はESの分解速度によって決まるとすると，式(1) の平衡は，平衡係数K_Sとして以下のように表すことができます.

$$\frac{〔E〕〔S〕}{〔ES〕} \;=\; \frac{K_{-1}}{K_{+1}} \;=\; K_S \qquad [式(2)]$$

ここで用いた酵素Eの一部は基質Sと結合してESになっているため，〔$E-ES$〕の量だけ存在しています．同様に基質Sの濃度は〔$S-ES$〕ですが，基質Sは酵素Eより圧倒的に多いので〔$S-ES$〕の〔ES〕部分は無視でき，式(2) は式(3) で表すことができます.

$$K_S = \frac{〔E-ES〕〔S-ES〕}{〔ES〕} \;=\; \frac{〔E-ES〕〔S〕}{〔ES〕} \qquad [式(3)]$$

式(3) を〔ES〕について解くと，式(4) になります.

$$K_S〔ES〕 = 〔E〕〔S〕 - 〔ES〕〔S〕$$
$$(K_S+〔S〕)〔ES〕 = 〔E〕〔S〕$$

$$〔ES〕 = \frac{〔E〕〔S〕}{K_S+〔S〕} \qquad [式(4)]$$

次に，酵素反応速度vは酵素基質複合体ESの生成量に比例するので，式(4) を代入して式(5) で表すことができます.

$$v = K〔ES〕 = \frac{K〔E〕〔S〕}{K_S+〔S〕} \;=\; \frac{K〔E〕}{1+\frac{K_S}{〔S〕}} \quad (Kは比例定数) \qquad [式(5)]$$

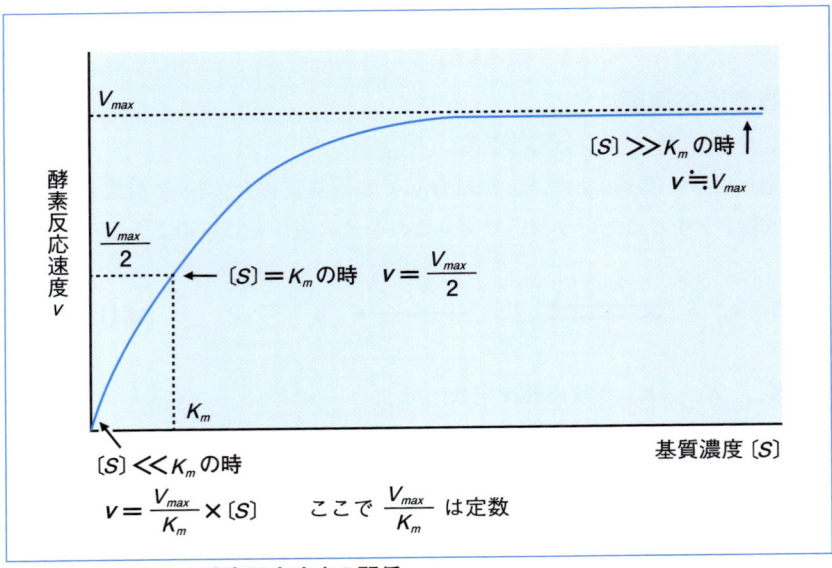

図III-6　基質濃度と酵素反応速度の関係

式(5) において，$[S] \gg K_S$ の時，$K_S/[S]$ は限りなく0に近づくため，

$$v = V_{max} = K[E] \qquad [式(6)]$$

となり，この時の酵素反応速度は最大となります（$v = V_{max}$）．そこで，**式(5)** に**式(6)** を代入すると，

$$v = \frac{V_{max}}{1 + \dfrac{K_S}{[S]}} \qquad [式(7)]$$

と表すことができ，この**式(7)** をミカエリス・メンテンの式といいます．

式(7) において，$[S] = K_S$ ならば，$v = V_{max}/2$ となり，最大速度の1/2の速度を与えるような基質濃度を実験的に求めた値を K_m（ミカエリス定数）といい，定常状態において ES が $E + S$ と平衡であるなら $K_S = K_m$ と表すことができます．

$$v = \frac{V_{max}}{1 + \dfrac{K_S}{[S]}} = \frac{V_{max}}{1 + \dfrac{K_m}{[S]}} \qquad [式(7')]$$

ミカエリス定数は，酵素の基質に対する親和性の大きさ，反応性の目安を表しています．

基質濃度と酵素反応速度の関係を**図III-6**に示します．

式(7') において $[S] \gg K_m$ ならば，$K_m/[S]$ は限りなく0に近くなるので $v = V_{max}$ となり，基質濃度が十分に高ければ，得られる酵素反応は最大速度と

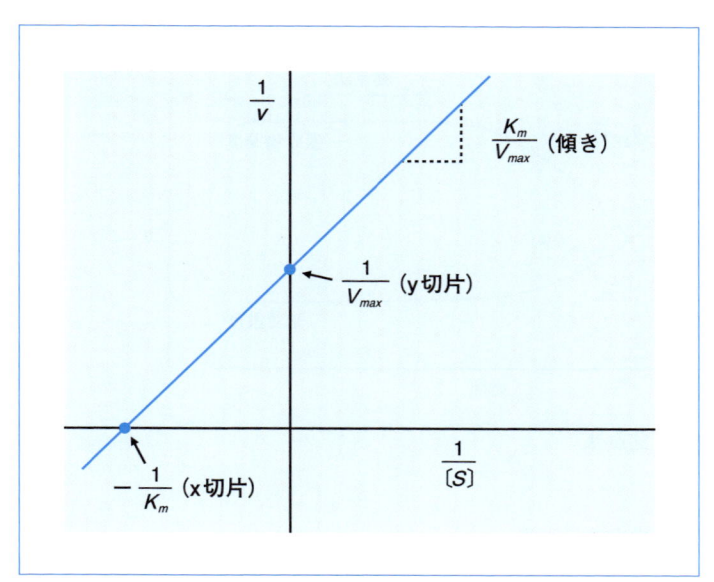

図III-7　ラインウィーバー・バークの式

なります.

　また，$[S] \ll K_m$ ならば，

$$v = \frac{V_{max}}{1+\frac{K_m}{[S]}} = \frac{V_{max}}{[S]+K_m} \times [S] \qquad [\text{式}(8)]$$

となり，分母の $[S]$ は無視できるので $v=\frac{V_{max}}{K_m}\times[S]$ と表すことができ，基質濃度が K_m より十分に低ければ酵素反応速度は基質濃度に依存することを示しています.

2) ラインウィーバー・バークの式

　式(7')の逆数をとって $1/v$ と $1/[S]$ で整理すると，

$$\frac{1}{v} = \frac{K_m}{V_{max}} \times \frac{1}{[S]} + \frac{1}{V_{max}} \qquad [\text{式}(9)]$$

のように表すことができます.これをラインウィーバー・バークの式といい，横軸に $1/[S]$，縦軸に $1/v$ をとってプロットすると，傾き K_m/V_{max}，y 切片 $1/V_{max}$，x 切片 $-1/K_m$ の直線が得られます（図III-7）.これにより V_{max} と K_m を求めることができます.

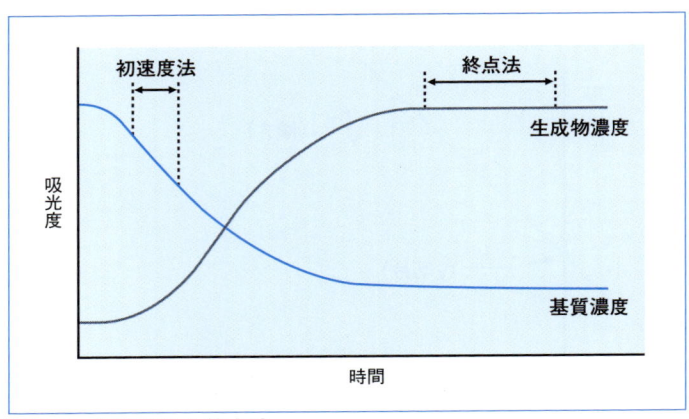

図III-8　初速度法と終点法

表III-1　初速度法と終点法の比較

	初速度法	終点法
反応時間	短い	長い
生成物の量	少ない	多い
検出感度	感度の高さが必要	感度が低くても可
時間設定	厳密さが必要	若干緩やかでも可
温度設定	厳密さが必要	若干緩やかでも可
検体盲検	不要	必要
使用酵素量	少ない	多い
使用酵素のK_m値	大きい方が望ましい	小さい方が望ましい
中心となる測定系	NAD(P)H	POD-色原体

❸ 酵素を利用した測定法

　臨床検査では，酵素活性はもちろん，目的物質の濃度についても酵素を利用して測定しています．

1 ｜ 基質濃度の測定

　基質濃度の定量法として，すべての基質を酵素反応により生成物に変換して測定する終点法（エンドポイント法）と，単位時間あたりの基質の変化率から基質量を求める初速度法（カイネティック法）があります（**図III-8，表III-1**）．

表III-2　生体成分の血中濃度[1]

| | 分子量 | 血中濃度 | | 反応液中での濃度
(1/100 希釈とする) |
		mg/dL 下限　　　上限	mmol/L	mol/L 下限　　　上限
グルコース	180.2	20〜90〜1,000	5	$1\times10^{-5}\sim5\times10^{-4}$
アンモニア	17	0.02〜0.05〜0.5	0.03	$1\times10^{-7}\sim3\times10^{-6}$
尿素（窒素）	26(14)	5〜12〜150〔N〕	4.6	$2\times10^{-6}\sim5.7\times10^{4}$
クレアチニン	113.1	0.2〜0.8〜8	0.07	$1.5\times10^{-7}\sim7\times10^{-6}$
尿酸	168.1	2〜5〜15	0.3	$1\times10^{-6}\sim1\times10^{-5}$
コレステロール	386.6	50〜190〜1,000	5	$1\times10^{-5}\sim2.5\times10^{-4}$
中性脂肪	トリオレイン 885.4	30〜100〜1,000	1〜2	$3\times10^{-6}\sim1\times10^{-4}$
リン脂質	レシチン 329.3	70〜200〜1,500	5〜10	$2\times10^{-5}\sim5\times10^{-4}$
遊離脂肪酸	パルミチン酸 256.4	2〜10〜100	0.3〜0.6	$8\times10^{-7}\sim3\times10^{-5}$

1）終点法（エンドポイント法）

　酵素反応が始まると，時間経過とともに基質は消費されて，それに伴い生成物の量が増加し，基質がすべて消費されるとそれ以上酵素反応は進行しなくなります．つまり，酵素反応が終点に達したということから終点法（エンドポイント法）とよびます．実際の測定では，反応開始点t_0における吸光度をA_0（試料ブランク），酵素反応が平衡に達した点t_1における吸光度をA_1とすると，(A_1-A_0)がその基質の総変化量になるので，標準物質を用いて作成した検量線や分子吸光係数から基質濃度を求めることができます．

　血清中のおもな生体成分の濃度は**表III-2**のようになっていますが，反応液中ではこれがさらに1/50〜1/200に希釈された濃度となります．たとえば，反応総液量200 μL，血清試料2 μLとすると，2 mmol/Lのグルコースは反応液中ではさらに1/100に希釈されて最終濃度は2×10^{-5} mol/Lとなります．このように，終点法では最終濃度が$10^{-7}\sim10^{-4}$ mol/Lの基質をできるかぎり短時間の酵素反応によってすべて生成物へ変化させることが求められます．そのためには，①使用する酵素量を多くする，②基質と親和性の高い酵素（K_mの小さい酵素）を選ぶ，③最大速度の大きな酵素を選ぶ，などの方法が考えられます．臨床検査で用いられている代表的な酵素試薬とそのK_m値を**表III-3**に示します．

　現在の臨床検査において，濃度測定系はこの終点法が主流となり，SI単位を頂点として標準物質を介して日常測定操作法へと値を伝達し，「測定の不確か

表III-3　代表的酵素試薬とそのK_m値[1]

酵素	酵素の由来	基質	K_m値（mM）
グルコースオキシダーゼ	カビ	D-グルコース	10 〜 30
ヘキソキナーゼ	酵母	D-ヘキソース	0.1
グルコース-6-リン酸脱水素酵素	酵母	グルコース-6-リン酸	0.02
グルコース脱水素酵素	細菌	D-グルコース	25
ペルオキシダーゼ	大根	H_2O_2	0.1
カタラーゼ	ウシ肝	H_2O_2	0.006
グルタミン酸脱水素酵素	酵母	アンモニア	0.7
ウレアーゼ	ナタ豆	尿素	10
クレアチニナーゼ	細菌	クレアチニン	30
ウリカーゼ	酵母	尿酸	0.006
コレステロールエステラーゼ	細菌	コレステロールエステル	0.03 〜 0.3
コレステロールオキシダーゼ	細菌	コレステロール	0.2
グリセロールオキシダーゼ	カビ	グリセロール	5.7
α-グリセロリン酸オキシダーゼ	細菌	α-グリセロリン酸	4
グリセロールキナーゼ	細菌	グリセロール	0.001
コリンオキシダーゼ	細菌	コリン	0.07 〜 3
ホスホリパーゼ D	細菌	レシチン	0.07 〜 1
アシル CoA 合成酵素	細菌	パルミチン酸	0.02
アシル CoA オキシダーゼ	細菌	パルミトイル CoA	0.03

さ」を誤差のパラメータとして付加しています.

2) 初速度法（カイネティック法）

基質濃度を初速度法で測定するためには，十分に低い基質濃度でも測定できることが必要となります.

いま，〔S〕 $\ll K_m$とすると，ミカエリス・メンテンの式より$v = \dfrac{V_{max}}{K_m} \times$〔$S$〕が得られます. $\dfrac{V_{max}}{K_m}$は定数となるのでこの式は一次反応となり，酵素反応速度は基質濃度に比例することを意味しています. つまり，基質濃度がK_m値よりも十分に低値の時には，初速度法により基質濃度を測定することが可能となります. したがって，初速度法ではK_m値の大きな酵素，すなわち基質と親和性の低い酵素を用いることで，広い範囲の基質濃度を測定することができます. しかしながら，この方法での濃度算出ではトレーサビリティを確保することが困難なので，標準化されている項目では使用されていません.

3) 共役酵素反応

酵素反応が$A \rightarrow P$のように1種類の酵素を用いる測定では，測定法の選択も

簡単ですが，現在臨床検査で用いられている酵素的測定法では，2種類以上の酵素反応を共役させる測定法が主流となっています．

連続する2段階の酵素反応について考えてみましょう．

$$A_1 \xrightleftharpoons{E_1(K_{m1})} A_2 \xrightleftharpoons{E_2(K_{m2})} A_3$$

第一段反応，第二段反応の反応速度をv_1，v_2，基質A_1，A_2に対する酵素E_1，E_2のK_mをK_{m1}，K_{m2}とすると次のようになります．

（1）第一段反応と第二段反応を分けて行わせる場合

A_1からA_2が平衡に達した後にA_2からA_3の反応が進行すれば，結果的にA_1からA_3を定量的に計測していることとなるので問題はありません．ただし，第二段反応を終点法にするか初速度法にするかは，用いるE_2のK_{m2}の大きさによって決定します．

（2）第一段反応と第二段反応を同時に行わせる場合

A_1からA_3までの反応が連続的に進行する場合には以下のようになります．

①$v_1 \ll v_2$の時

A_1から変化するA_2は，E_2によって定量的に測定できます．ただし，E_1とE_2の酵素作用が平衡状態に達するまでの酵素反応は直線を示しません．これをラグタイムとよびます．

v_2を大きくするにはK_{m2}を小さくすることが必要ですが，K_m値があまり小さくない場合にはE_2の酵素量を増やすことでv_2を大きくすることができます．また，v_1を相対的に小さくすることも有効です．そのためには，K_{m1}の大きな酵素を選択する，E_1の量を減らす，もしくは競争阻害剤を加えてK_{m1}を大きくする，などの方法が考えられます．

②$v_1 > v_2$の時

反応の進行とともにA_2が増加するので，第二段反応はS字状のカーブを描き，少なくとも初速度法による測定は不可能となります．

③$v_2 = v_1$の時

この関係が完全に成立すれば初速度測定も可能となりますが，反応条件の厳密な設定が非常に困難であるため，現実的には無理だと考えられます．

以上のように，基質濃度を初速度法で測定する場合には，酵素の性質，測定機器の感度，反応条件の設定などの厳密な検討が必要となり，すべての条件を満足させることは困難であるため，基質濃度はほとんどが終点法を用いて測定されています．なお，**表III-4**に測定誤差の原因となるものをあげました．

III 検量方法

表III–4　測定誤差の原因

1. 反応時間	反応時間が変化すると，相対的に測定値にも誤差を生じる．たとえば，30秒の反応が1秒ずれると，約3%の誤差となる．
2. 温度	温度が1℃上昇すると，酵素活性は約10%増加する．
3. 分注量	検体および試薬分注量が変化すると，試料：試薬の混合比がずれて，適正な測定値を得ることができない．
4. 撹拌不足	検体と試料の撹拌が不足すると反応に大きな影響を及ぼし，測定不良の原因となる．
5. 気泡	自動分析装置のセル内の反応液中に気泡やゴミが混入した場合，乱反射によってランベルト・ベールの法則が成立せず，異常高値を示す．とくに分析装置に使用する水の脱気不足によって気泡が発生するので注意する．
6. 試薬の汚染	クロスコンタミなどによって試薬が汚染されることで影響を及ぼす．
7. 試薬の安定性	試薬の安定性が悪いと，試薬ブランクの上昇や日差再現性の悪化が認められる．
8. pHの変動	強アルカリの試薬は分析装置の試薬庫内の炭酸ガスを吸収してpHが低下するため，測定値が低下する．
9. 光源の劣化	光源ランプの劣化によって，直線性の低下や測定値にふらつきを生じる．
10. 干渉物質	目的成分以外の共存する成分によって起こる反応．阻害を起こしたり，交差反応を示したりする．

2 ｜ 基質濃度の検出

　生体成分を酵素的測定法により計測する時，まずその成分に特異的な酵素によって検出可能な生成物に変換させて，その生成物を測定する必要があります．検出反応としては，①酸化酵素によるO_2の消費もしくはH_2O_2の生成，②脱水素酵素によるピリジンヌクレオチドの酸化・還元のいずれかを利用することが多いです．検出機器としては分光光度計，比色計を用いることが圧倒的に多く，電極反応の応用や蛍光分析も用いられます．**表III–5**に，検出酵素系とおもな測定成分の一覧を記載します．

1) 脱水素酵素を用いる検出反応

（1）紫外部吸収法（UV法）

　補酵素であるNAD(P)とNAD(P)Hは，窒素原子を1個含む6員環含窒素芳香族化合物であるピリジン誘導体にリボースが結合しているため，ピリジンヌクレオチドとよばれています．このピリジンヌクレオチドは，酸化型NAD$(P)^+$と還元型NAD(P)Hで吸収スペクトルが異なっています．酸化型は260 nmにのみ極大吸収をもちますが，還元型は340 nmにも極大吸収があり，分子吸光係数は$\varepsilon_{340\,nm} = 6.22 \times 10^3 M^{-1} \cdot cm^{-1}$です（**図III–9**）．分子吸光係数は，吸光光度分析の原理であるランベルト・ベールの法則における重要な係数であり，NAD(P)Hの濃度が1×10^{-4} mol/Lの時，光路長が1 cmにおいて，吸光度が0.622となることを意味しています．

表III-5　検出酵素系と測定成分

検出酵素系	検出物質	検出方法	おもな測定成分
酸化酵素	O_2, H_2O_2	電極法 比色法	グルコース, クレアチニン, 尿酸, 総コレステロール, 中性脂肪, HDL-コレステロール, LDL-コレステロール, 無機リン, リン脂質, 遊離脂肪酸
脱水素酵素	NAD(P)H	UV法 比色法	グルコース, 総コレステロール, 中性脂肪, 尿素窒素, 無機リン, Mg, アンモニア, AST, ALT, LD, CK, コリンエステラーゼ

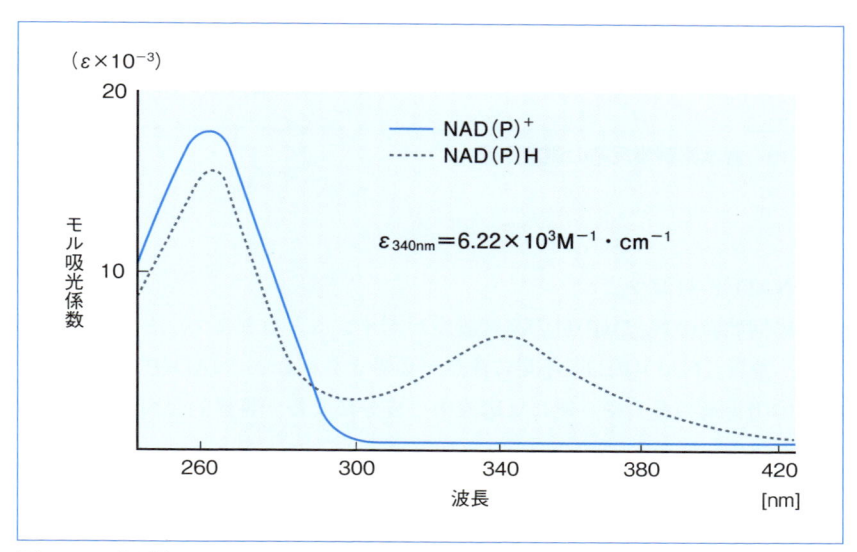

図III-9　ピリジンヌクレオチドの吸収スペクトル

ランベルト・ベールの法則
$$A = \varepsilon \cdot c \cdot l$$

> A：吸光度
> ε：分子吸光係数（$M^{-1} \cdot cm^{-1}$）
> c：濃度（mol/L）
> l：光路長（cm）

　図III-10に, ピリジンヌクレオチドを補酵素とする脱水素酵素の測定原理を示しています. ここで, 基質に水素（H_2）が結合している還元型基質をAH_2とし, それに対して酸化型基質をAとします. 基質AH_2の濃度を測定する時は, 生成されるNAD(P)Hの濃度を340 nmで測定し, 基質Aの濃度を測定する時は, 減少するNAD(P)Hの濃度から求めることができ, 初速度法, 終点法のどちらも利用可能です.

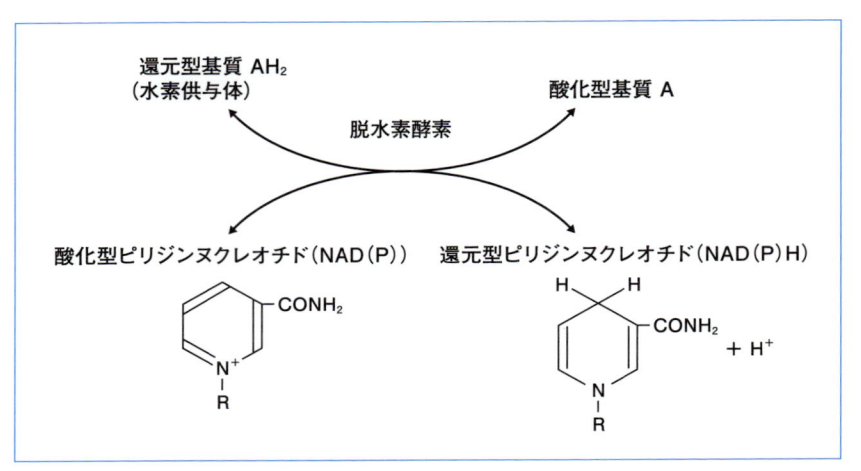

図III-10　脱水素酵素反応の測定原理

①NAD(P)H減少法

　反応開始時のNAD(P)Hの濃度設定がポイントとなります．とくに終点法では，基質〔NAD(P)H〕不足に注意が必要です．また，NAD(P)Hは脱水素酵素の阻害剤の混入や，逆に反応液中の成分による非特異的なNAD(P)Hの分解も認められます．

②NAD(P)H増加法

　脱水素酵素反応の平衡は，中性付近ではNAD(P)Hの減少方向〔NAD(P)H→NAD(P)$^+$〕に進みやすいので，NAD(P)Hの増加方向〔NAD(P)$^+$→NAD(P)H〕で測定する場合には，基質AH_2やNAD(P)$^+$の濃度を高くし，反応液のpHをアルカリ側に設定することが必要です．また，生成物である酸化型物質AやNAD(P)Hが蓄積することにより反応が抑制されて，エンドポイント測定が不可能なこともあります．そのためAをトラップしたり，酵素的に分解する方法もとられます．

(2) テトラゾリウム色素との共役

　NAD(P)Hの増加を340 nmにおける吸光度変化で測定するかわりに，水素イオンをNAD(P)H→PMSH→INTHと移しかえ，生成されるホルマザン色素を500 nmで測定する方法があります（図III-11a）．臨床化学創成期ではPMSを電子受容体として用いていましたが，不安定な化合物でとくに光によって分解されやすい欠点があったことから，その後，PMSのかわりにジアホラーゼを用いて，NAD(P)Hから直接INTに水素を受け渡す測定系が用いられるようになりました（図III-11b）．なお，酸化還元色素としては，INTに比べて長波長側に吸収極大をもつニトロブルーテトラゾリウム（NBT，極大吸収550 nm）やネオテトラゾリウム（NT，極大吸収520 nm)などがあります．

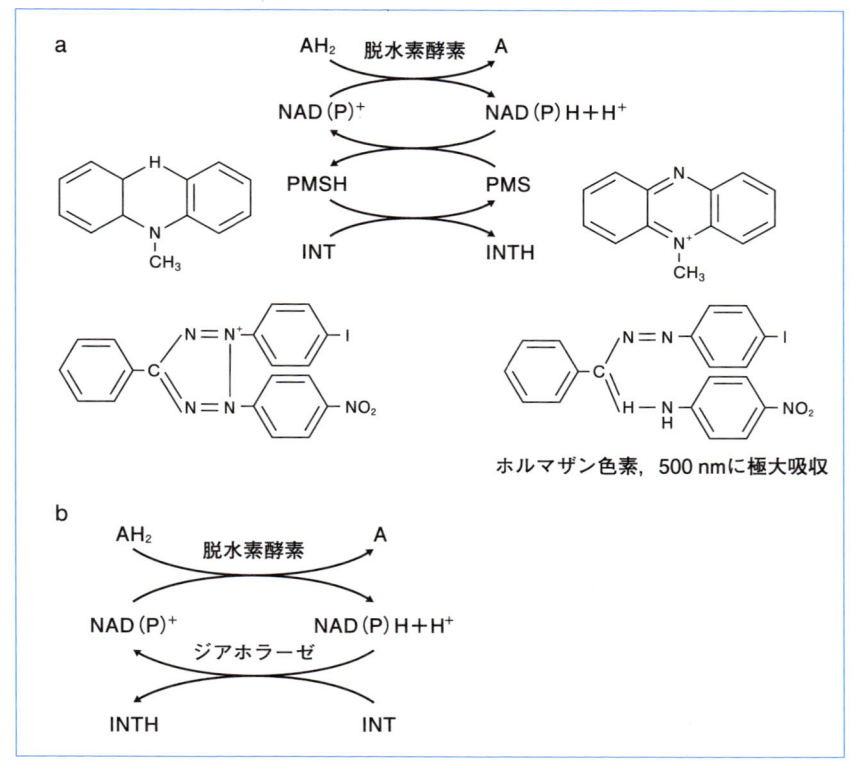

図III-11 ホルマザン色素形成反応の測定原理

PMS：フェナジメントサルフェイト(酸化型)，PMSH：フェナジメントサルフェイト(還元型)，INT：インドニトロテトラゾリウム(酸化型)，INTH：インドニトロテトラゾリウム(還元型)．

　この方法は，NAD(P)Hの増加を呈色反応で測定できる点が特徴であり，NAD(P)H蓄積による生成物阻害も防ぐことができます．また，測定感度もINTホルマザンでは$\varepsilon_{500\,nm} = 1.5 \times 10^4$，NBTホルマザンでは$\varepsilon_{520\,nm} = 3.6 \times 10^4$と，NAD(P)Hよりも分子吸光係数が高く感度が良い方法です．しかし，このホルマザン色素は難溶性であるため，試験管やチューブ，さらには反応セルなどへ色素付着が起こりやすいことから，自動分析装置への応用が難しく，現在は一般項目の測定には使用されていません．ただし，水への難溶性を利用して，LDなどのアイソザイム分画の染色に応用されています．

2）酸化酵素を用いる検出反応

　前述と同様に酸化型基質をA，還元型基質をAH_2とした時，酸素を受容体とした酸化還元酵素の反応には次のようなものがあります．

$$A + O_2 \longrightarrow AO_2$$
$$AH_2 + O_2 \longrightarrow A + H_2O_2$$
$$A + H_2O + O_2 \longrightarrow AO + H_2O_2$$
$$AH_2 + \frac{1}{2}O_2 \longrightarrow A + H_2O$$

　酸化酵素を用いて目的物質を検出する方法には，消費されるO_2または生成されるH_2O_2を直接測定するか，あるいはさらに酵素との共役反応を利用して測定するのが一般的です．一方，共役反応に利用される酵素はカタラーゼとペルオキシダーゼがありますが，ペルオキシダーゼを共役させた呈色反応は用いられる色原体の種類が豊富であり，測定波長や感度の選択肢が多いことから広く利用されています．

　O_2，H_2O_2を直接測定する系では，酸素電極，過酸化水素電極を用いて測定します．これらの電極と固定化酵素膜を組み合わせた固定化酵素電極は，有機物を選択的に計測するバイオセンサーとして幅広く実用化されています．近年では，固定化酵素電極とのデバイス複合化は確立された方法となりました．それに伴い，POCT用やカテーテル用の微小な電極まで開発されています．ただし，血糖自己測定（SMBG）に使われている簡易血糖測定器の微小電極の場合，希釈されない血液を直接測定するため妨害物質の影響を受けやすいとされています．

（1）酸素の測定

　酸素電極による溶存酸素測定の原理は，疎水性膜を通って電解液（KCl溶液）中に入ってきたO_2が白金陰極で還元され，その時生じた還元電流が反応液中の酸素濃度に比例することを利用しています．この時の電極における反応は以下の式で表されます（**図III–12a**）．

$$陰極（Pt） \quad O_2 + 2H_2O + 4e^- \longrightarrow 4OH^-$$
$$陽極（Ag - AgCl） \quad 4Ag^+ + 4Cl^- \longrightarrow 4AgCl + 4e^-$$

注）各メーカーにより電位は若干異なる．

　電極表面はテフロンやシリコンゴム，フッ素樹脂などの素材で作られたO_2透過性膜で被覆します．この膜はO_2分子を透過させますが，水は通過できない疎水性膜です．両極間に陰電圧（$-0.8 \sim -0.5$ V）注）をかけると，膜を通過したO_2は陰極と反応して還元電流を生じます．流れる電流量は膜を通過したO_2量に比例するため，実際には電極はO_2分圧を測定していることになります．電極の応答は陰極の表面の広さと膜のO_2透過性に依存し，膜の特性は膜の厚さ，多孔性，規則性，装着方法などによって決まります．

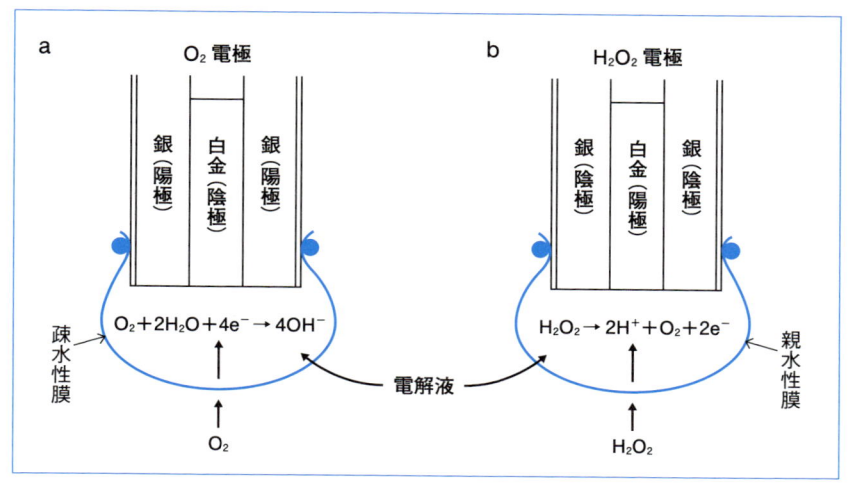

図III-12　O_2電極とH_2O_2電極

（2）過酸化水素の測定

①過酸化水素電極

H_2O_2の電極における反応は以下の式で表されます（図III-12b）.

$$
\begin{array}{llll}
\text{陽極（Pt）} & H_2O_2 & \rightarrow & 2H^+ + O_2 + 2e^- \\
\text{陰極（Ag－AgCl）} & 2H^+ + \frac{1}{2}O_2 + 2e^- & \rightarrow & H_2O \\
\hline
& H_2O_2 & \rightarrow & H_2O + \frac{1}{2}O_2
\end{array}
$$

　電極は白金陽極，銀陰極，H_2O_2透過性膜から構成され，H_2O_2が膜を透過して白金陽極に接触することにより酸化されて，H_2O_2濃度に比例した酸化電流が生じます．陰極では酸化電流によってO_2が還元されて電気的回路が完成されます．陽極の電位は通常$0.6 \sim 0.7\,\text{V}^{注}$に設定します.

注）各メーカーにより電位は若干異なる.

　この測定方法では，測定試料中に存在するアスコルビン酸やシステインなどの低分子の還元性物質が電極と反応して産生される酸化電流によって，H_2O_2測定に影響を及ぼします．その影響を回避するため，H_2O_2透過膜の選択性の向上やH_2O_2と電極間に電子を伝達する物質（メディエータ）を介することで，他の還元性物質の影響を防ぐなど改良されています.

②カタラーゼ共役反応

・呈色反応

カタラーゼはH_2O_2を分解してH_2Oへ変化させる反応を触媒する酵素です.

$$
H_2O_2 + H_2O_2 \xrightarrow{\text{カタラーゼ}} 2H_2O + O_2
$$

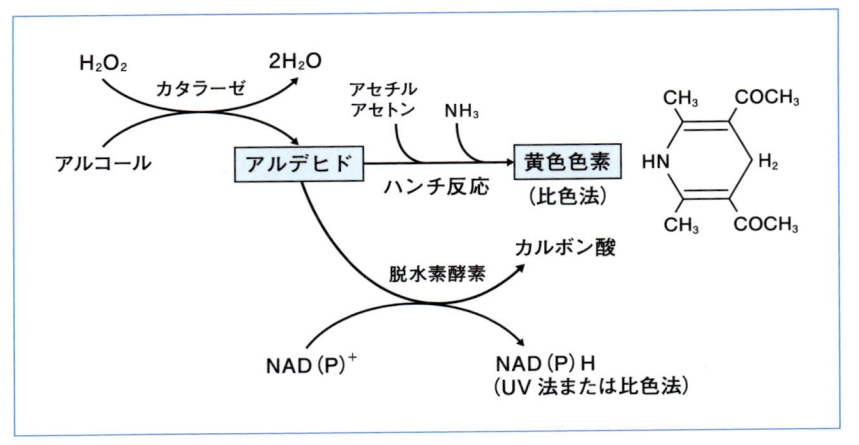

図III-13　カタラーゼ共役反応

　古典的な方法としては，カタラーゼがメタノールやエタノールを酸化する能力を有することを利用したハンチ反応が有名です．

$$H_2O_2 + CH_3OH \longrightarrow H \cdot CHO + 2H_2O$$

　この反応によって，メタノールからホルムアルデヒドが生成されるので，これにアセチルアセトンとアンモニウム塩を加えて，410 nm に吸収を有する 3,5-ジアセチル-1,4-ジヒドロルチジンを生成させて比色定量を行います（**図III-13**）．この呈色反応は還元性物質の影響はあまり受けませんが，反応液が黄色で410nmに吸収極大をもつため検体ブランクを必要とするほか，反応時間が長い（45分以上）ことなどから現在は用いられていません．前述のように，カタラーゼはH_2O_2を分解しますので，この性質を利用した測定系において，測定対象成分以外から発生するH_2O_2を消去する系はよくみかけます．その例として，**図III-14**に中性脂肪の測定法であるグリセロールキナーゼ・グリセロリン酸オキシダーゼ（GK-GPO）法の測定原理を示します．血清中の遊離グリセロールを消去するために，第一反応で生じたH_2O_2をO_2とH_2Oに分解して，本反応である第二反応へのH_2O_2の持ち込みを防止しています．しかし，カタラーゼを阻害する成分の混入によって妨害を受ける場合もあります．とくに，アジ化物の混入はごく微量でもカタラーゼを強力に阻害することから，この消去系が妨害され測定値に誤差が発生します．アジ化ナトリウムのようなアジ化物は臨床検査分野において広く防腐剤として使用されているため，測定系へ混入する可能性が非常に高いので注意が必要です．

　・UV法
　カタラーゼ共役反応により生じたアルデヒドを脱水素酵素と共役させて，

〈第一反応〉

$$遊離グリセロール + ATP \xrightarrow{GK} グリセロリン酸 + ADP$$

$$グリセロリン酸 + O_2 \xrightarrow{GPO} ジヒドロキシアセトンリン酸 + H_2O_2$$

$$2H_2O_2 \xrightarrow{カタラーゼ} O_2 + 2H_2O$$

〈第二反応〉

$$TG \xrightarrow{LPL} グリセロール + 脂肪酸$$

$$遊離グリセロール + ATP \xrightarrow{GK} グリセロリン酸 + ADP$$

$$グリセロリン酸 + O_2 \xrightarrow{GPO} ジヒドロキシアセトンリン酸 + H_2O_2$$

$$2H_2O_2 + 4\text{-}AA + 色原体 \xrightarrow{POD} キノン色素 + 4H_2O$$

図III–14 中性脂肪(TG)の測定(GK-GPO法)

NADHの340 nmの吸収の変化からH_2O_2を測定する方法です. 酵素としてはアルデヒド脱水素酵素, ホルムアルデヒド脱水素酵素などがあります(図III–13).

③ペルオキシダーゼ共役呈色反応

基質特異性の低い酵素を特異性の高い他の酵素と組み合わせた共役酵素系を使うことにより, 目的の成分を特異的に測定できます. とくに, 酸化酵素を用いた系においては, ペルオキシダーゼ(POD)共役呈色反応は臨床検査の濃度測定系でもっとも多く利用されている方法です. 近年では, 低濃度の物質を測定するためにPODを使用した固相酵素免疫測定法(ELISA)や, ウエスタンブロッティング法, 化学発光などの各種の酵素免疫測定法に利用されています.

・ペルオキシダーゼ反応

PODは,

$$H_2O_2 + AH_2 \longrightarrow A + 2H_2O$$

の反応を触媒する酵素であり, 分子量約5万のヘム蛋白です. この反応を詳細にみると次式のように考えられています.

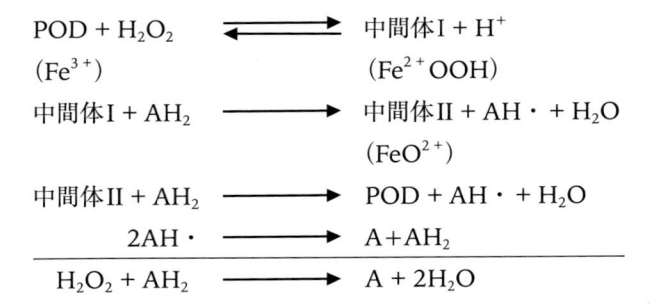

第一弾の反応として，酸化型（Fe^{3+}）の POD が H_2O_2 と反応して中間体 I を形成します．次に，この中間体が水素供与体である AH_2 を 1 電子酸化して中間体 II とフリーラジカルである AH・を生じさせ，さらに中間体 II は AH_2 を再び 1 電子酸化して元の酸化型 POD に戻るとともに AH・を生じます．そして最終的には AH・は酸化型 A になります．

なお，POD にはペルオキシダーゼ作用（$AH_2 + H_2O_2 \rightleftharpoons A + 2H_2O$）のほかに，オキシダーゼ作用（$AH_2 + O_2 \rightleftharpoons A + H_2O_2$）もあります．

・呈色反応

濃度測定系に呈色反応を用いる場合，測定波長，測定感度，呈色の安定性などが重要な問題となります．特に，測定感度を上げるためには，分子吸光係数の高い色素を用いる必要があります．

色素は一般にその分子構造中に発色団と助色団を有しています．発色団とは共役二重結合（$- CH = CH - N = CH - N = \cdots\cdots$ のように二重結合が 1 つおきに存在する）を有する部分のことで，助色団とは電子異性効果（電子を引き寄せる基と電子を押し出す基の協同作業）により発色を助ける部分のことです．

物質は，それを構成している原子の種類と数，そして結合様式によって原子核と電子群の空間的配置や集合状態も違ってくるため，分子全体としてのエネルギー状態も変わってきます．このエネルギー状態の分布は量子力学によって不連続な値をとります．この値は各分子に固有で，エネルギー準位といいます．

物質の発色とは，白色光の一部をその物質が吸収し，それ以外の光を反射した反射光を私たちの目が色と認識する現象を表しています．物質に光を当てると，光からエネルギーを受け取ることでエネルギー準位が高くなり，エネルギーを放出して元のエネルギー準位に戻ります．光を吸収する前の状態を基底状態，エネルギーを受け取った時を励起状態といい，励起状態のエネルギー準位と基底状態のエネルギー準位の差を $\varDelta E$ とした時，$\varDelta E$ と波長の間には次のような関係が成立します．

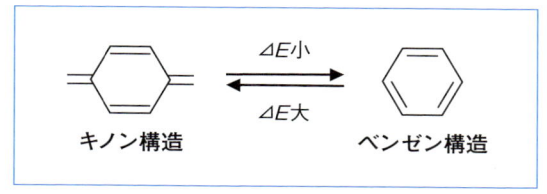

図III-15　キノン構造とベンゼン構造と*ΔE*との関係

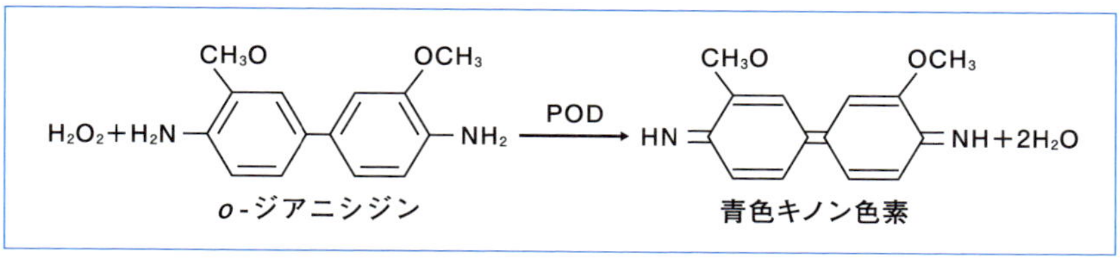

$$H_2O_2 + H_2N \text{...} o\text{-ジアニシジン} \text{...} NH_2 \xrightarrow{\text{POD}} HN \text{...青色キノン色素...} NH + 2H_2O$$

図III-16　*o*-ジアニシジン系の呈色反応

$$\Delta E = h\nu = hc/\lambda$$

h：プランク定数
ν：振動数
c：光の速度
λ：波長

　この式より，吸収するエネルギーの値からその物質が吸収する波長を知ることができます．ここで，hcは定数なので，λとΔEは反比例の関係になることがわかります．つまり，λが大きくなるとΔEは小さくなり，逆にλが小さくなるとΔEは大きくなります．

　一般に，＋，－の荷電や共役二重結合はΔEを大きくする方向に動き，キノン構造からベンゼン構造への変換はΔEを下げる方向に動きます（**図III-15**）．また，電子供与性，吸引性などもΔEに微妙な影響を与えます．

　測定感度は，発色の効率および当量数や，用いる色素の分子吸光係数（ε）などが関係します．一般的に発色団（共役二重結合の部分）の面積が大きいほどεは大きくなりますが，共役二重結合をあまり大きくすると吸収波長の幅が広がり，逆にεを低下させることもありますので，分子構造だけからεを推定することは容易ではありません．

3）ペルオキシダーゼ共役呈色反応に用いられる色原体

（1）*o*-ジアニシジン系

　o-ジアニシジン，*o*-トリジンなどは糖試験紙法に広く利用されている色原体です．**図III-16**に，水素供与体である*o*-ジアニシジンがPODで酸化され，1分子のH_2O_2から1分子の青色キノンを生成する過程を示しています．しかし，

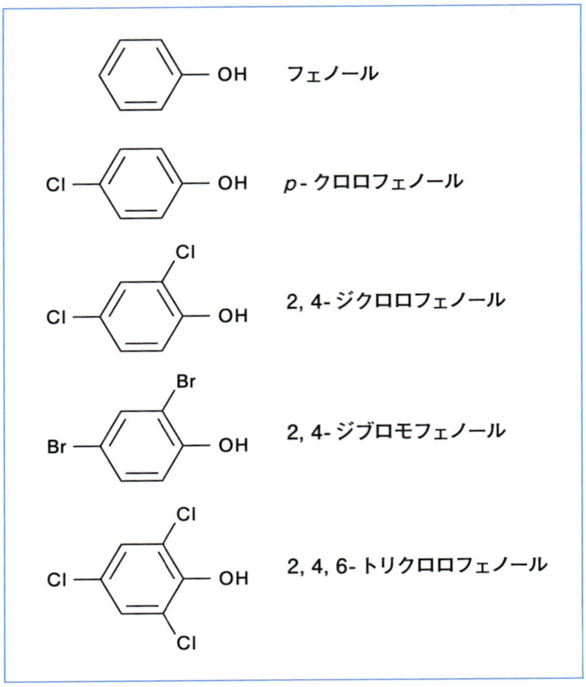

図III-17　フェノール誘導体

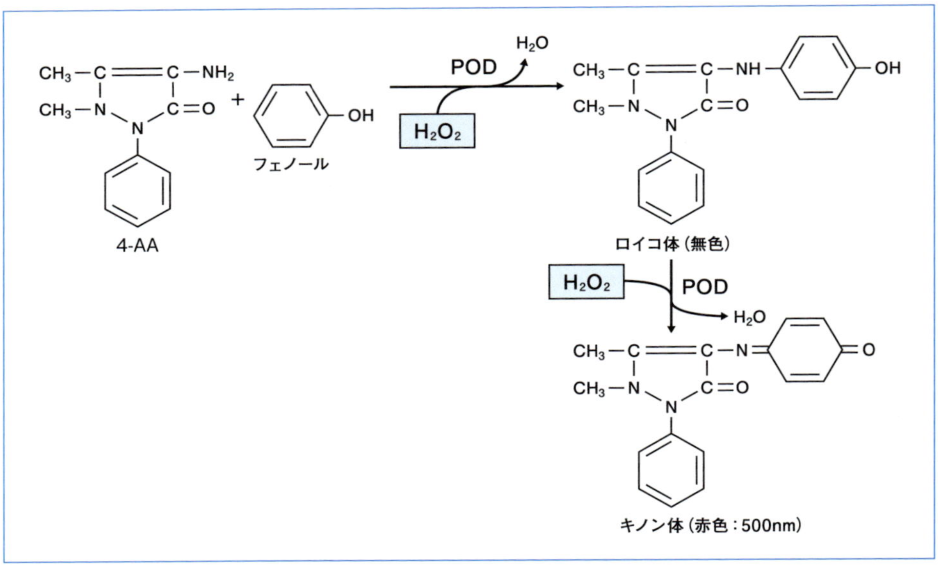

図III-18　ペルオキシダーゼ・4-AA・フェノール系の呈色反応機構

これらの色素は還元物質の影響を受けやすく，色素の安定性や発癌性の問題があったため，血液の定量検査には応用されませんでした．o-トリジンは，2016年7月に厚生労働省の化学物質のリスク評価検討会より発癌性に関する有害性情報が出されています．

(2) 4-アミノアンチピリン・フェノール系

4-アミノアンチピリン（4-AA）とフェノールを水素供与体とするH_2O_2の呈色反応について，**図III-17**におもな誘導体を示します．

$$2\ H_2O_2 + 4\text{-AA} + \text{フェノール} \xrightarrow{\text{POD}} \text{赤色キノン色素} + 4H_2O$$

4-AA・フェノール系の呈色反応の機構は，**図III-18**に示すように，1分子の4-AAとフェノールから1分子のキノン体が生成されるまでに2段階の酸化反応が起こり，2分子のH_2O_2が必要となります．これは赤色キノンを生成するもっとも基本的な反応です．

これに対して，フェノールのかわりにフェノール誘導体であるp-クロロフェノールを用いた場合には，

$$H_2O_2 + 4\text{-AA} + p\text{-クロロフェノール}$$

$$\xrightarrow{\text{POD}} \text{赤色キノン色素} + \text{HCl} + 2H_2O$$

となり，1分子のH_2O_2から1分子の色素ができます．パラの位置にCl，Brなどの遊離基が存在すると，Cl基が非酵素的に離脱して2段階の酸化反応を経ることなくキノン体が生成されるため，H_2O_2を1分子節約することになり，測定感度ではp-クロロフェノールがフェノールの2倍となります．

(3) 4-AA・アニリン系

この系は，4-AA・フェノール系より長波長領域に極大吸収があり，分子吸光係数の高い色原体が得られます．水素供与体としてアニリンを出発材料にするものと，m-トルイジンを出発材料にする誘導体があります（**図III-19**）．おもなものを**図III-20**に示します．

呈色の反応機構は，

$$2\ H_2O_2 + 4\text{-AA} + \text{アニリン誘導体} \xrightarrow{\text{POD}} \text{キノン色素} + 4H_2O$$

となり，2分子のH_2O_2から1分子のキノン色素が生成されます．たとえば，ジエチルアニリンから生成されるキノン体の構造は**図III-21**にあるとおりで，λ_{max}は550 nm，εは約2×10^4です．分子吸光係数が高くなると呈色が不安定にな

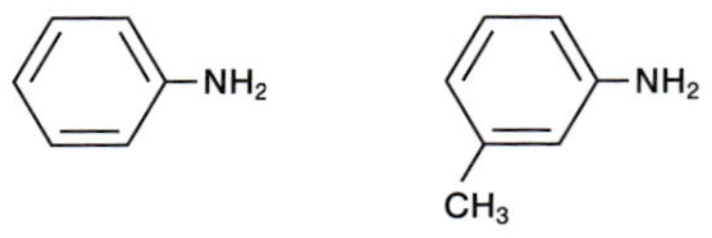

アニリン *m*-トルイジン

図III-19
4-AA・アニリン系の水素供与体

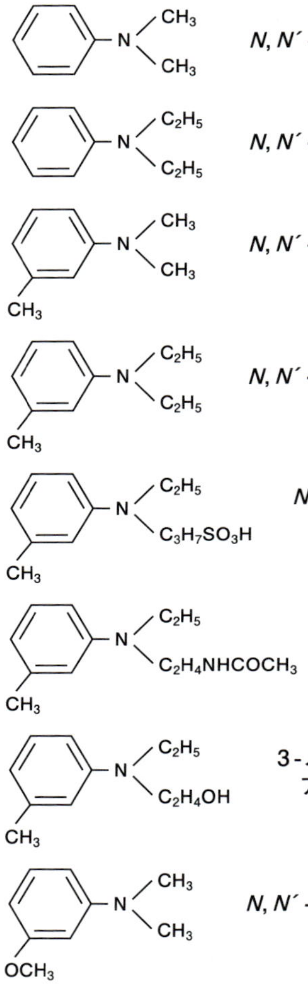

N, N′-ジメチルアニリン（DMA）

N, N′-ジエチルアニリン（DEA）

N, N′-ジメチル-*m*-トルイジン（DMT）

N, N′-ジエチル-*m*-トルイジン（DET）

N-エチル-*N′*-スルホプロピル-*m*-トルイジン（ESPT）

N-エチル-*N*-(3-メチルフェニル)-*N′*-アセチルエチレンジアミン（EMAE）

3-メチル-*N*-エチル-*N′*-(ヒドロキシエチル)アニリン（MEAA）

N, N′-ジメチル-*m*-アニシジン

図III-20
アニリン誘導体

る場合がありますので，注意が必要です.

（4）ベンゾチアゾリン系

4-AAのかわりにMBTH（3-メチル-2-ベンゾチアゾリノンヒドラゾン）を用いると，2分子のH_2O_2からλ_{max}は590 nm，εは$4 \sim 5 \times 10^4$と感度の高いインダミン色素が作られますが，よい発色効率を得るためには，反応pHを酸性

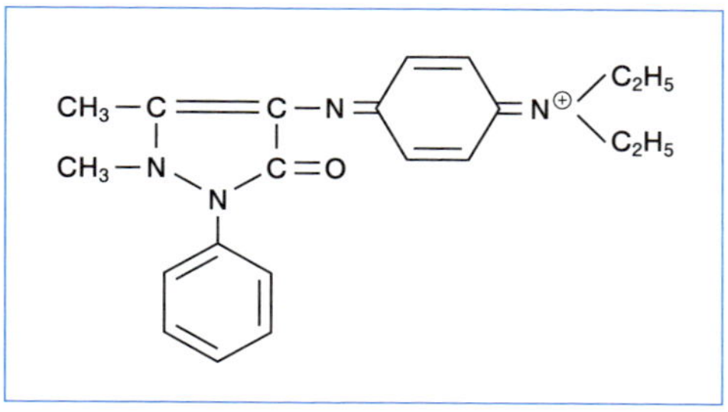

図III-21
キノン体の構造

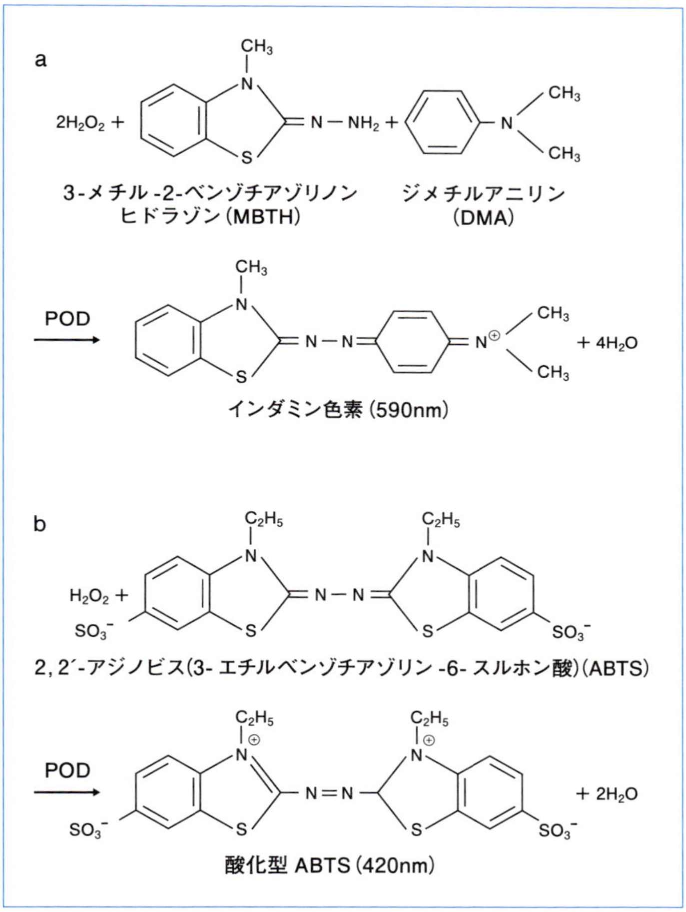

a

3-メチル-2-ベンゾチアゾリノン
ヒドラゾン（MBTH）

ジメチルアニリン
（DMA）

インダミン色素（590nm）

b

2,2′-アジノビス(3-エチルベンゾチアゾリン-6-スルホン酸)(ABTS)

酸化型 ABTS（420nm）

図III-22
ベンゾチアゾリン系の呈色反応

側（pH 4 〜 5）に調整する必要があります（**図III-22a**）.

　それに対してABTS（2, 2′-アジノビス（3-エチルベンゾチアゾリン-6-スルホン酸））を用いた場合，1分子のH_2O_2から1分子の酸化型ABTSが生成され，λ_{max}は420 nm（緑色）でεは4×10^4と感度もよいのですが，蛋白の影響を受けやすく，除蛋白を必要とするところが欠点です（**図III-22b**）.

表III-6　各種検出反応の測定感度 [1]

酵素	色原体	測定波長 (nm)	分子吸光係数 ($\times 10^3$)
オキシダーゼ＋POD	4-AA＋フェノール	500	7
オキシダーゼ＋POD	4-AA＋p-クロロフェノール	500	15
オキシダーゼ＋POD	4-AA＋DEA	550	15
オキシダーゼ＋POD	4-AA＋DET	550	15
オキシダーゼ＋POD	4-AA＋EMAE	550	25
オキシダーゼ＋POD	4-AA＋ESPT	550	25
オキシダーゼ＋POD	MBTH＋DEA	590	35
オキシダーゼ＋カタラーゼ	ハンチ反応	420	8
オキシダーゼ＋カタラーゼ	AHMT	550	20
オキシダーゼ＋カタラーゼ	MBTH-Fe	590	60
デヒドロゲナーゼ	NAD(P)+ ↔ NAD(P)H	340	6
デヒドロゲナーゼ＋ジアホラーゼ	INT	490	15
デヒドロゲナーゼ＋ジアホラーゼ	NBT	530	35
ウレアーゼ	インドフェノール	625	30
ウレアーゼ	インドフェノール	540	10

分子吸光係数は測定条件(pH，イオン強度，緩衝液，界面活性剤，色原体の濃度)によって大きく異なるため，表III-6に記した数値はあくまでも概略値として利用してください.

4) 色原体の選び方

　色原体は，測定成分の濃度範囲，妨害物質の影響を考慮して選択する必要があります.

(1) 測定感度

　色素の分子吸光係数からみて感度を比較すると，フェノール系＜アニリン系＜m-トルイジン系となります.フェノール系は，パラの位置にハロゲンが結合していると感度が2倍となります.また，一般的に極大吸収のピークが鋭くなるほど色は鮮やかになり感度もよくなりますが，ピークが鋭いと自動分析装置のわずかな波長のずれが原因となり大きな測定値の誤差を生じることがあるので注意しなければなりません.したがって，測定に使用している原理や色原体の特徴を理解しておくことが精度保証につながります.表III-6に，各種検出反応の測定感度を示します.

(2) 測定波長

　フェノール系色素は500 nm付近に，アニリン系色素は550 nm付近に極大吸収を有していますが，ビリルビンやヘモグロビンなどの妨害物質の影響を少なくするために，より長波長での測定が求められます.

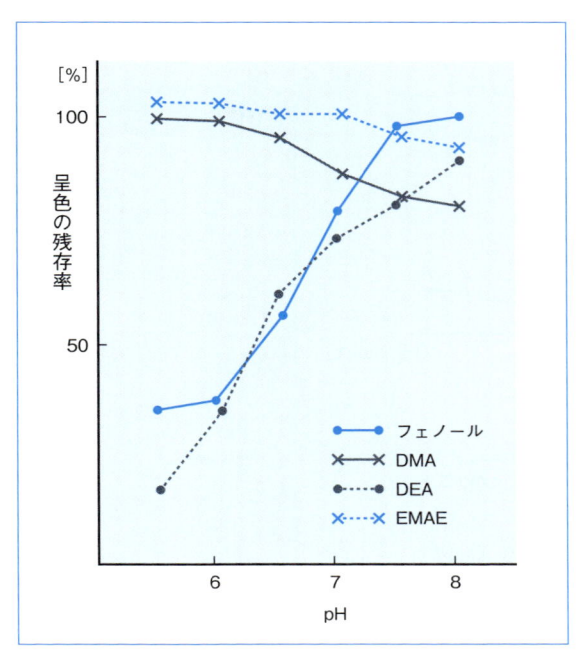

図III-23 呈色の安定性とpH
30℃，20時間後の呈色の残存率.

(3) 呈色の安定性

用いる色原体によって呈色の安定性が異なりますが，反応液中のpH，イオン強度，緩衝液の種類，界面活性剤の種類と濃度，温度などもその安定性を左右する要因となります（**図III-23**）.

反応液の退色は光や加水分解などで起こり，おおむね酸性側の方が不安定といわれています. 逆に塩基性側では，呈色の増加，ブランク値の上昇が起こりやすく，とくに強アルカリでは分析装置の試薬庫内の二酸化炭素の影響で試薬のpHが減少し，発色の低下をきたすことがあるので注意が必要です. また，呈色の感度もpHやその他反応液中の諸因子によって異なり，共役する酵素反応の至適条件と呈色反応の至適条件が一致しないことが多いので，測定条件は個々の要因を総合的に検討したうえで決定することになります.

(4) 色原体の濃度

呈色反応に使う4-AA，フェノール，アニリン誘導体などの至適濃度を決めるための実験結果を**図III-24**に示します.

(5) 還元物質（水素供与体）

ペルオキシダーゼ反応とは，H_2O_2による水素供与体の酸化反応なので，反応液中に色原体以外の水素供与体が存在すれば，当然のことながら水素を奪い合う競争阻害を呈します. 生体中には多くの水素供与体が存在しており，その

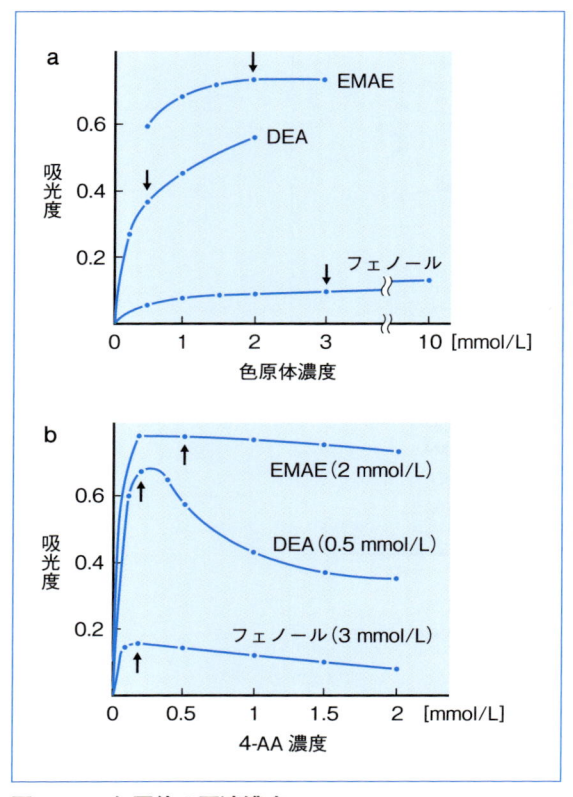

図III-24　色原体の至適濃度
a：4-AAの濃度が1 mol/Lの時の色原体の至適濃度（ただし，DEA
は濃度を上げると呈色の安定性が急速に低下）.
b：色原体の濃度を一定にして得た4-AAの至適濃度.

なかでもとくに問題となる物質には，アスコルビン酸，ビリルビン，尿酸やグルタチオン，システイン，アルブミンなどのSH基含有物質，各種還元性薬剤などがあります.

　①アスコルビン酸

　アスコルビン酸は，POD共役呈色反応を強力に妨害します（**図III-25**）．その強さは測定系での基質濃度，色原体の種類と濃度，pH，PODの量，反応時間などでかなり変動します．一般的にフェノールの濃度が高く，PODの量が多いとアスコルビン酸の酸化が促進されて，逆に4-AAの濃度を上げると酸化が抑制されます．通常，血清中のアスコルビン酸濃度は15 μg/mL以下なのではとんど影響はありませんが，尿中は高い場合がありますので（**図III-26**），尿中成分を測定する試薬がPOD共役呈色反応を用いる場合は，アスコルビン酸の影響について確認する必要があります．また，補液で大量にアスコルビン酸を投与した場合には，当然ながら血中濃度も上昇します.

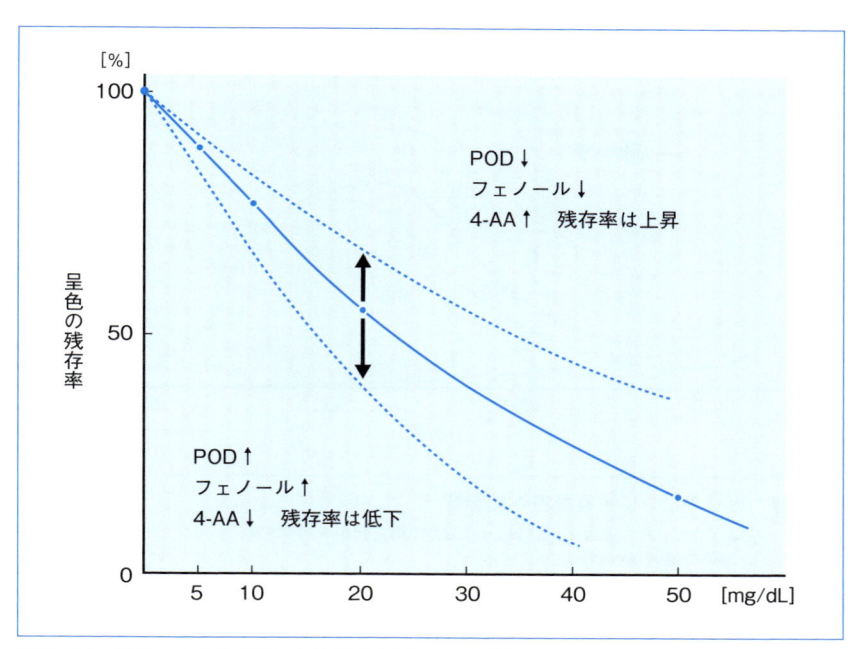

図III-25　アスコルビン酸による呈色反応への影響

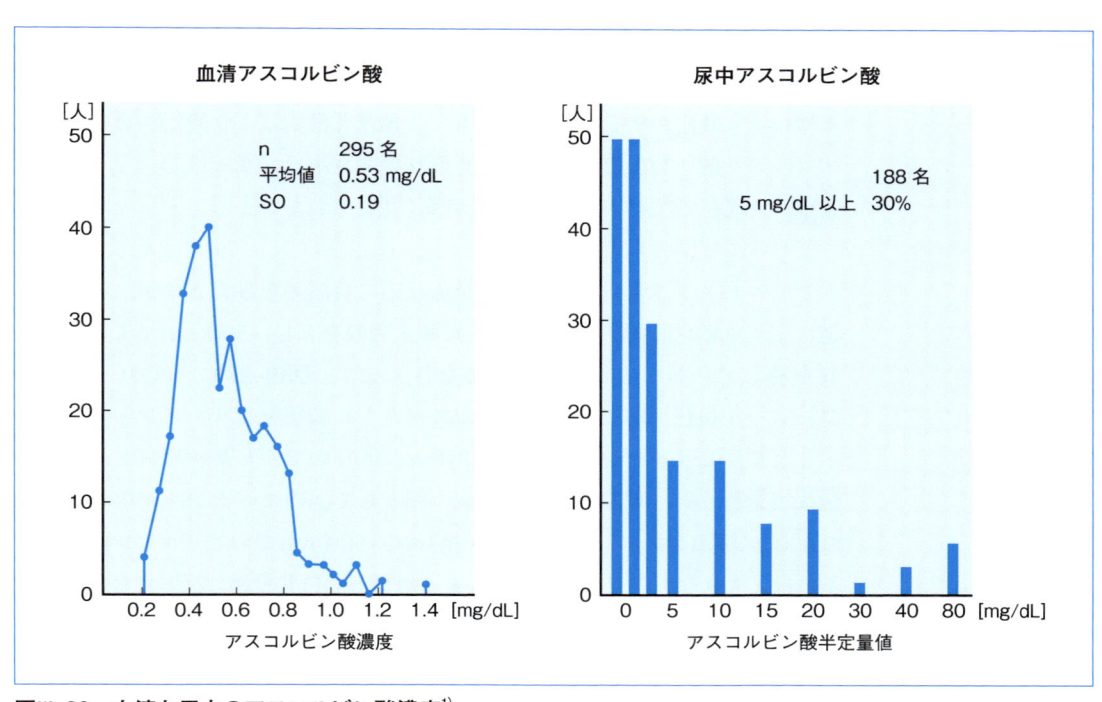

図III-26　血清と尿中のアスコルビン酸濃度[1]

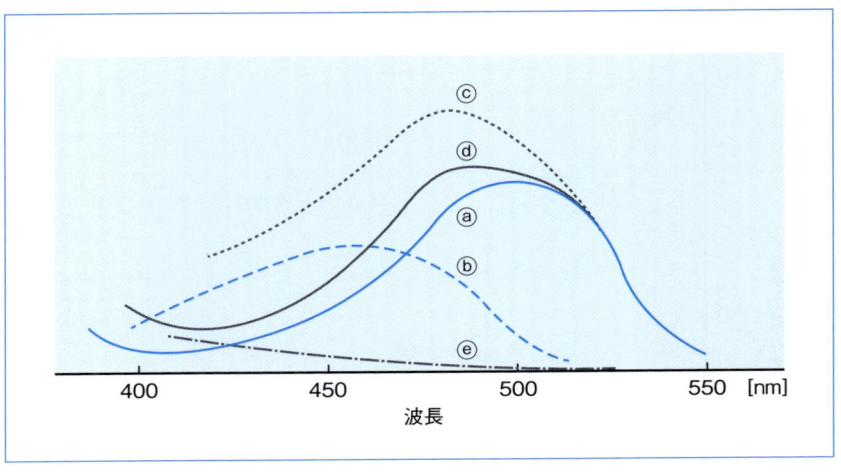

図III-27　ビリルビンによる呈色への影響
ⓐPOD・4-AA・フェノール系反応液にH₂O₂を加えて得た発色スペクトル.
ⓑビリルビン溶液の吸収スペクトル.
ⓒⓐ+ⓑの合成スペクトル（理論スペクトル）.
ⓓ実際に得られるビリルビン共存POD共役発色スペクトル.
ⓔビリルビン溶液にPODとフェノールを添加した時のスペクトル.

　アスコルビン酸による妨害を回避するためにはアスコルビン酸を分解することが必要で，そのための対応として，1）アルカリ条件下でアスコルビン酸の還元力を無力化させる，2）Cu^{2+}やFe^{3+}イオンにより酸化させる，3）過ヨウ素酸により酸化させる，4）アスコルビン酸酸化酵素により酸化させる（L−アスコルビン酸+1/2 O_2 ⇌ デヒドロアスコルビン酸+H_2O）などがありますが，現在では4）の酵素的分解が多く用いられています.

　②ビリルビン

　ビリルビンも水素供与体として呈色反応に負誤差を与えますが，それとは逆にビリルビン自身が460 nm付近に極大吸収を有し，500 nmでも若干の吸収を有していることから，正誤差を与えます．**図III-27**に，POD・4-AA・フェノール呈色反応における呈色のスペクトル変化をビリルビンとの関係で示します．ビリルビン単独のスペクトルがⓑなので，ビリルビン共存下で呈色反応を行うと，理論的にはⓐとⓑの和としてⓒのスペクトルが得られます．しかし，実際にはⓓのスペクトルが得られ，500 nmでのビリルビンの影響はそれほど大きなものではありません．これは，POD共役系の反応においてビリルビンが4-AA・フェノールとともに水素供与体として競合しているため，4-AA・フェノールと反応するはずのH_2O_2が減少して500 nmの吸収が低下し，その一方，ビリルビンは酸化されビリベルジンに変換されて500 nmでの影響が少なくなることによります.

　このように，ビリルビンの影響は複雑なので，高ビリルビン血清の検体で

は単純に血清ブランクをとると誤差が大きくなる危険性があります．ビリルビンの影響をおさえるために，1）4-AA の濃度を高める，2）POD 濃度をあまり高くしない，3）反応液の pH を酸性側にする，4）測定波長をビリルビンの波長の少ない長波長域にする，5）ビリルビン酸化酵素で分解する，などの方法がとられています．

③SH 基含有物質

SH 基含有物質は，H_2O_2 を非酵素的に分解したり，水素供与体としても POD 共役反応に負誤差を与えたりします．SH 基含有物質は，生体試料中に呈色反応を妨害するほどの高濃度で存在することはあまりありませんが，グルタチオン系薬剤の静脈投与では一過性に濃度が高くなることがあります．

(6) 測定波長への重なり

①ヘモグロビン

ヘモグロビンは，ソーレー帯の 430 nm（ε：135×10^3），Q 帯の 530 〜 570 nm（ε：約 13.5×10^3）に吸収を有しているので，4-AA・フェノール系，4-AA・アニリン系ともに正誤差を生じます．溶血検体では，濃度勾配による赤血球中の成分放出のほかに，カタラーゼや解糖系酵素が溶出するなど，さまざまな影響を及ぼすことがあります．

②ビリルビン

前述したように，ビリルビンの影響は波長の重なりだけではありませんが，波長の重なりによる影響を回避するには，ビリルビンの極大吸収は 465 nm（ε：約 56×10^3）にあるので，長波長側に極大吸収をもつアニリン系，m-トルイジン系の色素を用います．

③濁り

濁りは乳び，蛋白性の濁り，その他の不溶成分によって生じますが，濁りを消去するためには一般的に界面活性剤を用います．その他に乳びの場合はリポ蛋白リパーゼを使う方法もとられています．濁りはすべての波長域に影響を及ぼしますが，検体ブランクをとることである程度回避できます．共存成分による呈色反応への影響と回避についてまとめたものを**表III-7**に示します．

3｜酵素活性の測定

酵素活性の測定では，用いる基質や緩衝液の種類などのさまざまな条件により活性値が異なります．したがって，求める酵素に対する基質と反応条件を細かく決定し，初速度法により酵素活性値を求める必要があります．

わが国において，臨床検査の初期では，1 つの酵素項目に対して複数の反応条件をもつ試薬が混在しており，各検査室がそれぞれの考えに基づいて試薬を選択し測定していました．さらに当時は，現在のような常用酵素標準物質はなく，校正手段として検量係数（K ファクター）が用いられていました．K ファク

表III-7　共存成分による呈色反応への影響と回避

妨害成分	妨害原理	妨害の回避方法
アスコルビン酸	還元作用	アスコルビン酸を酸化する ┌ ＊アスコルビン酸オキシダーゼ │ 金属イオン(Cu^{2+}, Fe^{3+}など) │ 過ヨウ素酸 └ アルカリ処理
ビリルビン	還元作用 測定波長への重なり	ビリルビンの作用をおさえる ┌ 4-AAの濃度を上げる │ POD濃度をあまり高くしない └ pHを酸性側にする ビリルビンを酸化する ┌ ビリルビンオキシダーゼ └ 金属イオン ＊長波長域で測定する
SH基含有物質	還元作用	SH基を酸化またはトラップする ┌ N-エチルマレイミド └ 金属イオン
溶血	測定波長への重なり H_2O_2の分解	＊検体ブランクをとる ＊NaN_3(カタラーゼ阻害)
濁り (蛋白, 脂質, その他の成分)	測定波長への重なり	＊界面活性剤 リポ蛋白リパーゼ 塩濃度を上げる ＊検体ブランクをとる

＊は一般的な回避法.

　ターとは, ランベルト・ベールの法則を基に, 吸光度変化量から血清中の酵素活性値を国際単位(IU/L)に換算する係数で, 分析装置の測定温度や分注精度, 測光性能の良し悪しがKファクターの値を左右します. そのため, Kファクターから酵素活性を算出する方法では根本的なデータの標準化につながらず, 診断・治療にも混乱を招いていました. この状況を改善するため, 日本臨床化学会により勧告法と常用酵素標準物質が作成され, 酵素活性の測定体系が整備されたことにより, 酵素活性値の標準化が進みました.

　酵素活性測定における検出反応には, 大きく分けて, 脱水素酵素を用いNAD(P)Hの単位時間あたりの吸光度変化を測定する方法と, 発色物質を合成した基質に対する酵素反応によって遊離した発色物質の単位時間あたりの吸光度変化を測定する方法があります. NAD(P)Hや発色物質は, 酵素反応を指し示す物質という意味で反応指示物質とよばれます. ちなみに, NAD(P)H以外の反応指示物質として, p-ニトロフェノールや, p-ニトロアニリンが多く用いられています.

> **Kファクターとは**
>
> 酵素活性を国際単位（IU）で求めるための式を以下に示します．
> 吸光度をA，分子吸光係数をε [L・mol^{-1}・mm^{-1}]，基質の濃度をc [mol/L]，セルの長さをl [mm] とすると
>
> $$\frac{\varDelta c}{\min} = \frac{\varDelta A}{\min} \times \frac{1}{\varepsilon \cdot l} \times 10^6$$
>
> となります．この式から，試料容量をVs [μL]，試薬容量をVr [μL] として酵素活性を求めると，
>
> $$\text{酵素活性値 [IU/L]} = \frac{\varDelta A}{\min} \times \boxed{\frac{1}{\varepsilon \cdot l} \times \frac{Vs + Vr}{Vs} \times 10^6}$$
>
> となり，Kファクターは枠で囲んだ部分になります．

2. 校正方法

1 校正とは

　校正（キャリブレーション）とは，標準物質を校正用標準液として測定した時の吸光度と校正用物質の濃度から，検量線および検量係数を算出することです．検量線は横軸に濃度，縦軸に吸光度（酵素の場合は横軸に活性，縦軸に単位時間あたりの吸光度変化量）をとります．

　臨床化学分野での校正は2つの方法に大別されます．一つは，1濃度の標準物質の吸光度と試薬ブランクの吸光度から一次関数を求めて目的物質の濃度を算出する二点校正で，ほとんどの生化学項目の分析はこの方法を利用しています．もう一つは，複数の標準物質から高次関数などを用いて多点検量線を作成して目的物質の濃度を算出する多点校正で，免疫項目の分析に利用されています．

　分析装置メーカーの違いにより関数の名前が異なる場合がありますが，基本的には一次～三次関数，指数・対数関数とスプライン関数が用意されています．検量線の曲線がそれぞれの関数に対応している場合は，その対応関数である検量線を選択すればよいのですが，実際には対応していることが少なく，スプライン関数を使用することが多くみられます．

　検量線タイプの選択には十分注意が必要です．反応系に抗原抗体反応を利用する際，抗血清に起因するさまざまな形状に対応しなければなりません．たと

えば，検量線の形状がconvexタイプやconcaveタイプを示す測定系に指数・対数関数を適応させた場合，ロットの違いによって，低濃度領域や高濃度領域で直線性に落ち込みが認められてしまいます．このような危険性がある場合には，スプライン関数を選択する必要があります．スプラインの平滑化については各メーカーで独自にパラメータを設定しており，これが分析装置メーカーのデータ間差の原因にもなります．

校正時には，分析装置の状態が良好であること，セットした試薬，使用した校正用標準液が劣化していないこと，校正値の入力値などを確認します．不適正な校正条件で得た検量線や検量係数は，測定誤差を生じるので注意が必要です．

2 二点校正

これは先にも記載したとおり，1種類の標準物質の吸光度と試薬ブランクの吸光度から検量線（一次式）を作成し，求める目的物質の吸光度を測定し検量線から濃度を算出するものです．トレーサビリティが確認できる標準物質を使用することで，トレーサビリティ連鎖の頂点から伝達された精確性を付加した測定結果を得ることができます．新しい試薬の初回測定時やコントロールデータが大きくずれた際に実施することが多いです．

3 一点校正

試薬ブランクのみを更新するため，検量線の傾きは変わらず検量線が上下に平行移動するタイプの校正です．試薬ブランクの変動が大きな試薬の場合，二点校正後の補正として使用します．

4 多点校正

免疫項目では，一次関数（$y = ax + b$）の検量線で対応がむずかしく，複数の標準液を使用して検量線を作成します．高次関数，指数・対数関数やスプライン関数などを用いて求める物質の濃度を算出します．各分析装置メーカーが一般的に用意している検量線タイプ（関数）と簡単な内容を**表III–8**に示します．

一次〜三次関数：それぞれの関数に従う．

Linear（折れ線）：標準液の濃度間を直線でつなぐ．

Logit-Log：濃度の増加に伴って吸光度が収束する場合に使用される．

Exponential：濃度の増加に伴って吸光度が発散する場合に使用される．

関数の種類	分析器メーカー			
	ベックマン	東芝	日本電子	日立
一次関数	○	○	○（注2）	○
二次関数	○		○（注2）	
三次関数	○		○（注2）	
Linear（折れ線）	○	○	○	○
スプライン	○	○	○	○
Logit-Log3p	○（注1）		○	○
Logit-Log4p	○（注1）	○	○	○
Logit-Log5p	○（注1）	○	○	○
Exponential	○（注1）	○	○	○

（注1）ベックマン社ではLogit-Log3p～5pはEIA type1～3, ExponentialはEIA type4としている.
（注2）一次～三次関数で, 無変換, 片対数変換, 両対数変換が選択可能.

　EIA TYPE1 ～ 4：Logit-Log, Exponential に相当する.

　スプライン：（2M–1）次スプライン：スプライン関数には, 大きく分けると2種類の考え方がある.

　①各区間を測定値の誤差も加えて平滑化し, $[Y = aX^3 + bX^2 + cX + d]$ でつなぐため, 標準試料の吸光度を通るとはかぎらない.

　②標準点間を $[Y = aX^3 + bX^2 + cX + d]$ でつなぎ, 節点が滑らかになるように平滑化を行うので, 標準試料の吸光度を通る.

　ここではとくに注意の必要なスプライン関数について記載します. スプライン関数を一言で表現するならば自由曲線です.

　たとえば, 図III–28のように存在する多点（節点）を線で結ぶ時, アナログ的には自在定規を使用して線を引くことができますが, デジタル的に線を引くにはどのようにしたらよいのでしょうか？　そこで使用されるのが図III–29に示したスプライン関数です. スプライン関数を用いるとどのような曲線でも自在に線を引くことが可能です. したがって, 検量線がどのような曲線でも対応することができ, 補間式として非常に柔軟な性格を有していますが, 検量線に使用する際の注意点は他の関数より多くみられます.

　まず, 当然のことながら, 検量線が直線に近い項目に適用すると近似計算が収束しません. また, 測定感度が低いポイントに節点（変極点のことで, ここでは標準物質の濃度を意味しています）を設定した場合, 分析値に誤差が発生します. したがって, 節点を設定する際は, 試薬の感度と検量線の変極点を確認し慎重に行う必要があります.

　スプライン関数には平滑化という手法があり, 各節点の誤差を加味して滑ら

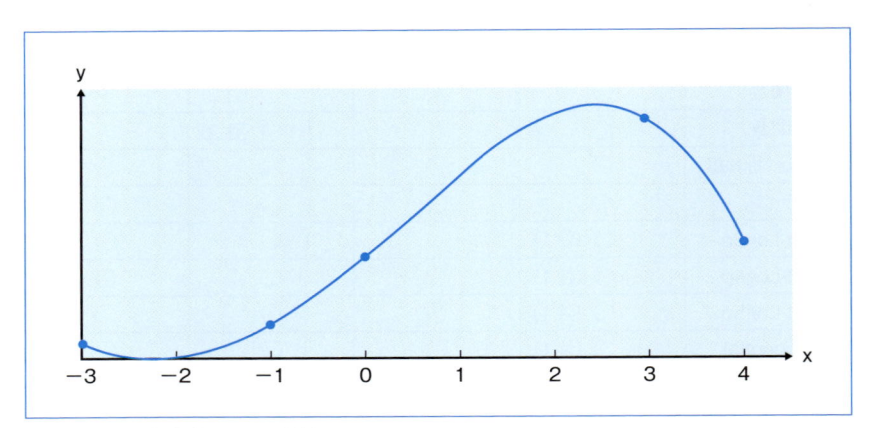

図III-28　自在定規による曲線

定義

　q_0, q_1, $\cdots$, q_{N-1} を増加する実数列 ($q_0 < q_1 < \cdots < q_{N-1}$) とし,
これをスプライン関数の節点とする.

1. 各小区間 $q_i \leqq x \leqq q_{i+1}$ ($i = 0$, 1, $\cdots$, $N-2$) で $s(x)$ は M 次かまたは
それ以下の多項式 $a_0 + a_1 x + a_2 x + \cdots + a_M x^M$ で与えられる.

2. $s(x)$ とその 1, 2, $\cdots$, $M-1$　階微分 ($s^{(1)}(x)$, $s^{(2)}(x)$, $\cdots$, $s^{(M-1)}(x)$)
は, 全区間 $q_0 \leqq x \leqq q_{N-1}$ で連続である. ただし, 0 次のスプライン関数は階段
関数であり, この条件は適用しない.

・節点 (knot) とよばれる点と点の間では 1 つの多項式

$$a_0 + a_1 x + a_2 x^2 \cdots + a_{k-1} x^{k-1}$$

で与えられる.

・多項式と多項式の結び目である節点では滑らかな性質をもっている (区分的多項式関数).
・振動の少ない曲線が可能である.

$$\sigma = \int_a^b \{f^{(M)}(x)\}^2 dx$$

・この σ を最小にする関数を "もっとも滑らかな" 関数とよび, (2M−1)次の自然スプライ
ンとなる.

図III-29　スプライン関数

かな曲線を描くことができます．しかし，滑らかにすれば節点に対する忠実さが失われ，逆に節点に忠実であれば分析誤差が検量線に影響を及ぼすことになります．この平滑化パラメータは各分析装置メーカーが独自に決定しており，メーカー間差の原因となっています．たとえば，CRP測定では同一試薬メーカーの試薬でありながら分析装置のメーカー間差が生じる現象がありますが，その原因の一つが平滑化パラメータなのです．現在のところ，平滑化パラメータは各メーカーとも非公開であり，多点検量線項目の標準化はなかなかむずかしいものとなっています．

　最後にスプライン関数を検量線に用いた場合の注意点をまとめます．

・検量線が直線に近い項目に適用すると，近似計算が収束しないでスプライン関数が成立しない場合があります．

・試薬の感度が低い場合，濃度のバラツキが大きくなる可能性があります．

・適切な節点（標準液濃度）を選択しないと大きな誤差要因につながる可能性があります．

・平滑化を利用した場合，重み g の設定に注意が必要です．

【参考文献】

1)　高阪　彰：酵素的測定法（日常検査の基礎知識シリーズ）．医学書院，1982．

IV 臨床検査統計学

　臨床検査は，臨床化学，免疫，血液，一般，輸血，微生物，生理，病理・細胞診など多くの分野に分かれています．さらに，つい最近まで各分野の一部として行われていた遺伝子検査が近年急速に進歩し，独立した分野として確立しつつあります．このように，多岐にわたる分野で扱う臨床検査データは画一的ではなく，それぞれに特徴があり，さまざまな種類のデータが処理されます．

　臨床検査では精度保証のみならず，学会発表や論文などの研究分野でも統計学が活用されています．しかし，実際には統計学的手法を正確に理解せずに使用しているケースが多くみられます．たとえば，研究データを解析する時，自分の研究と似かよった論文や学会発表での統計学的手法を真似て使用するということは実際にあると思います．しかし，公表されている論文や学会発表がすべて正しい統計学的手法を用いているかというと必ずしもそうではなく，不適切な使い方が少なからず存在します．このように，間違った手法が伝達して繰り返されると，研究の結果が信憑性のないものになってしまいます．精度保証に関しても同様に，統計学的手法の意味を知らず形式だけを整えると，行っている作業が形骸化してしまい重大な間違いを見逃すことにもなりかねません．臨床検査では，精度を担保するためにさまざまな場面で統計学を駆使します．この統計学を理解してこそ，本当の意味で精度を担保することができるのです．しかし，統計学は幅が広く奥が深い学問ですので，すべてを習得して活用するのは困難です．そこで，この章では，統計学のなかでも臨床検査に使われる頻度が高いものに着目し，基礎的な考え方を解説します．

1. 統計学の分類と基本処理

1 統計学の基本概念

　統計学には，目的に応じていろいろな定義があります．本書では，臨床検査で使うデータや資料から「統計を得るための方法」そして「統計の分析方法」を統計学とします．

　私たちの周りには，情報化社会ゆえにたくさんのデータが溢れています．この現象は医学分野でも例外ではありません．情報とデータは似ていますが，統

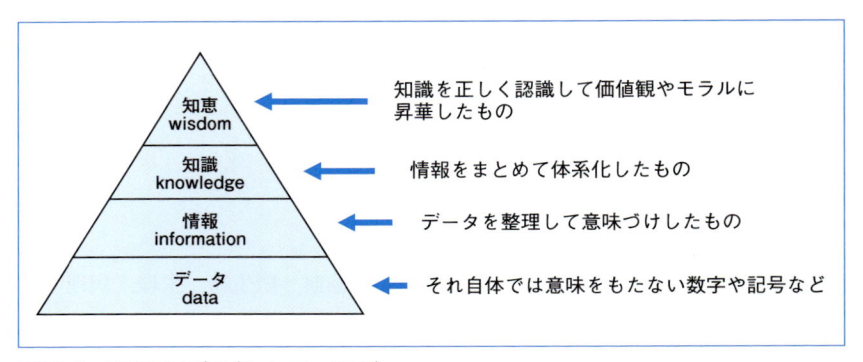

図IV-1　DIKWモデル（Ackoff, 1989）

ナレッジマネジメント
ナレッジマネジメントとは，企業経営における管理領域のひとつ．個々の従業員がもっている業務に有用な知識を部門内や組織全体で蓄積して，それを共有することにより従業員の能力向上や業務の効率向上につなげる手法．

計学的には意味が少し異なります．データとは，それ自体では意味をもたないものであり，このデータを整理して意味づけしたものを情報といいます．この概念を階層モデル化したのがDIKWモデル（Ackoff, 1989年）で，ナレッジマネジメントや情報工学などに用いられています．このDIKWはdata（データ），information（情報），knowledge（知識），wisdom（知恵）の頭文字から名づけられています（**図IV-1**）．この概念では，データを整理して意味づけを行い，体系化して知識とします．そして，この知識を正しく認識して価値観やモラルに昇華したものを知恵としています．このモデルにしたがうならば，統計学はデータを情報に変換しやすくするための数学的な手段といえます．臨床検査での分析や測定は，その物理現象をよりよく知るためのもので，そのデータを解釈して医療に活用することが目的となります．ここで，データを解釈する時に統計学は非常に有用です．適切な統計学的手法を用いた場合，表面上のみではなく裏に隠された性質までも明示することができます．しかし，正しい手法を用いなかった場合は，判断を間違う危険があります．これを避けるには，検査の測定に関する知識や統計学に関する十分な知識が必要であることはもちろん，この測定と統計学を結びつける知識も重要となります．

　研究や実験を行う際には，もっとも効果的な実験計画を準備することが肝心です．そして，この実験で得られたデータに対して最適な統計学的手法を採択する必要があります．仮に，計画を立てずに実験を進めると，経費，時間，労力など無駄が多くなるだけではなく，信頼できる結果が得られない可能性があります．そこで，フィッシャー（Rinald Aylmer Fisher）は統計学的な原理に基づいて合理的に研究計画を組み立てる一連の手法を開発し，実験計画法（experimental design）と名づけました．この実験計画法の中心的概念であるフィッシャーの3原則は，次のとおりです．

　① 反復（replication）

　ある条件における測定値の比較に際しては，同じ条件下で2回以上の繰り返

し実験を行うことが必要です．1回の測定では，測定値に違いがあってもそれが系統誤差なのか，それともランダム誤差なのか判断できません．反復実験を行ってランダム誤差のバラツキがわかれば，真の平均が存在する範囲を推測でき，この範囲よりも系統誤差が大きければ条件による違いがあるという判断ができます．つまり，反復によって，ランダム誤差の大きさを評価することができるということになります．したがって，データを繰り返し測定することにより誤差を推定して結果を評価し，精度を高くすることが重要です．

② 無作為化（randomization）

実験の順序や場所などが複数ある場合，比較したいデータ群を無作為に割りつけることによって，目的とする要因以外で結果に影響を与える要因がある場合に，その影響による偏りをできるだけ小さくすることができます．つまり，系統誤差をランダム誤差に取り込むことができます．言い方を変えると，無作為化により目的とする成分以外を取り除いて目的を明確にすることができます．

③ 局所管理（local control）

実験を行う時間や場所を区切って層別化し，その各層のなかでバックグラウンドができるだけ均一になるように管理します．この局所管理により，系統誤差を小さくすることができます．たとえば，ある検査項目に対するXの影響を考えた場合，季節などの共通的因子と，性差による影響の大きさが異なるようなケースを精度よく推定するには，層別化したうえで同時対照をおき，両者を比較する必要があります．

2 記述統計学と推測統計学

統計学は，大きく分類すると記述統計学と推測統計学に分けられます（図 IV-3）．

記述統計学は，観察対象となる母集団の統計的性質を記述する手法です．すなわち，得られたデータを整理して，表や度数分布表，ヒストグラムなどのグラフ，平均値，標準偏差，中央値などの統計量を利用した方法論を用いて，その特徴を抜き出すことを目的とします．

それに対して推測統計学は，全体を把握できないほど大きな対象や，これから起こりうる事象に関して推測を行うものです．すなわち，母集団から抽出した標本から確率論に基づいて母集団の状態を推測する手法といえます．

近代科学と数学（帰納法と演繹法）

科学的な研究では，普遍的な原理を帰納的に考察し，その原理から演繹的に導かれる現象を予測します．医学の分野でも同様に，測定データや観測データを数量化して，理論をできるだけ数式で表現して利用します．

帰納法とは，種々の事実から理論，法則，原理を導きだす論理的推論方法です．たとえば，「Aの地域で平均気温が上昇している」，「北極の氷が溶けている」，「Bの地域で海面が上昇している」などの事実から「地球の温暖化が進んでいる」ことを導くように，複数の事実から同一の原理や原則を考えます．この時，「A」という事実と「B」という事実がつながっていて，元は1つの事実であり，情報の入手経路の過程がつながっていて独立した事実とはいえないデータが多く含まれている場合は，論理的推論が成立しない可能性が出てくるので注意が必要です．（図IV-2a）．

それに対して演繹法は，普遍的な事実を前提として，そこから結論を導きだす方法です．言い換えるならば，「Aである」という前提から「Bである」という結論を導く方法で，いわゆる三段論法も演繹法です．前提の選定さえ間違えなければ，そのプロセスの特性上，非常に強い説得力をもつ推論方法です（図IV-2b）．

近代科学の父ガリレオ・ガリレイ（Galileo Galilei）は，「自然という書物は数学の言語によって書かれている」という言葉を残しています．この言葉のように，科学用の言語として数学が用いられており，演繹的な微積分学と帰納的な統計学とが利用されています．科学における数学のイメージは，音楽でいえば楽譜のようなもので，科学のための特殊言語または道具ととらえることができます．この数学という道具を手にして研究を進めるにあたっては，目的をしっかりもち，仮説や理論に裏打ちされた計画を立てることが重要です．正しい実験計画のない研究は，地図をもたない登山のようなものかもしれません．

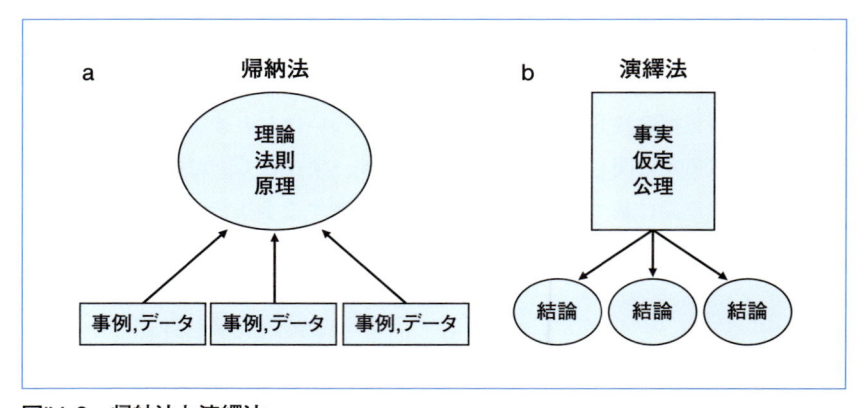

図IV-2　帰納法と演繹法

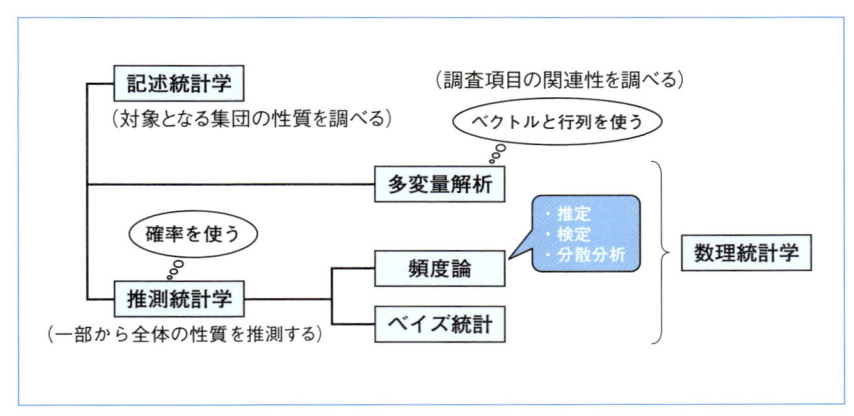

図IV–3　記述統計学と推測統計学

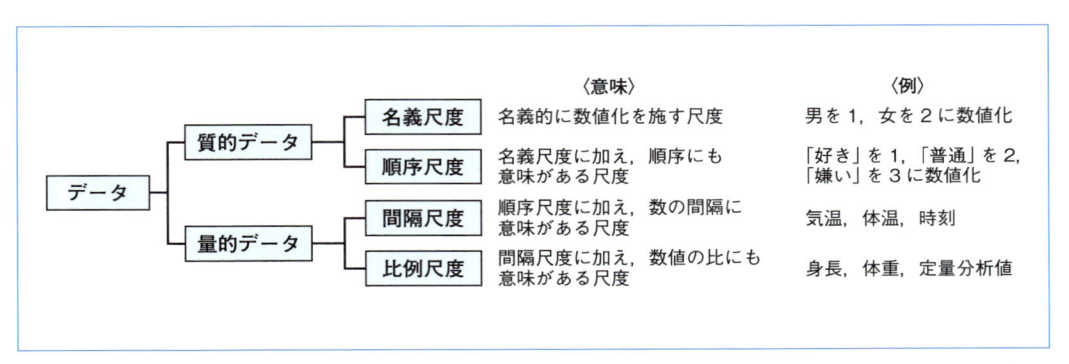

図IV–4　質的データと量的データ

3 統計学で扱うデータの種類

1｜尺度によるデータの分類

　統計学が対象にする数字や文字をデータもしくは資料とよびます．これは，大雑把にいって，測ったものと数えたものに分けられます．また，種類によってデータを分類する基準のことを尺度（scale）といいます．この尺度によってデータの種類を分類しています（図IV–4）．

　データは大きく，質的データと量的データに分けることができます．これは四則計算ができるものとそうでないものに分けたものです．データは，数字で表されているからといって数値の性質をもっているとはかぎりません．たとえばアンケート調査で，「男性を1，女性を2」とするとか，「好きを1，普通を2，嫌いを3」などのように数値化した場合のこの数値は四則計算を行えません．このようなデータを質的データとよびます．この質的データはさらに，数字の順序に意味のないものと意味のあるものに分類されます．前者を名義尺度，後

者を順序尺度とよびます.

　量的データは四則計算が可能なデータで，間隔尺度と比例尺度に分けられます．間隔尺度は順序尺度に加え，数の間隔に意味がある尺度ですが，データとデータの間に比例関係がないため，比率に意味をもちません．臨床化学の分野で扱うデータは比例尺度が圧倒的に多いですが，血圧や体温の測定データのような間隔尺度の場合，比例関係がないため，原則として変動係数（CV）を用いて測定値のバラツキを表現することはできないので注意が必要です.

ポイント

　間隔尺度のデータは，変動係数（CV）を用いて測定値のバラツキを表現することはできない.

2 ｜ 標本の数によるデータの分類

　データは，目的とする標本の数やデータに対応があるかどうかによって分類することもできます．対応のあるデータと対応のないデータには別々の統計手法があるので，適切な統計学的手法を選択する必要があります．統計学的手法の観点から，標本数は1標本, 2標本, 多標本に分類されます．1標本とは，言葉通り，1つの群から得られた1種類のデータのことで，もっとも基本的なデータです．また，1標本の場合はデータの尺度によってのみ統計的手法が決定されますが，2標本以上では尺度の他にデータに対応があるかないかで扱いが異なります．対応のあるデータとは，同じ対象に対して複数の条件で測定を行い，それぞれの条件間で差があるかどうかを比較するような場合です．それに対して対応のないデータとは，複数の条件において測定した個体群が異なるデータのことをいいます.

3 ｜ 連続データと離散データ

　データには連続した数値（連続データ）と，サイコロを振った時に出る目の数のようにとびとびの数値（離散データ）があります．臨床化学分野では，一般的な定量分析の結果は小数点以下をいくらでも細かく表現することができる連続データとなりますが，それに対して血液検査の分野では血算（CBC：complete blood count）の測定値は離散データとなります．血算は $1\ \mu$L あたりの血液細胞の数を計測するわけですから，計測した個数を小数点以下で表現するということはありません．ただし，数を10のべき乗で表す場合は小数点を使いますが，これは表記の問題で，数が小数点以下になるわけではありません（例：RBC　$4.25 \times 10^6\ /\mu$L）.

　統計学では，データを分析する際に数学的確率論が利用されます．統計分析

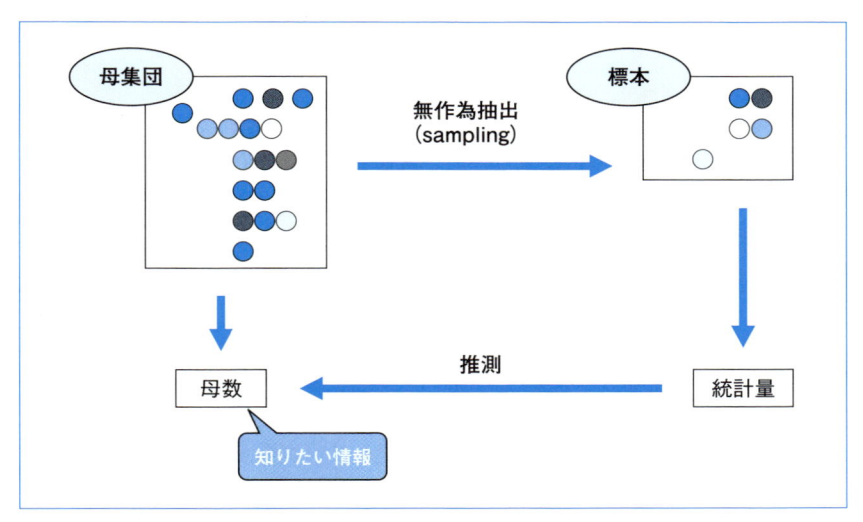

図IV-5　母集団と標本

を行うためには，調査対象から無作為にデータを集めて（sampling），その全体を推定します．この時に使用される確率変数や確率分布は，連続データと離散データでは異なります．統計学的手法を用いる時，対象となるデータがどのような種類のデータであるかを確認することは重要です．

1）母集団と標本

　臨床検査においては，推測統計学（p.92参照）が多く使用されています．ここで，母集団（population）と標本（sample）の違いをしっかりと理解することが必要です．私たちが統計的なデータを有する対象の情報を得たい時，その全体が母集団であり，標本はこの母集団から抽出（無作為抽出）された一部です．一般的には，母集団は非常に大きな集団となり，実際に調査することは不可能です．そこで，標本を調査して母集団の特徴を推測します（**図IV-5**）．母集団からの標本抽出（sampling）は無作為（random sampling）に行われる必要があり，偏りを生じてはなりません．しかし，この作業を的確に行ったとしても，母集団の平均（母平均：μ）が標本の平均（標本平均：x）と必ずしも一致しているとはかぎりません．このような誤差を標本誤差といいます．詳しくは，推測統計学の中心極限定理の解説（p.92）を参照してください．

> **ポイント**
>
> 　無作為抽出によって得た標本から母集団を推定する．

4 データの基本処理

1│母数と統計量

　母集団は，平均値，分散，モード，中央値など，特定の値によって特徴づけられます．このような母集団の分布を特徴づける値を母数とよびます．一方，標本も同様に平均値，分散などによって特徴づけられます．そして，それらにより算出される値を統計量とよびます．

2│パラメトリック検定とノンパラメトリック検定

　臨床検査の学会発表などでみられる統計学の誤りに，検定方法の選択間違いがあります．そのなかの一つとして，パラメトリック検定を適用できないデータに使用したり，逆にパラメトリック検定が適用可能なのにノンパラメトリック検定を用いたりするケースがあります．後者の場合は誤りではないので使用してもよいのですが，データの解析結果に大きな影響を及ぼす（検出力が低下する）可能性があります．対象となるデータの解析にパラメトリック検定とノンパラメトリック検定のどちらを用いるかを考える時，そのデータの尺度水準，母集団の分布，そして標本の大きさ（n数）を知ることが大切です．基本的には，そのデータが十分に大きく尺度水準が比率・間隔尺度であれば母集団分布を確認して，正規分布にしたがっていればパラメトリック検定を選択し，そうでない場合はノンパラメトリック検定を選択します．検定には数多くの種類がありますので，目的にあった手法を用いることが大切です．

　ここでは，パラメトリック検定とノンパラメトリック検定について，その違いを説明します．

1) パラメトリック検定

　パラメトリック検定を使用する場合は，母集団が正規分布していることが前提です．言い換えれば，パラメトリック検定は正規分布にしたがうデータに用いることができる検定といえます．正規分布では，平均値と分散（バラツキ）がパラメータとなり，これらを用いて検定するためパラメトリック検定とよばれています．当然，平均値と分散は量的データの比例尺度あるいは間隔尺度のデータの代表値なので，これらのデータにしかパラメトリック検定は適用できません．

　実験から得られたデータの特徴を把握することは非常に重要です．たとえば，図IV-6のパターン1のAグループとBグループを比較した場合，両グループには差がありA＞Bの関係がみてとれます．では，パターン2はどうでしょうか．データがバラバラで，AグループとBグループに差があるようにはみえません．実は，パターン1とパターン2のAグループとBグループの平均値は同

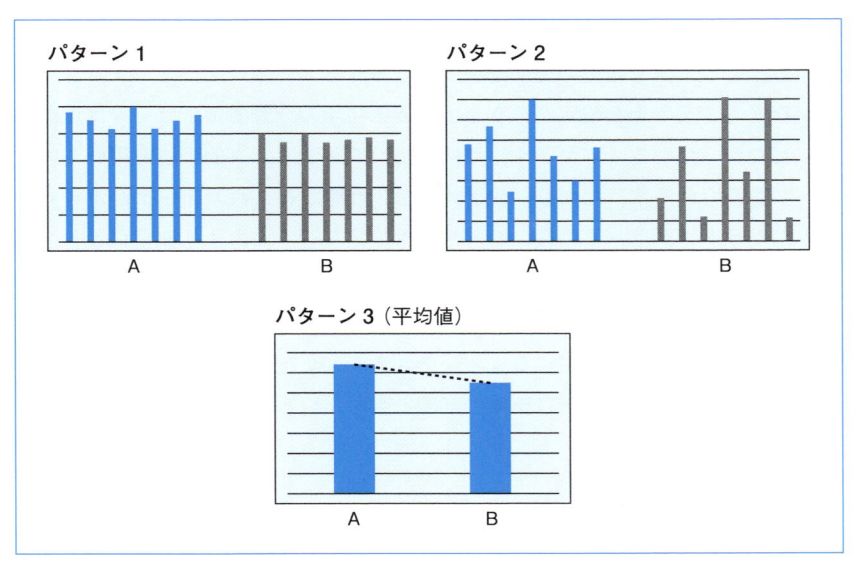

図Ⅳ-6　パラメトリック検定

じで，それをグラフに表したのがパターン3となります．ここで重要なのは，差の有無は平均値とバラツキの兼ね合いで決まるということです．これがパラメトリック検定の原理となります．いずれにせよ，パラメトリック検定を用いるかノンパラメトリック検定を用いるかを判断する最初のステップとして，母集団の分布が正規分布であるかどうかを見定める必要があります．正規分布は，次のような方法で確認します．

① ヒストグラムを描く
② Q-Qプロット（quantile-quantile plot）を描く
③ 正規性の検定を行う

　ヒストグラムとQ-Qプロットは視覚的に確認する方法です．正規性の検定方法として代表的なものに，コルモゴロフ・スミルノフ検定（Kolmogorov-Smirnov test：KS検定）があります．この検定は，得られた2つのデータ間の確率分布の相違の検定，もしくは1群のデータにおける確率分布の正規性の確認を行う検定法です．その他に，KS検定より強力なシャピロ・ウイルク検定（Shapiro-Wilk test）やアンダーソン・ダーリング検定（Anderson-Darling test）があります．前者のシャピロ・ウイルク検定は，得られた標本が正規分布の母集団から抽出されたものであるという帰無仮説を検定する方法で，アメリカの統計学者Samuel Sanford Shapiroとカナダの統計学者Martin Bradbury Wilkによって開発されたものです．後者のアンダーソン・ダーリング検定は，データが特定の分布にどの程度適合するかを検定します．一般に，分布がデータに適合するほど，統計量は小さくなります．また，KS検定に比

べて分布の裾での一致性がより強く反映されるといわれています．その他の検定方法として，分布型の歪度や尖度によるダゴスティーノ検定やオムニバス検定など，さまざまな検定があります．臨床化学の分野で扱うデータは正規分布にしたがっていることが多く，慣例的にパラメトリック的手法を用いているケースがみられます．ただし，統計処理を行う際に得られたデータが正規分布にしたがうか否かは，その後の統計処理や検定を行うにあたり非常に大きな意味をもちますので，正確に把握することが大切です．現在では，難しい統計学の本を片手に統計量の計算をすることなく，統計ソフトやExcelなどの表計算ソフトを使って簡単に算出することができます．したがって，詳しい方法などについてはそれぞれの説明書や他の書籍に委ねたいと思います．

ポイント

差の有無は平均値とバラツキの兼ね合いで決まる（パラメトリック法）．

2) ノンパラメトリック検定

　ノンパラメトリック検定は，母集団の分布に仮定がなく，正規分布にしたがっていなくても使用できる検定方法です．そのかわりに，全データまたは各水準における各データの大小の順位，すなわち順序尺度を利用します．では，正規分布にしたがったデータには用いることができないかというとそうではなく，正規分布にしたがっていたとしても，母集団の分布が不明であることを前提に検定しますので応用範囲は広いのですが，検定の検出力 $(1-\beta)$ が低下します（p.128，第1種の過誤と第2種の過誤を参照）．たとえば，本来なら対立仮説を採択するはずが帰無仮説を採択する可能性，すなわち第2種の過誤（有意であるものを有意としない確率：p.128参照）が大きくなります．第2種の過誤の例をあげると，血中アンモニアの測定に際し，採血後に氷水に入れて冷やした検体と室温で対応した検体のデータに差があるか否かを知りたい場合，本来なら差があると判定するところを，「差があるとはいえない」と判定してしまうケースです．また，ノンパラメトリック検定ではデータは正規分布にしたがう必要はありませんが，ほかに満たさなければならない厳しい仮定が必要となります．それは，グループを比較するノンパラメトリック検定では，すべてのグループ内のデータのバラツキが同等でなければならないという仮定です．この仮定を満たせない場合，有効な結果を出さないことがありますので注意が必要です．

　ノンパラメトリック検定では，パラメトリック検定のように，母集団分布に関して特定の仮定をおく必要はありません．したがって，ノンパラメトリック検定は，母集団の分布が事前にわからずパラメータで母集団分布を決めること

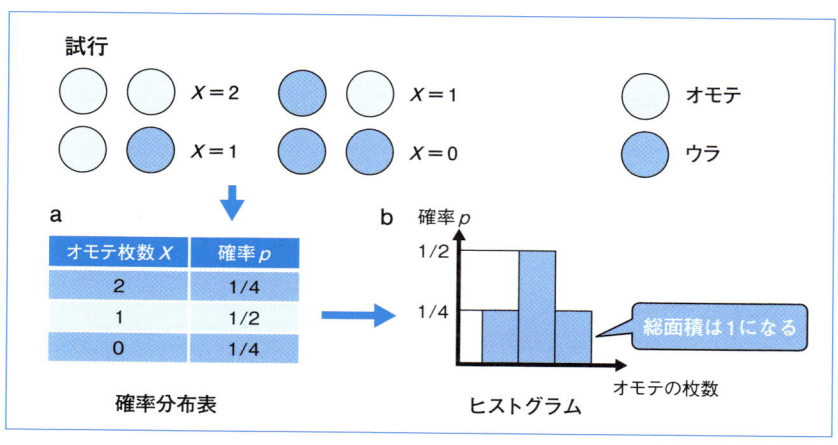

図IV-7 離散型確率変数

ができない時，得られたデータ数が少なく分布を仮定することが困難である時，パラメトリック検定を利用することが不適切であると判断される時に利用されます．

3 ｜ 正規分布

正規分布は，統計学を理解するうえでもっとも重要で基本的な分布です．正規分布は，確率密度関数をもつ確率分布であり，「平均付近がもっとも高く，平均から離れるにつれて緩やかに低くなっていく，左右対称な釣り鐘型の分布」といえます．確率変数は確率にしたがってさまざまな値をとる変数であり，離散型の確率変数と連続型の確率変数の2種類に分類することができます．離散型の確率変数とは，サイコロを振った時に出る目やコインのウラとオモテなどのように値がとびとびの数になります．これに対して，体重や身長はいくらでも細かく刻むことができるので連続型確率変数といいます．臨床検査の項目で例えるなら，RBCやWBCのような血球計算は前者の離散型確率変数であり，臨床化学で分析される項目のほとんどが後者の連続型確率変数です．そこで，正規分布を理解するために，離散型確率変数から解説します（**図IV-7**）．

まず，オモテとウラが均等な確率で現れるコインを2枚用意して同時に投げて，オモテの出る確率を考えてみましょう．出るパターンとしては，（オモテとウラ）×2，（オモテとオモテ）×1，（ウラとウラ）×1の4つが考えられます．オモテとウラの出る確率は同じであることから，それぞれの確率は1/2（1/4×2），1/4，1/4となります．コインのオモテが出た時の枚数と確率を対比させた表が確率分布表です（**図IV-7a**）．これをx軸にオモテが出た枚数，y軸にオモテが出る確率としてグラフ化したものがヒストグラムです（**図IV-7b**）．

表IV-1　確率分布表

確率変数 X	確率 p
x_1	p_1
x_2	p_2
・	・
・	・
x_n	p_n
計	1

《期待値》

$$\mu = x_1 p_1 + x_2 p_2 + \cdots\cdots + x_n p_n$$

《分散》

$$\sigma^2 = (x_1 - \mu)^2 p_1 + (x_2 - \mu)^2 p_2 + \cdots\cdots + (x_n - \mu)^2 p_n$$

《標準偏差》

$$\sigma = 分散の正の平方根\sqrt{\sigma^2}$$

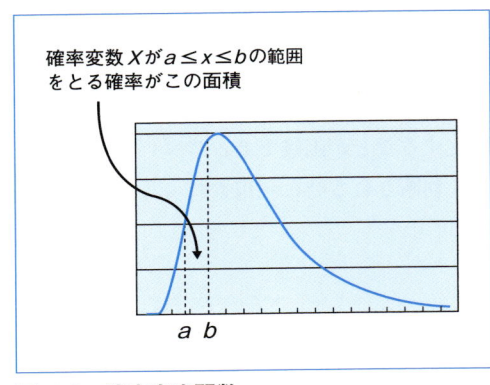

図IV-8　確率密度関数

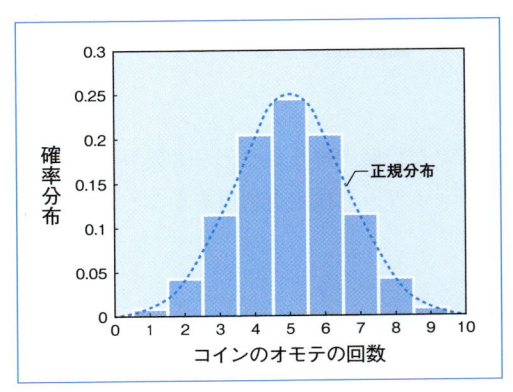

図IV-9　正規分布

　オモテが出た枚数を確率変数Xとしてその確率をpとした場合，確率分布表は**表IV-1**のようになります．その時の期待値と分散，標準偏差は**表IV-1**の欄外のように定義されます．

　連続型確率変数の場合は，離散型確率変数のような確率分布表は作ることができません．あえて確率分布表を作るとすれば，階級で区切った相対度数分布表の形式をとることになりますが，階級幅の誤差が生じるため正確な分布を表現することができません．そこで，正確に連続型確率変数の分布を表現するには，確率密度関数を使います．たとえば，**図IV-8**のx軸のaとbの区間における確率は，この区間と曲線部分とに囲まれた面積に相当します．この時の曲線が確率密度関数です．冒頭で，正規分布とは確率密度関数をもつ確率分布であるといいましたが，この曲線が左右対称な釣り鐘型を呈したものが正規分布となります（**図IV-9**）．

　正規分布は，**公式1**の関数で表されます．①の式は正規分布の期待値μを中心として分散をσ^2としたものです．②の式は①の式を期待値0，分散1になるように$z = \frac{x - \bar{x}}{s}$として変換（Z変換）した式で，①の式では，期待値（平均

① 正規分布　　　$f(x) = \dfrac{1}{\sqrt{2\pi}\sigma}\, e^{-\frac{(x-\mu)^2}{2\sigma^2}}$　　⟶　　$N(\mu,\ \sigma^2)$

② 標準正規分布　$f(x) = \dfrac{1}{\sqrt{2}}\, e^{-\frac{x^2}{2}}$　　⟶　　$N(0,\ 1)$

※π は円周率，e はネイピア数を表します．ネイピア数は「自然対数の底」ともよばれ，2.71828 で近似されます．

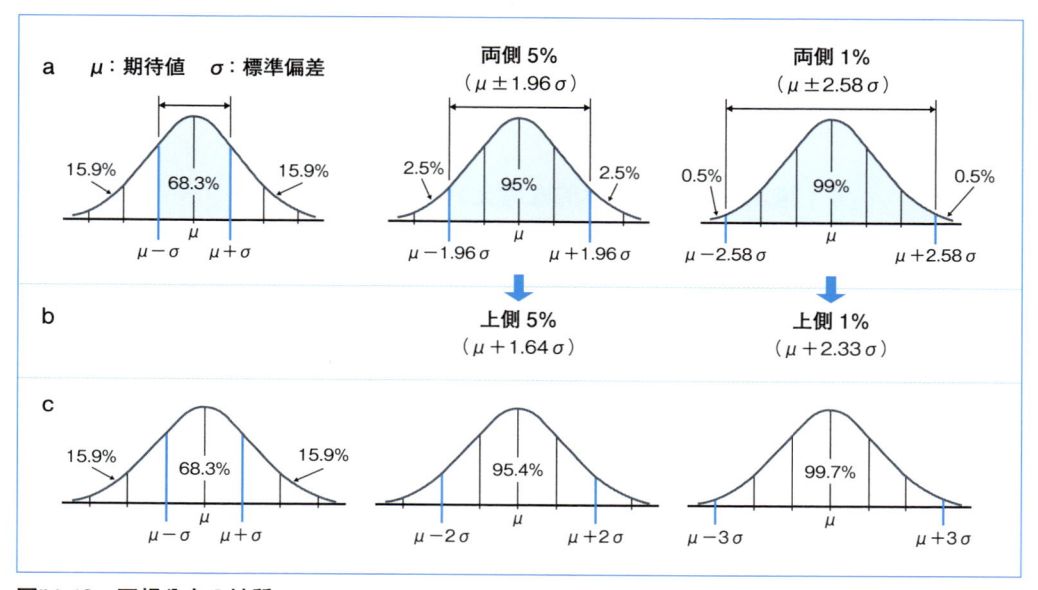

図IV-10　正規分布の性質　　　　　　　　　　　※上記のグラフは標準正規分布N(0,1).

値）や分散，標準偏差の値が単位などの取り方によって変わり，分析結果がみかけ上異なってしまうことを回避する手段です．パソコンが身近になかった時代は，まず正規分布の標準化から始め，標準正規分布にしたがうように変換しましたが，現代ではパソコンで簡単に統計解析ができるので，今ではあまり役割は多くありません．**公式1**は統計学の知識の一つとして覚えておく程度でよいでしょう．

　正規分布のグラフは期待値を中心に左右対称の釣り鐘の形をしており，「期待値±標準偏差」の区間に含まれる面積は事象が起こる確率を表しています．**図IV-10**では μ（期待値）と σ（母標準偏差）で表現していますが，$\bar{x}$（平均値）と SD（母標準偏差）に置き換えてもかまいません．統計学では平均値を中心に95%，99%を覆う範囲はよく利用されています．この範囲を μ（期待値）

とσ（母標準偏差）で表す時，その境界点は正規分布の両側と片側の2通りの考え方があります．優位水準を5%に設定した時，両側であれば右2.5%，左2.5%となり，片側であれば下側もしくは上側のどちらかを5%とします．この考え方は棄却検定で使いますので詳しくはそちらを参照してください．たとえば，両側5%の点，すなわち95%を覆う範囲を表すと$\mu \pm 1.96\sigma$となり，99%の時は$\mu \pm 2.58\sigma$です．これが片側（下側もしくは上側）の場合は，$\mu \pm 1.64\sigma$（95%）と$\mu \pm 2.33\sigma$（99%）となります（**図IV-10**）．このように，同じ優位水準でも両側と片側で標準偏差の値が違います．また，$x \pm 2SD$は全体の95%であると間違って認識しているケースを耳にすることがあります．$\mu \pm 1\sigma$は全体の68.3%，$\mu \pm 2\sigma$は95.4%，$\mu \pm 3\sigma$は99.7%が含まれます（**図IV-10c**）．この考え方は精度管理にかかわってきますので，正しい知識を身につけることが肝心です．

4 ｜ 推測統計学の基本的な考え方

推測統計学では，母集団から無作為に抽出した標本を使って，抽出元である母集団の特徴を推測します．すでに述べていますが，無作為抽出とは「母集団を構成するデータを等しい確率で抽出する」ことです．当然のことですが，母集団から1個の要素（データ）を無作為に抽出した時，抽出した要素ごとに値は変化します．この要素は，確率変数に相当します．確率変数は，その値をとる確率が与えられている変数ですので，標本のデータから母集団の分布を推測することが可能となります．そして，この標本から母集団の平均値を推測するのに役立つのが中心極限定理です．

中心極限定理を分かりやすく解説すると，母集団の分布型がどのような形であっても（すなわち一様分布であってもふたこぶラクダのように2峰性のような分布であっても），その母集団の平均値がμ，分散がσ^2であるならば，そこから無作為抽出した標本のn数が大きければ，その標本の分布は平均値がμで分散はσ^2/nの正規分布となります．ここで重要なのは，標本の分布が正規分布を呈し，n数が大きくなればなるほど，σ^2/nからわかるように分散は小さくなっていきます．グラフでは，平均値μを中心とした鋭利な形の正規分布となります（**図IV-11**）．また，標本平均は「標本の大きさn」が十分大きくなると「母平均μに限りなく近づく」ということになります．これを大数の法則とよびます．

要するに，標本数nが大きい時，その平均$\bar{X}$は真の平均μに近づきます．したがって，同一の試行を無限回行えば標本平均は母平均（期待値）に収束するので，母集団を推測する時，無作為抽出する標本（サンプル）の数がいかに重要かは，中心極限定理と大数の法則から容易に推察できます．

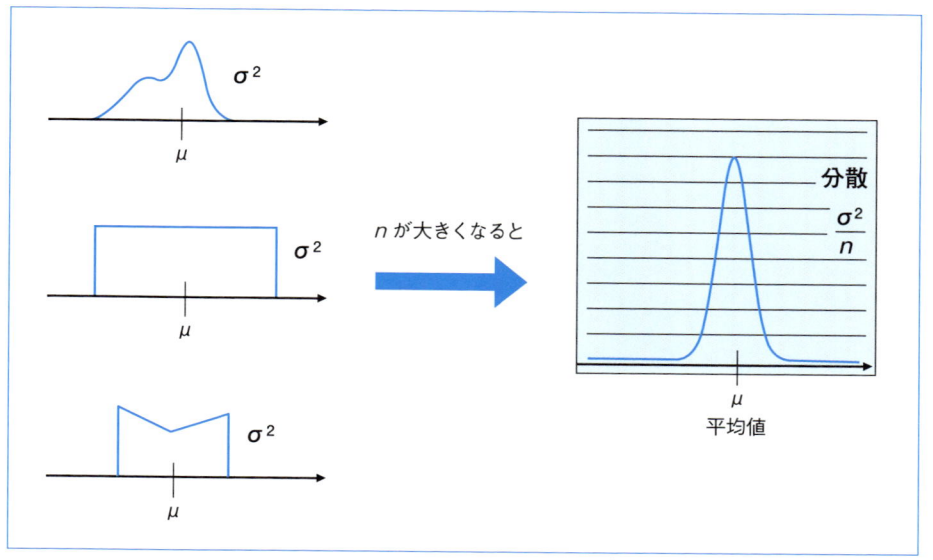

図IV-11　中心極限定理

中心極限定理：母平均 μ，分散 σ^2 の母集団から n 個の標本を抽出し，その標本平均を $\bar{X}$ とする．n の値が大きければ，$\bar{X}$ の確率分布は期待値 μ，分散 σ^2/n の正規分布で近似できる．
大数の法則：n が大きい時，標本平均 $\bar{X}$ は真の平均 μ に近づく．

2. 記述統計学

　統計学とは，たくさんのデータを整理してその裏にある特徴や傾向を意味づけし，まだ手に入れていないデータについて推測する学問です．記述統計学は，データを整理し，数値や表，グラフなどを用いてそのデータの特徴や傾向をできるだけ簡潔明瞭に表すもので，推測統計学の前処理にあたる手法と考えてもよいかもしれません．データはいろいろな数値や文字から構成されています．ここでは，さまざまなグラフや表などによる資料の表示方法については割愛し，臨床検査で重要と考えられるデータの代表値，バラツキ，相関や回帰式の考え方を中心に解説します．

1 データの代表値

　多くの数値からなるデータを1つの値で表す時，この値を代表値とよびます．

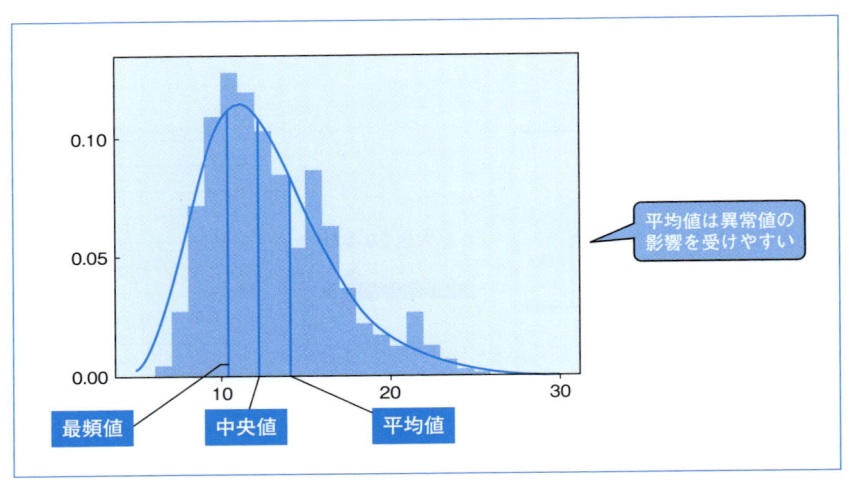

図IV-12　データの代表値

変数 x の平均値				度数分布表から算出する平均値		
個体名	変数 x			階級値	度数	
1	x_1			x_1	f_1	
2	x_2			x_2	f_2	
3	x_3			x_3	f_3	
・	・			・	・	
・	・			・	・	
・	・			・	・	
				x_n	f_n	
N	x_N			総度数	N	

$$平均値\ \ \bar{x} = \frac{x_1 + x_2 + x_3 \cdots x_N}{N}$$

$$平均値\ \ \bar{x} = \frac{x_1 f_1 + x_2 f_2 + x_3 f_3 \cdots + x_N f_N}{N}$$

図IV-13　変数 x の平均値と度数分布表から算出する平均値

代表値には平均値，最頻値，中央値があります．これらの3つの代表値は，分布型にもよりますが，異なる値を示すことが多いです（**図IV-12**）.

1 ｜ 平均値

　資料の代表値といえば，平均値を思い浮かべる人が多いと思いますが，それほどポピュラーな代表値です．平均値はこの言葉通りに，資料のデータを平らに均した値です．言い方を変えると，資料の散らばりの重心を表しています．ここで注意しなければならないのは，平均値は異常値の影響を受けやすいということです．すなわち，異常値があって分布が左右非対称の場合は，平均値が資料の代表値にはならないことがあります．**図IV-13**のように，平均値は変数の合計をその個数で割って算出しますが，度数分布表から算出する場合は，階

級値と度数の積の総和をその個数で割ります.

2 ｜ 最頻値

　最頻値はモードともよばれ，度数（頻度）がもっとも多いデータの値を表します．質的データ（p.83，尺度によるデータの分類を参照）の場合は，この値しか代表値はありません．とくに，異常値を含み度数が集中している傾向が強い資料や，対数正規分布のように資料全体の分布に偏りが強くみられる場合の代表値に適しています．

3 ｜ 中央値

　資料のちょうど中央に位置する値です．極端な異常値がある資料の場合，平均値は特に強く影響されてしまいますが，最頻値と同様に中央値もあまり影響を受けない性質があります．

4 ｜ 四分位数と箱ひげ図

　統計処理を行う時に，パーセンタイルという言葉を耳にする場合があります．たとえば，臨床化学において基準範囲は「基準個体より得た測定値の95%信頼区間を統計学的に求めたもの」と規定されており，CLSIによる国際指針では「ノンパラメトリック法（NP法）を用いて設定することが推奨され，基準値の2.5パーセンタイルから97.5パーセンタイルを基準範囲とする」となっています．それでは，このパーセンタイルとパーセントとの違いを考えてみます．

　まず，解析する全データを昇順（値の小さい順）で並べ替えます．その時，小さいほうから数えて任意の%に位置する値をパーセンタイルといいます．要するに，対象とする数値群を小さい順に並べて，指定された個数番目にある値を指します．

　したがって，パーセント（percent，%）は比率を表し，パーセンタイル（percentile）は下からの順位を表します（図IV–14）.

　一般的にデータ数がn個でp%に位置するデータの順位は，

$$(n + 1) \times (p/100)$$

で求められます．

　パーセンタイルとパーセントの違いを**図IV–15**の例で考えてみます．就職活動をしているA君は雇用条件の良い会社を探しており，A社とB社を資料で比較することになりました．どちらの会社も社員数は15名です．A社の社員の平均年収をみたところ650万円で，最高年収は3,000万円でした．一方B社は，平均年収は605万円で，最高年収は1,100万円です．この資料にあるデータの

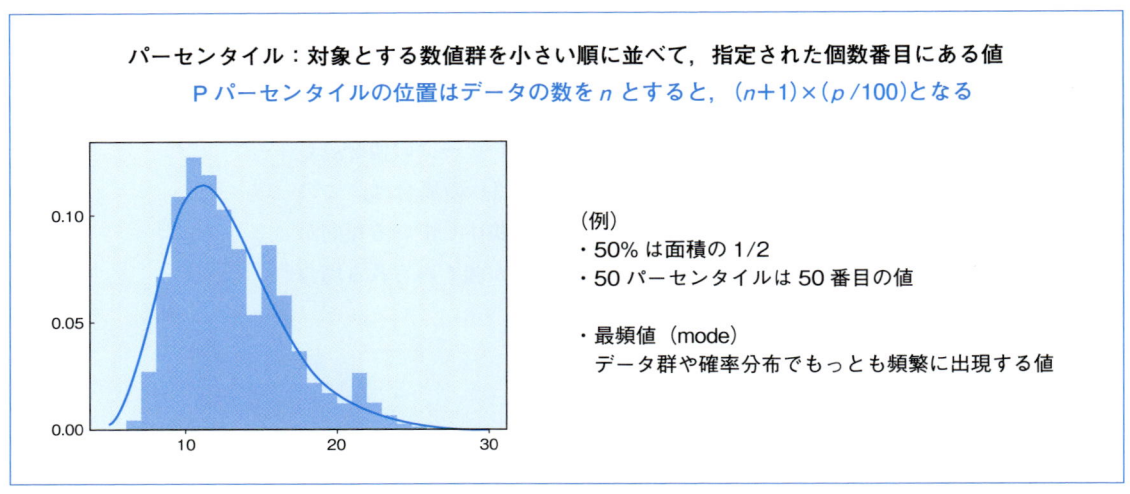

図IV-14　パーセンタイル

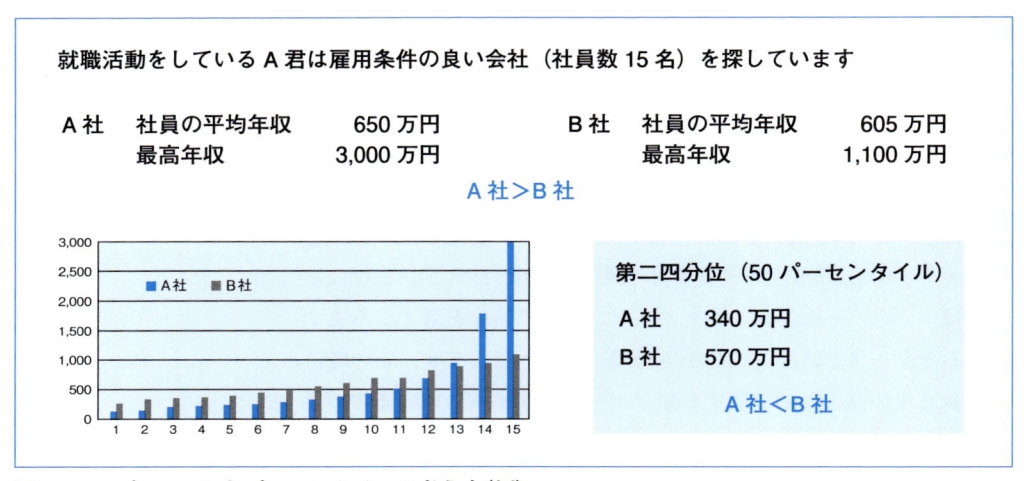

図IV-15　パーセントとパーセンタイルの考え方（例）

みで判断すると，ほとんどの人がA社の方が条件が良いと判断することに異論はないと思います．しかし，第二四分位（50パーセンタイル）（後述）で比較してみると，A社が340万円であるのに対しB社は570万円でした．また，分布をみると，A社のNo.14とNo.15の社員の年収が他の社員の年収に比べ極端に高く，この数字が平均値に強く影響していることがわかります．このように解析すると，一概にA社の方が条件が良いといえなくなります．

　パーセンタイルを利用した記述統計学の考え方の一つに四分位数があります（図IV-16）．全体の25％，50％，75％に位置する値，すなわち，それぞれのパーセンタイルを第一四分位数，中央値（第二四分位数），第三四分位数といいます．また，第三四分位点から第一四分位点を引いた値を四分位範囲，この

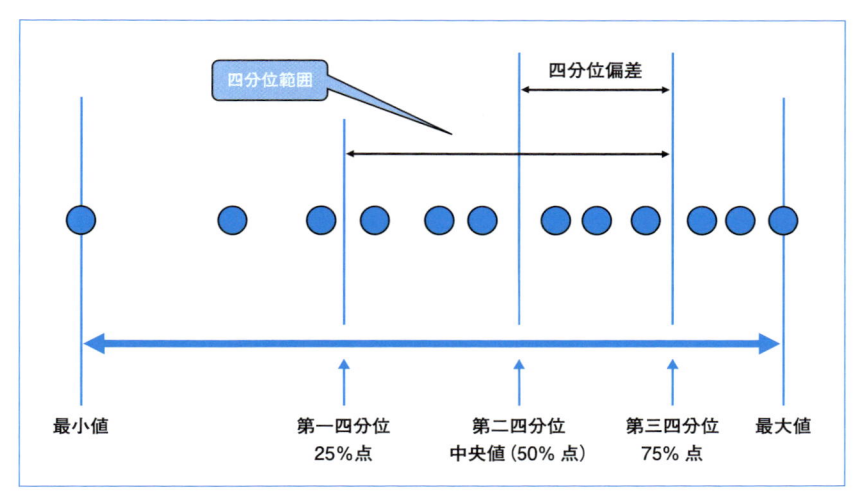

図IV-16　四分位数

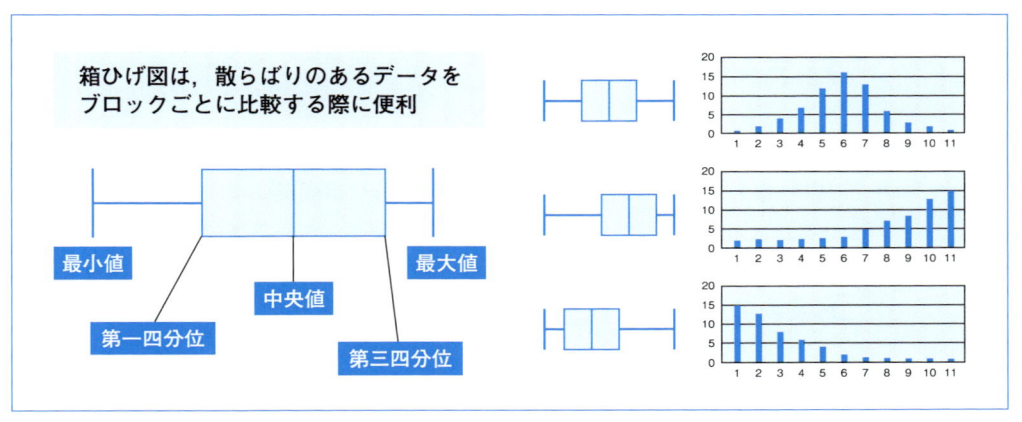

図IV-17　箱ひげ図と四分位数

四分位範囲を2で割った値を四分位偏差といいます．四分位範囲や四分位偏差は標準偏差と同様に，データのバラツキ具合を示しています．これを図示したものが箱ひげ図です．箱ひげ図は最大，最小，四分位数を同時に表現し，散らばりのあるデータをブロックごとに比較する時に利用されます（**図IV-17**）．

> **ポイント**
>
> 箱ひげ図は最大，最小，四分位数を同時に表現し，散らばりのある
> データをブロックごとに比較する時に便利．

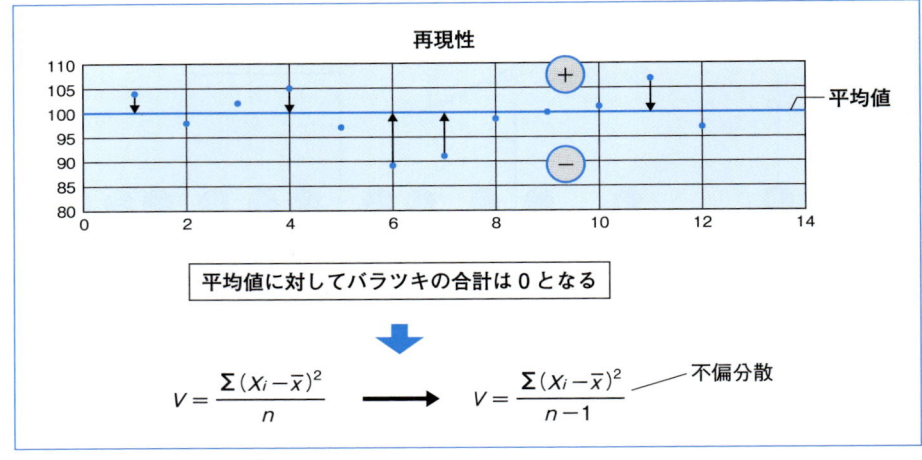

図IV-18　分散（バラツキ）

2 データのバラツキ

　測定値には誤差はつきもので，標準偏差（*SD*），変動係数（*CV*），標準誤差（*SE*）などで表現されます．これらの使い分けは間違いやすい統計手法のベスト3に入るほどです．簡単にいうと，標準偏差と変動係数はデータのバラツキ具合を要約する値であり，標準誤差は標本平均のバラツキ具合を要約する値で，標本平均に含まれている誤差の大きさを表します．

1 ｜ 分散と標準偏差
　母集団から無作為抽出した標本を評価する時に「データがどれくらい散らばっているか」を調べることは重要な作業の一つです．そこで，図IV-18を用いてバラツキの表現の仕方を考えてみます．

　まず，ある任意のデータと平均値がどの程度離れているかを考えます．すなわち，データから平均値を引いた値がバラツキの大きさになり，これを偏差とよびます．データ＞平均値の場合は偏差が正の値になり，データ＜平均値の場合は負の値となります．これらの偏差の総和は0となりますので，このままではデータのバラツキを表すことができません．そこで，偏差を2乗することにより符号を取り除き総和を求めることでバラツキを表します．この総和を偏差平方和とよびます．さらに，その偏差平方和をデータ数で割った値が分散で，（データ数−1）で割った値が不偏分散です．分散は偏差の2乗の平均値ですので，平均値からのバラツキが大きいほど分散の値が大きくなります．ただし，分散の値は絶対的な意味をもちません．たとえば，同じ標本でも単位が mg/dL と μg/dL の表記では，測定値の数字としては 10^3 の違いがあります．これ

$$V = \frac{\sum (x_i - \overline{x})^2}{n} \qquad V = \frac{\sum (x_i - \overline{x})^2}{n-1} \qquad s = \sqrt{V} = \sqrt{\frac{\sum (x_i - \overline{x})^2}{n-1}} \qquad CV = \frac{SD}{\overline{x}} \times 100$$

分散 　　　　　　不偏分散 　　　　　　　　不偏標準偏差 　　　　　　　変動係数

図IV-19　分散，不偏分散，不偏標準偏差，変動係数

を分散でみると 10^6 も違いが出ます．このように，分散の値をみただけでは，バラツキが大きいとか小さいとかを判断することができません．分散の正の平方根をとることで，元のデータと同一の単位となります．これを標準偏差とよびます．

　臨床化学の分野では，バラツキを示す方法としては，標準偏差や，データが比例尺度の場合は計測の単位に依存しないように標準偏差を平均値で割った変動係数（CV）の形で表します．標本集団は母集団から無作為抽出されたものですので，標本集団の要約値と母集団の要約値は近似すると考えられます．そのため，母平均は標本平均値で近似でき，母分散は標本分散で近似できると思われるでしょう（$\mu \fallingdotseq$, $\sigma^2 \fallingdotseq V$）．ところが，母平均のほうは標本平均値で近似できますが，母分散のほうはnの代わりに（$n-1$），すなわち自由度で割ったほうがより近似します．これを不偏分散，不偏標準偏差とよびます（図IV-19）．

　臨床化学では，「測定の不確かさ」を表現する際に分散や標準偏差を使用します（測定の不確かさについてはp.136を参照）．この不確かさを算出する過程において，分散を合成する手法が用いられています．ここでは，この分散を合成するための論理について解説します．

　まず，確率変数の期待値を$E(x)$とし，確率変数xの母分散を$\sigma^2 = v(x)$とします．母分散とは測定値xと母平均μの差を2乗したものであることから，

$$v(x) = E\{(x - \mu)^2\} \qquad [式(1)]$$

となります．次に，

$$v(x \pm y) \qquad [式(2)]$$

について考えてみます．まず，xとyをお互いに影響を及ぼさない独立した確率変数とした時，$E(x \pm y) = E(x) \pm E(y)$ が成り立ちます（これについては詳しくは説明しませんが，イメージとして2つのサイコロを同時に投げた時に出るサイコロの目の期待値を考えると理解がしやすいと思います）．この式(1) と式

IV 臨床検査統計学

(2) より，

$$v(x \pm y) = E[\{(x - \mu_x) \pm (y - \mu_x)\}^2]$$

と表せます．この式を展開すると，

$$= E\{(x - \mu_x)^2 + (y - \mu_y)^2 \pm 2(x - \mu_x)(y - \mu_y)\}$$
$$= E\{(x - \mu_x)^2 + E\{(y - \mu_y)^2\} \pm 2E\{(x - \mu_x)(y - \mu_y)\}$$

ここで，$E\{(x - \mu_x)(y - \mu_y)\}$ という項がありますが，x と y はお互いに独立した確率変数の場合 0 となる性質をもちますので，

$$v(x \pm y) = E\{(x - \mu_x)^2 + E\{(y - \mu_y)^2\} = v(x) + v(y) \qquad [\textbf{式(3)}]$$

となります．この **式(3)** は非常に重要です．この式からバラツキを合成する時は分散をそのまま足し算すればよいということになります．すなわち，標準偏差を合成したい場合には，二乗和にしたものを足して平方根を用いればよいといえます．誤差や不確かさの合成はこの性質を用いて計算します．

> **ポイント** （バラツキの合成方法）
>
> 分散はそのまま加算する．
> 標準偏差は，二乗和にしたものを加算して平方根を求める．

公式 2

偏差＝データ値－平均値
偏差平方和＝偏差 1^2＋偏差 2^2＋偏差 3^2＋……
分散＝偏差平方和÷データ数

x_i の偏差＝$x_i - \bar{x}$
偏差平方和　$Q = (x_1 - \bar{x})^2 + (x_2 - \bar{x})^2 \cdots (x_n - \bar{x})^2$
分散　$V = \dfrac{Q}{N} = \dfrac{1}{N}\{(x_1 - \bar{x})^2 + (x_2 - \bar{x})^2 \cdots (x_N - \bar{x})^2\}$

2 ｜ 標準誤差

標準誤差（*SE*：standard error）は推定量の標準偏差であり，標本から得ら

れる推定量そのもののバラツキを表します．すなわち，母集団から無作為抽出したそれぞれの標本の分散を意味します．したがって，標準誤差の計算には「推測統計学の基本的な考え方」で学んだ中心極限定理を使います．標準偏差は標本のバラツキを表すのに対して，標準誤差は統計量のバラツキを表すものといえます．中心極限定理は，平均μ，分散σ^2にしたがう母集団からn個の標本を抽出する時，その平均値$\bar{X}$の分布はnが大きくなるにつれて正規分布$N\left(\mu,\ \dfrac{\mu^2}{n}\right)$に近づくというものです．すなわち，標本平均の標準偏差は，

$$\sqrt{\frac{\sigma^2}{n}}\ =\ \frac{\sigma}{\sqrt{n}}$$

となります．平均値の分散についてもう少し詳しく解説します．

標本平均は実験データを取得するたびに異なった値が算出されます．たとえば，サイコロを10回振って出た数の平均値は試行するたびに異なり，毎回同じ値にはなりません．このバラツキが平均値の分散です．ここで標本全体の平均を$\bar{X}$，各標本の平均値をx_iとすると，標本の平均は

$$\bar{X}\ =\ \frac{\sum\limits_{i=1}^{n} x_i}{n}$$

ですので，

$$\bar{X}\ =\ \frac{\sum\limits_{i=1}^{n} x_i}{n}\ =\ \frac{1}{n}(x_1 + x_2 + x_3 + \cdots x_n)$$

で表されます．

したがって，平均値の分散は$v(X) = v(x_1 + x_2 + x_3 + \cdots x_n)$となります．$n$は定数であるので，$v(cx) = c^2 v(x)$という公式より，

$$v(X)\ =\ \frac{1}{n^2} v(x_1 + x_2 + x_3 + \cdots x_n)$$

となります．ここで，各x_iがお互いに独立であるならば**式(3)**より，

$$v(X)\ =\ \frac{1}{n^2}\{v(x_1) + v(x_2) + v(x_3) + \cdots v(x_n)\qquad\text{［式(4)］}$$

と変形することができます．

各x_i（x_1からx_n）は同じ母集団から無作為抽出された標本ですので，分散はすべて母分散であるσ^2となります．ゆえに**式(4)**は，

$$v(\bar{X})\ =\ \frac{1}{n^2}\{(\sigma_1{}^2) + (\sigma_2{}^2) + (\sigma_3{}^2) + \cdots + (\sigma_n{}^2)\} = \frac{n\sigma^2}{n^2} = \frac{\sigma^2}{n}$$

となります.

　この式からもわかるように，n数が大きくなればなるほど分散は小さくなり，母集団を近似的に推定することができます.

　標本平均の標準偏差，すなわち標準誤差（SE）は$\frac{\sigma}{\sqrt{n}}$で表されますが，標本の分散はσ^2ではなく不偏分散s^2を用いることから，**公式3**で計算できます.

公式3

$$標準誤差：SE \ = \ \frac{s}{\sqrt{n}} \ = \ \frac{\sqrt{\frac{1}{n-1}\sum_{i=1}^{n}(\overline{x}_i - \overline{X})^2}}{\sqrt{n}}$$

ポイント

標準偏差はデータの平均値に対するバラツキを示す.
標準誤差は平均値自体のバラツキを示す.

3 ｜ 自由度

　自由度とは，自由に変動できるデータ，すなわち独立変数の数のことです. たとえば，100人のデータの平均が60である時，平均値を固定すると，99人のデータは自由に変動可能ですが1人分のデータは平均値を60にするため勝手に変動できずに固定されます. すなわち自由に変動できるデータ（独立変数）が99人，固定されたデータ（従属変数）が1人となり，自由度は100 － 1 = 99となります. 言い方を変えると，自由度とは，データ数から用いられる平均値の個数を引いたものといえます. したがって，不偏分散を求める時の自由度は$n-1$を使用します. さらに拡張して考えてみます. 対応のない独立した標本Xと標本Yについて相関係数の検定などを求める場合は，相関係数を計算する過程でXとYのそれぞれの平均を計算しているので，平均が2個になります. したがって自由度は$n-2$となります. また，一元配置分散分析法の場合ではグループ間とグループ内のそれぞれに自由度をもつことになります（p.134参照）.

　どのような場合であっても考え方は同じで，自由度が独立変数の数であることには変わりはありません.

4 ｜ 日内変動と日間変動

　臨床化学の分野では，同一の管理試料を毎日繰り返し測定し，この時のバラツキの大きさを使って，精度管理における基準幅の設定や検査法の性能評価を行っています. このバラツキを表現する方法には，すでに解説したように不偏

$$V_A = \frac{\Sigma_i \Sigma_j (\bar{x}_i - \bar{x})^2}{m-1} = \frac{\Sigma_i n_j (\bar{x}_i - \bar{x})}{m-1} \quad (日間変動)$$

$$V_e = \frac{\Sigma_i \Sigma_j (x_{ij} - \bar{x}_i)^2}{m(n-1)} \quad (日内変動)$$

表IV-2 カルシウムの繰り返し測定(例題)

	1回目	2回目	3回目	4回目	5回目	平均
1日目	12.5	12.3	12.7	12.3	12.2	12.40
2日目	12.0	12.1	12.2	12.1	11.9	12.06
3日目	12.4	12.3	12.6	12.4	12.5	12.44
4日目	12.6	12.6	12.8	12.4	12.6	12.44
					総平均	12.38

分散, 不偏標準偏差, 変動係数があります. ここでは, 同一の管理試料を毎日繰り返し測定した時の日内変動と日間変動について考えてみます.

測定日数をm, 1日の繰り返し測定回数をnとします. また, 第i日目の第j番目に測定した値をx_{ij}, 総平均を$\bar{x}$とした時の日間変動と日内変動は**公式4**で表されます.

表IV-2は, カルシウム (Ca) の管理血清の繰り返し測定を1日5回, 4日連続で実施したものです. このデータから, **公式4**を利用して日間変動と日内変動のそれぞれの不偏分散を求めます. この, 得られた不偏分散の平方根をとると標準偏差となります.

分析データのバラツキの要因が複数存在することがあります. **表IV-2**の例のように繰り返し測定によるバラツキと, 測定日が変わることによるバラツキです. この場合は2種類の要因ですが, さらに要因が増えて多種類の場合もあります. このようなデータを解析する場合には, 分散分析を用います. 詳しくは分散分析法の項 (p.132) を参照して下さい.

ここで, **表IV-2**のデータにおける測定値xの変動 (平方和) について考えてみると, **式(5)** になります.

$$S_T = \Sigma_i \Sigma_j (x_{ij} - \bar{x})^2 \qquad [式(5)]$$

これは, 各データが総平均からどの程度離れているかというものの指標で, 全変動とよびます. さらに, この**式(5)**を2つの変動に分解することができます.

$$S_T = \sum_i \sum_j (x_{ij} - \bar{\bar{x}})^2 = \sum_i \sum_j (\bar{x}_i - \bar{\bar{x}})^2 + \sum_i \sum_j (x_{ij} - \bar{x}_i)^2 \qquad [\text{式}(6)]$$

式(6) において，

$$S_A = \sum_i \sum_j (\bar{x}_i - \bar{\bar{x}})^2$$
$$S_E = \sum_i \sum_j (x_{ij} - \bar{x}_i)^2$$

とすると，

$$S_T = S_A + S_E$$

と表せます．つまり，全変動は級間変動（S_A：グループ間変動）と級内変動（S_E：グループ内変動）に分解することができます．したがって，ここではS_Aを日間変動，S_Eを日内変動と置き換えて考えることができます．**表IV-2**のデータを使って，実際に計算してみましょう．

①日間変動

手順1：総平均とそれぞれの日の平均から偏差平方和を求めます．

総平均と1日目から4日目までの平均値との差の2乗を累積して偏差平方和Qを求めます．ここで注意が必要です．1日に5回の繰り返し測定をしているので，それぞれの偏差平方に5を乗ずる必要があります．したがって，

$$Q = 5 \times \{(12.40 - 12.38)^2 + (12.06 - 12.38)^2 + (12.44 - 12.38)\} = 0.775$$

となります．

手順2：算出された偏差平方和を自由度で割ります．

手順1で算出された偏差平方和0.775を自由度（$m - 1$）で割ると，

$$V_A = 0.7753 \div (4 - 1) = 0.258$$

となり，日間変動が算出されます．この日間変動は日内変動を含んでいますので，純粋な日間変動を表現するには日内変動の要因を取り除く必要があります．

（別解）

1日目から4日目までの平均値の分散を求めます．これは，母集団から無作為抽出を行った標本のバラツキを表しているので，標準誤差（SE）と考えられます．平均値の分散を計算すると$SE = 0.227$となります．すなわち，中心極限定理（p.92参照）から$\frac{\sigma}{\sqrt{n}} = 0.227$とおくことができます．母集団の分散

(σ^2) をこの結果から求めるために両辺を 2 乗すると $\left(\dfrac{\sigma}{\sqrt{n}}\right)^2 = 0.0516$ となり，この式を変形すると，$\sigma^2 = n \times 0.0516$ で表されます．1 日の繰り返し測定は 5 回ですので，これに $n = 5$ を代入すると $\sigma = 0.258$ が導きだされます．

答　日間変動の不偏分散は $V_A = 0.258$

② 日内変動

手順 1：各測定値とそれぞれの日の平均から偏差平方和を求めます．

1 日目から 4 日目まで，それぞれの平均値と測定値の差の 2 乗を累積して偏差平方和を求めます．

《1 日目》

$(12.5 - 12.40)^2 + (12.3 - 12.40)^2 + (12.7 - 12.40)^2 + (12.3 - 12.40)^2 + (12.2 - 12.40)^2 = 0.160$

《2 日目》

$(12.0 - 12.06)^2 + (12.1 - 12.06)^2 + (12.2 - 12.06)^2 + (12.1 - 12.06)^2 + (11.9 - 12.06)^2 = 0.052$

《3 日目》

$(12.4 - 12.44)^2 + (12.3 - 12.44)^2 + (12.6 - 12.44)^2 + (12.4 - 12.44)^2 + (12.5 - 12.44)^2 = 0.052$

《4 日目》

$(12.6 - 12.60)^2 + (12.6 - 12.60)^2 + (12.8 - 12.60)^2 + (12.4 - 12.60)^2 + (12.6 - 12.60)^2 = 0.080$

手順 2：それぞれの偏差平方和の総和を求めて，その値を自由度で割ります．

手順 1 で求めた 1 日目から 4 日目までの偏差平方和を累計して総和を求め，さらにこの総和を自由度 $m\,(n - 1)$ で割り，日内変動の不偏分散を求めます．

$Q = 0.160 + 0.052 + 0.080 = 0.344$

$V_E = 0.344 \div 16 = 0.022$

答　日内変動の不偏分散は $V_E = 0.022$

③ 純日間変動

慣例的に，日間変動は不偏分散の平方根をとった標準偏差や変動係数を用いて表現します．しかし，この日間変動には日内変動の要因が含まれていますので，正しくは，この要因を取り除いた純粋な日間変動を求めるべきです．この純粋な日間変動を純日間変動とよびます．日間変動と日内変動の**公式 4** の式で表される 2 つの標本分散の期待値を求めると，

$$E(V_A) = \sigma^2_e + n\sigma^2_A \qquad [\text{式}(7)]$$
$$E(V_e) = \sigma^2_e \qquad\qquad [\text{式}(8)]$$

となります（この期待値の導き方は，分散分析法の項を参照，p.132）.

したがって，V_A は n 倍された級間変動（純日間変動）の分散と級内変動（日内変動）の分散の和を推定しているものです．V_e は級内変動（日内変動）の分散を推定しています．このことから，日間変動 (V_A) は日内変動が含まれていることがわかります．これらの式から純日間変動 (σ^2_A) を求めると（**式(7)** に **式(8)** を代入すると），

$$E(V_A) = E(V_e) + n\sigma^2_A$$

となります．これを変形すると，

$$n\sigma^2_A = E(V_A) - E(V_e)$$

となります．したがって，

$$\sigma^2_A = \frac{E(V_A) - E(V_e)}{n}$$

が導かれます．すなわち，

$$純日間変動 = \frac{日間変動 - 日内変動}{1日の繰り返し測定回数}$$

で表されます．そこで，前に求めた日間変動と日内変動の不偏分散から純日間変動を求めると，

$$純日間変動の不偏分散 = \frac{0.258 - 0.022}{5} = 0.047$$

となります．

答 純日間変動の不偏分散は $V_E = 0.047$

公式 5

$$純日間変動 = \frac{日間変動 - 日内変動}{1日の繰り返し測定回数}$$

❸ 相関と回帰

　データ間の関連を調べる手法として，相関係数（correlation coefficient）による相関分析と，回帰直線（regression line）による回帰分析があります．臨床化学の分野では，これらの手法は広く利用されていますが，しばしば間違った用い方をしているケースが見受けられます．誤用の原因は値の計算原理と深くかかわっていますので，原理をよく理解して正しく利用することが必要です．

1 ｜ 相関分析

　相関分析は2つの変量の関係を調べる時に基本となる手法で，一方の値が大きい時に他方の値も大きい（小さい）かを現象論的に要約する値を相関係数といいます．相関関係とは，2種類のデータの一方の値が変化すれば他方の値も変化するという，2つの値の関連性を意味しています．相関関係に似た概念として因果関係があります．因果関係は，一方のデータだけが他方に影響を与える場合です．すなわち，2つ以上のグループ間に原因と結果の関係があると言い切れることを意味しています．ちなみに，因果関係の原因と結果の関係は絶対に一方通行であり，原因→結果という方向でしか成り立ちません．たとえば，気温が高くなるとカキ氷が売れるという結果となりますが，カキ氷が売れたからといって気温が上がるという結果にはどう考えても導かれません．したがって，因果関係と相関関係は似て非なるものです．

　臨床化学の分野では，相関関係を使う機会が多くあります．多くの場合，相関関係は一次関数で表すことができます．たとえば，数式でいうならば$y = x$や$y = x + 1$などで，一般式で表すならば$y = ax + b$となり，回帰式もしくは関係式として一般的には直線として描けるものです．ちなみに，一方のデータがどの程度他方のデータに連動しているかは，相関係数として表します．相関係数をrとした場合は，$-1 \leqq r \leqq 1$の範囲で収まります．1もしくは-1に近づくほど強い相関であり，0に近づくほど弱い相関（あるいは無相関）となります（図IV-20）（相関係数については相関分析と回帰分析の実際の項を参照，p.113）．

1）共分散

　共分散とは2つのグループの関係を表す値で，「平均値からの偏差の積の平均」で求められます．すなわち，2変量に対して相関係数を求める場合は，共分散とそれぞれの標準偏差を使い算出します．共分散は偏差の積の期待値となるので，傾向としては次のようになります．

　　・共分散が大きい（正）→ X が大きい時，Y も大きい傾向がある

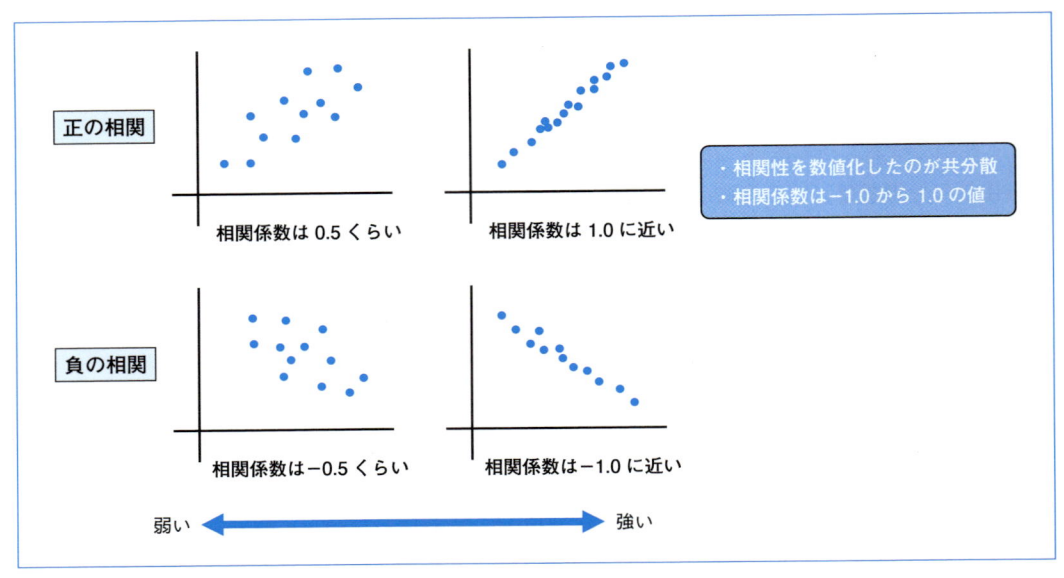

図IV–20　相関性の表し方

　・共分散が0に近い → X と Y にあまり関係はない

　・共分散が小さい（負）→ X が大きい時，Y は小さい傾向がある

　共分散（S_{xy}）は，スケール変換に対して不変でないという問題点があります．すなわち，X や Y の値の大きさによって共分散の値が異なるため，この数値だけをみて関係性の強弱を判断することはむずかしいです．そこで，値をみただけで相関の強さを測れる指標が必要となります．そのために，2変量（x, y）の標準偏差の積で割って共分散を規格化した相関係数が用いられます．表現を変えると，2つの量的変数間の直線的関連の程度を表す係数のことで，ピアソンの積率相関係数とよばれており，一般的に用いられている相関係数はこれを指しています．それ以外にも有名なものとして，スピアマンの順位相関係数があります．この相関係数は，母集団が正規分布にしたがわない2変量に関して相関係数を求める時に用いられるノンパラメトリックな指標です．したがって，アンケート分析などで利用される順位尺度のデータ分析に適しています（図IV–21）．

2 ｜ 回帰分析

　2変量がどの程度散らばっているかを表すのが相関分析であるのに対して，一方の変数から他方の変数を予測するためにもっとも都合のよい直線を引く方法が回帰分析です．これらの目的は根本的には異なっており，事前に「比例関係」とは何かを明確に定義づけて使い分けるのがポイントとなります．単回帰分析の場合，回帰直線は**図IV–22**に示すように，①x から y への回帰，②y か

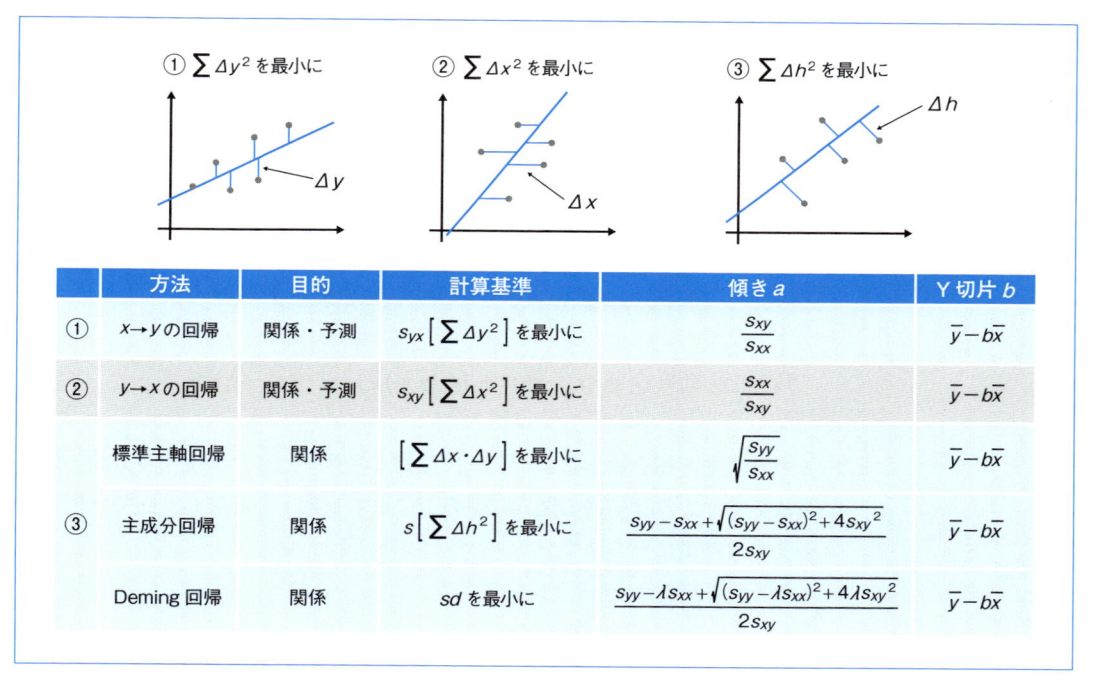

共分散

$$S_{xy} = \frac{(x_1 - \bar{x})(y_1 - \bar{y}) + (x_2 - \bar{x})(y_2 - \bar{y}) + \cdots + (x_n - \bar{x})(yn - \bar{y})}{n}$$

相関性を数値化

ピアソンの
積率相関係数

$$r_{xy} = \frac{\sum\limits_{i=1}^{n}(x_i - \bar{x})(y_i - \bar{y})}{\sqrt{\sum\limits_{i=1}^{n}(x_i - \bar{x})^2}\sqrt{\sum\limits_{i=1}^{n}(y_i - \bar{y})^2}} = \frac{S_{xy}}{S_x S_y}$$

スピアマンの
順位相関係数

$$p = 1\frac{6\{(x_1 - y_1)^2 + (x_2 - y_2)^2 + \cdots + (x_n - y_n)^2\}}{n(n^2 - 1)}$$

図IV-21　共分散と相関係数

① $\sum \Delta y^2$ を最小に　② $\sum \Delta x^2$ を最小に　③ $\sum \Delta h^2$ を最小に

	方法	目的	計算基準	傾き a	Y切片 b
①	$x \to y$ の回帰	関係・予測	$s_{yx}\left[\sum \Delta y^2\right]$ を最小に	$\dfrac{s_{xy}}{s_{xx}}$	$\bar{y} - b\bar{x}$
②	$y \to x$ の回帰	関係・予測	$s_{xy}\left[\sum \Delta x^2\right]$ を最小に	$\dfrac{s_{xx}}{s_{xy}}$	$\bar{y} - b\bar{x}$
	標準主軸回帰	関係	$\left[\sum \Delta x \cdot \Delta y\right]$ を最小に	$\sqrt{\dfrac{s_{yy}}{s_{xx}}}$	$\bar{y} - b\bar{x}$
③	主成分回帰	関係	$s\left[\sum \Delta h^2\right]$ を最小に	$\dfrac{s_{yy} - s_{xx} + \sqrt{(s_{yy} - s_{xx})^2 + 4s_{xy}^2}}{2s_{xy}}$	$\bar{y} - b\bar{x}$
	Deming 回帰	関係	sd を最小に	$\dfrac{s_{yy} - \lambda s_{xx} + \sqrt{(s_{yy} - \lambda s_{xx})^2 + 4\lambda s_{xy}^2}}{2s_{xy}}$	$\bar{y} - b\bar{x}$

図IV-22　回帰直線の比較

らxへの回帰，③xとyの関係を表す3つの考え方があります．③については，
標準主軸回帰，主成分回帰，Deming回帰の3種類があり，これらは線形関係
式とよばれています．このように，回帰直線といっても複数の考え方があります
すので，目的に応じて使用する必要があります．

　回帰直線を算出する際には，最小二乗法を用いてそれぞれの測定値と回帰直
線の距離が最小になるようにします．最小二乗法とは，誤差を伴う測定値の処
理において，その誤差の2乗の和を最小にすることで，もっとも確からしい関
係式を求める方法です．もう少し詳しく回帰分析の考え方をみてみましょう．

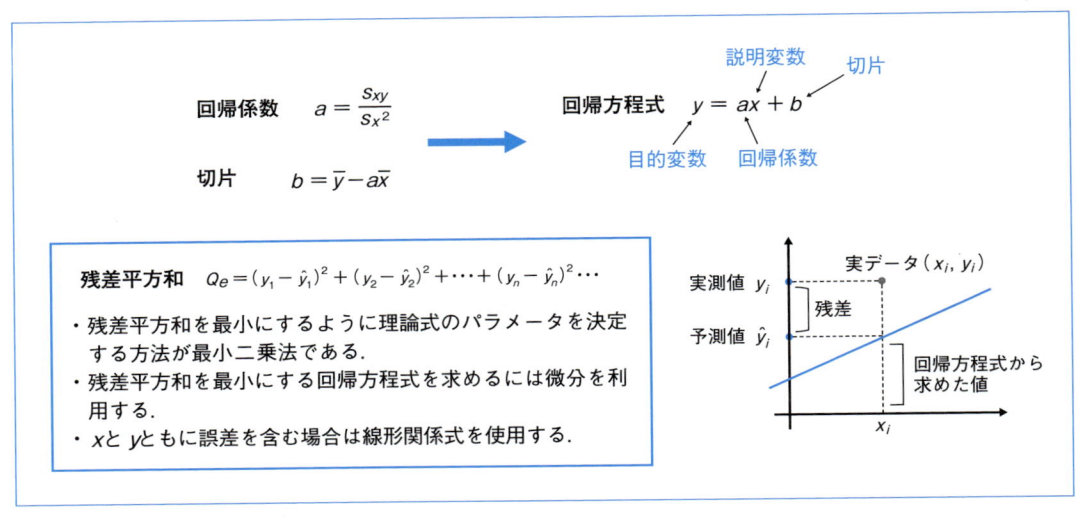

図IV-23　回帰分析の考え方

図IV-23において，目的変量 y の i 番目の値 y_i を実測値とよび，回帰方程式から算出されたその理論値 $\hat{y}$ を予測値とよびます．実測値と予測値の誤差を $y_i - \hat{y}$ と考えて，理論値の誤差の大きさを次の式で定義します．

$$残差平方和 = Q_e = (y_1 - \hat{y}_1)^2 + (y_2 - \hat{y}_2)^2 + \cdots + (y_n - \hat{y}_n)^2 \cdots$$

この残差平方和を最小にするように理論式パラメータを決定する方法が最小二乗法です．これは前述の**図IV-22**の①に対する考え方となり，回帰分析は以下のような前提に立ちます．

- y のデータは x のデータに従属する．
- x のデータの誤差は考えない．
- y のデータの誤差は測定濃度域にかかわらず一定の正規分布を呈する．

しかし，臨床検査において2つの測定法の関係を解析する時，2法の間に原因と結果のような従属する関係はありえません．また，x 法には誤差がない，ということも考えられず，y の誤差は測定濃度があがるにしたがって大きくなるのが通常です．これに対して，Demingの線形関係式は，各点の x 軸方向の計測誤差と y 軸方向の計測誤差を誤差分散比 λ で補正して，回帰式に対する標準偏差 s_d が最小となるように回帰式を求めます．

> **ポイント**
>
> 回帰直線の算出方法は目的に応じて選択する．

3 | 重回帰分析

重回帰分析は，「3変量以上」について，1変量を「他の変量の式」で表現する分析法となります．単回帰分析は1つの目的変数を1つの説明変数で予測しましたが，重回帰分析は1つの目的変数を複数の説明変数で予測するものと考えてください．例としてしばしば用いられるのが身長，体重，胸囲，腹囲の関係です．ここでもこの例を用いて解説します．

単回帰分析の方程式は$y = ax + b$で表されますので，グラフで表すことが可能でしたが，重回帰分析の場合は回帰係数が複数ありますので，3変数の場合は3次元（x, y, z）表記が可能ですが，それ以上になると方程式をグラフで表すことができません．なお，重回帰分析における変数を偏回帰係数とよび，式で表すと以下のようになります．

単回帰分析　$y = ax + b$

重回帰分析　$y = ax_1 + bx_2 + cx_3 + dx_4 + \cdots zx_n$

表IV-3は，11名の男性の体重，身長，胸囲，腹囲について調べた結果です．このデータをもとに重回帰分析を行ってみます．

現在では色々な統計ソフトが普及していますが，ここではエクセルの「分析ツール」にある「回帰分析」を用いて行います．解析を行った結果は**表IV-4**のとおりです．なお，この分析ツールの設定の仕方や使い方に関してはここでは割愛します．

ここで，重回帰方程式の変数を体重y，身長x，腹囲z，胸囲wとすると，表の係数はそれぞれの変数に相当しますので，重回帰方程式は

$$y = 0.866x + 1.016z + 0.081w - 166.994 \qquad [式(9)]$$

となります．

表IV-4の回帰統計結果において，重相関係数Rは，実際に観測された目的変数の値と，重回帰式をあてはめて計算した理論値との相関を表しています．また，その下の「重決定R2」は決定係数（r^2）を表しています．決定係数とは，yの変動を1とした場合に回帰式がどの程度説明しているかを表すものです．また，この決定係数rのことを寄与率とよび，「変動の説明される度合い」ということができます．この場合は決定係数が0.881なので，「体重はこの重回帰式によって88%の説明ができる」ということができます．

> **ポイント**
>
> 決定係数とは，回帰分析によって求められた目的変数の予測値が，実際の目的変数の値とどのくらい一致しているかを表している指標である．

表IV-3 計測データ

No.	体重(kg)	身長(cm)	腹囲(cm)	胸囲(cm)
1	80.5	178.1	78.5	94.5
2	85.7	182.2	79.0	95.5
3	90.2	175.8	95.5	89.4
4	81.0	172.0	89.2	87.6
5	79.8	177.5	88.4	96.7
6	58.0	171.0	71.9	85.8
7	56.2	167.6	64.9	78.8
8	53.4	173.5	66.7	83.2
9	59.0	169.3	72.9	86.9
10	70.2	180.9	77.9	92.3
11	64.6	178.9	69.2	89.9

表IV-4 分析結果

回帰統計

重相関 R	0.938
重決定 $R2$	0.881
補正 $R2$	0.829
標準誤差	5.443
観測数	11

分散分析表

	自由度	変動	分散	観測された分散比	有意 F
回帰	3	1527.943	509.314	17.194	0.0013
残差	7	207.354	29.622		
合計	10	1735.296			

	係数	標準誤差	t値	P値	下限 95%	上限 95%	下限 95.0%	上限 95.0%
切片	−166.994	79.438	−2.102	0.0736	−354.836	20.847	−354.836	20.847
X 値 1	0.866	0.687	1.261	0.2476	−0.758	2.490	−0.758	2.490
X 値 2	1.016	0.223	4.550	0.0026	0.488	1.543	0.488	1.543
X 値 3	0.081	0.696	0.116	0.9111	−1.566	1.727	−1.566	1.727

　　それでは，式(9) がどのような意味をもっているのかを考えてみます．こ
こで，y（体重）に寄与する回帰係数はx（身長）が0.866，z（腹囲）が1.016,
w（胸囲）が0.081となります．この係数をそのまま評価に用いた場合，それ
ぞれの項目の単位が異なると，影響度の値までまったく異なってしまうような
ことが生じます．そこで，各変数の平均値を 0，分散を 1 にして標準化作業を
すると，各説明変数のバラツキの違いによる影響が除去されます．一般的には

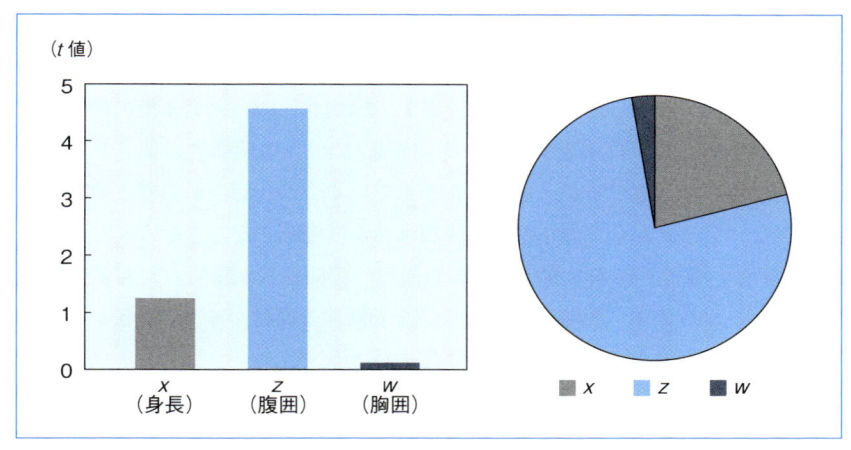

図IV–24　各変数の影響度合い

　影響度の評価には「t値」を用います．そこで，各変数の影響をグラフ化すると**図IV–24**のようになり，それぞれの項目が体重に及ぼす影響度合いが一目でわかります．

　重回帰分析で注意しなければならないのが，多重共線性（multicollinearity）です．回帰分析では，1つの従属変数に対して1つ以上の独立変数を構成して予測モデルを作ります．この時，予測する変数を「独立変数」とよぶように，予測する変数の間には関連性がない，すなわち独立している必要があります．先ほどの例で考えると，多重共線性とは，説明変数（身長，腹囲，胸囲）のなかに，特に相関性が高い組み合わせが存在することを意味します．もし，ある組み合わせで相関係数がきわめて高かったとした場合，説明変数として両方を使う必要がなくなります．たとえば，3変数（x, y, z）の連立方程式で，独立した式が2つしかない状態と同じような現象となります．これを回避するには，2変量の相関係数を確認し，相関係数の高いどちらかの変数を除外して分析するなどの対策を講じる必要があります．

4｜相関分析と回帰分析の実際

　相関係数とは，因果関係が存在するかどうか明確ではない対応のあるグループ間の関係を調べるための指標で，一方が増加した時に他方も増加すると相関係数は1に近づき，一方が増加した時に他方が減少すると相関係数は−1に近づきます．この時に，2つのデータ系列の間に関係性があるか，すなわち相関係数が有意であるかを検定することがありますが，相関係数が有意だから因果関係があるとは断定できないところに注意が必要です．相関係数が高いことと係数の検定が有意であることとは独立したものであると解釈する必要がありま

す．つまり，検定が有意であっても相関が高い時と低い時があります．ここで，検定で有意とは，母相関係数（真の相関係数）が0でないということをいっているにすぎません．したがって，$0 < r \leqq 1$，または$-1 \leqq r < 0$までの値をとることを証明しただけにすぎません．相関係数はxとyの関係性の強さを数値化するのに便利な指標ですが，使用するうえでいくつか注意点があります．

①少ないデータから算出した相関係数はあまり意味をなしません．なぜなら，n数が少ない場合，標本の選ばれ方から偶然，相関係数が得られた可能性が否定できないからです．相関関係の度合いを判断する時は，十分なn数から算出した相関係数を使って判断するようにしましょう．

②相関係数は，共分散を2つの標準偏差の積で割ることで求められますので，データが正規分布にしたがうことを前提としています．したがって，分布にしたがわず外れ値が出てくるようなデータから求めた相関係数は，外れ値の影響を大きく受けてしまい，信頼できる正確な値がでません（パラメトリック検定とノンパラメトリック検定の項を参照）．このように，外れ値が多数あり正規分布にしたがわないようなデータの場合は，ノンパラメトリック法（スピアマンの順位相関係数など）を利用したほうがよいでしょう（**図IV-21**）．

③相関係数に関してよくある誤解が，相関関係と因果関係の混同です．相関関係があるからといって因果関係があるとはかぎりません（相関分析の項を参照）．また，xとyの間に相関関係があったとしても，この2群には第3の要素zが影響している場合もありますので，慎重に考察する必要があります．

回帰直線式において関数を$y = ax + b$とした場合，yは目的変数（従属変数），xは説明変数（独立変数），aは回帰係数，bは切片とよばれます．求めた回帰式がどれくらい役立つかの客観的指標として，aが0か否か，すなわち傾きが0か否かを検定する方法と，bが任意の値と異なるかどうかを検定する方法がありますが，相関の検定と同様に，この場合も母回帰係数の切片が0であるか否かを検定するにすぎません．**図IV-25**は，実際の測定値を基にして，相関係数と回帰直線を算出したものです．このデータには値の大きな外れ値を1つ入れてあり（グラフの中の★），この外れ値を除いて計算した場合は，①で示すように相関係数$r = 0.990$，回帰式$y = 1.002x + 0.775$となります．外れ値を含めたすべてのデータを対象として計算した場合は，②で示すように$r = 0.931$，$y = 0.332x + 22.215$となります．したがって，外れ値を含めるか否かによって結果が大きく異なります．とくに，無作為抽出によって得られた集団のなかに逸脱して大きな値が含まれている場合には，計算式をみれば明らかなように値に大きく影響します．このように，相関係数と比べて回帰式のほうが外れ値の影響が強く出ますので，外れの値の除外の必要性に関して十分に吟味する必要があります．この外れ値を含めるか否かについては棄却検定の項（p.130）を参照してください．また，外れ値以外にも非線形回帰の場合もありますので，

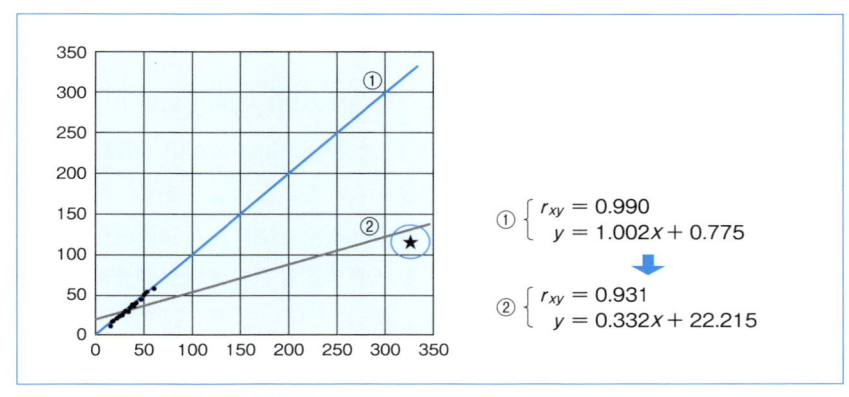

図IV-25　相関係数と回帰直線

散布図を作成して判断することが重要です.

ポイント

データを集計して考察する際はグラフ化することが必要.

3. 検定

　確率に関する問題において, 論理の間違いを説明するのはむずかしいことです. たとえば, ある結果の解釈について, 相手に「そんなの偶然だよ」といわれてしまえばそれでおしまいになってしまいます. 確率の問題について, 相手に「なるほど」と納得してもらうためには特別な技が必要となります. これが統計学における検定です. ここでの検定とは統計的仮説検定 (statistical hypothesis testing) のことで, 確率をもとに結論を導く方法です. 手法としては,「最初に仮説を立て, 実際に起こった結果を確率的に検証し, 結論を導く」という手順で行います. 結論を導くには背理法を用います. 背理法とは,「最初に仮説を設定し, 仮説が正しいとした条件で考えて矛盾が起こった場合に仮説が間違っていると判断する」方法のことです. すなわち, データに基づいて何らかの仮説の真偽を客観的かつ合理的に判断するための方法です. 検定は, 仮説の設定, 検定統計量の選択と算出, 有意性の評価の3つの要素からなります. ここでは, 臨床化学分野で使用する機会が多い統計的手法や考え方について解説します.

1 統計的な検定の考え方

統計学における検定は，前述したように背理法を用いた仮説検定です．まず最初に，否定したい仮説，すなわち帰無仮説（H_0）を立てます．帰無仮説は，棄却されてはじめて実験や調査の意図が達せられることになります．無に帰される仮説であることから帰無仮説とよばれています．次に，対立仮説を立てます．帰無仮説に対して，予想される事実を証明するための実験や調査から得たデータを基に主張したい仮説を対立仮説（H_1）といいます．したがって，帰無仮説が棄却された際に採択される仮説となります．さらに，検定するための有意水準を決定する必要があります．すなわち，検定を行う前に，きわめてまれと判断する基準を明確にしておかなければなりません．たとえば，「確率が5％以下のことが起こったのならば，偶然とはいえない」，すなわち「きわめてまれ」といえる具体的な確率の値を確定しておくことが重要です．この基準を有意水準とよびます．繰り返しになりますが「その確率より小さいならば，偶然ではなく必然的な意味がある」という意味なので，有意とよびます．有意水準は5％もしくは1％が多く利用されています．有意水準を決定してから仮説を確かめるために得る観測量，すなわち検定統計量の算出を行います．最後に棄却域との比較を行って結論を導きだします．検定を行う全体のステップとしては図IV–26のようになります．

例題をもとに，有意水準5％とはどの程度の確率か，また，どのような手順で検定を行うかを考えてみます．

たとえば，「ある予言者」の話です．サッカーの試合の勝敗を予言したところ，5試合連続で予想を的中させました．さて，ここで予言者の予知能力は本物であるといえるのかを考えてみます．ただし，すべてのチームの実力は同じで，試合の勝率は常に1/2と仮定します．この結果に対して「5試合も連続で当てたのだから予言者の予知能力は本物だろう」と答える人もいれば，「たかが5試合ではわからない．6試合目で間違うかもしれない」という人もいるかもしれません．意見が割れそうなところですね．この結果を統計学的手法によって客観的に判断するのが，統計的仮説検定とよばれる手法です．まず，「この予言者には予知能力はない」という帰無仮説（H_0）を立てます．この仮説に対して「この予言者には予知能力がある」という対立仮説（H_1）を立てます．ここで，「この予言者には予知能力はない」という帰無仮説が間違っていると説明できれば，この予言者には予知能力があるという結論になります．

それでは，いよいよ仮説検定の手法を使ってこの帰無仮説（H_0）が正しいかについての検証をしていきます．まず，予知能力なしで5回連続予想が的中する確率を考えます．1試合目の勝敗の的中率は当然のことながら50％となり，n回連続で当たる確率は$1/2^n$となりますので，5回連続で的中する確率は

〈手順〉
1. 帰無仮説（否定したい仮説）を立てる
2. 対立仮説（主張したい仮説）を立てる
3. 有意水準の決定（通常 5% または 1% が利用される）
4. 検定統計量の算出
5. 棄却域との比較
6. 結論

〈結論の表現方法〉
　有意水準 5% で有意，危険率 5% で有意，有位水準 5% で帰無仮説を棄却（reject）する
　有意水準 5% で有意ではない，危険率 5% で有意ではない，有位水準 5% で帰無仮説を保留する

帰無仮説を棄却できない場合は，実験結果をそのまま信頼して結論とすると間違って
しまう危険性が大きいので，はっきりした結論は保留する

図IV-26　統計的仮説検定の考え方とステップ

3.125% です．もし，予言者に予知能力がなかったらこの約3%の確率の「偶
然」に成功したといえます．ありえないというほどではありませんが，非常に
低い確率です．ここで，私が「これは非常に低い確率なので帰無仮説（H_0）
は間違いである」と考えることにより，対立仮説（H_1）が正しいことになっ
て予言者の予知能力が認められることになります．しかし，ここでひとつ考え
なければなりません．私は，帰無仮説（H_0）が間違いであると根拠なく勝手
に判断しましたが，逆の考え方をすれば，それが正しい確率は3.125%ありま
す．はたして主観で，「正しい確率が3%程度だから間違っている」と勝手に
決めてしまってもいいのでしょうか．主観を入れて結論を導き出してはもはや
数学とはいえません．そこで，統計的仮説検定では，統計量を算出する前に有
意水準を決めておきます．通常であれば5%や1%（$\alpha = 0.05$ や $\alpha = 0.01$）を
使います．これには歴史的な経緯もありますが，「まあ，その確率である事象
が起こったら偶然とはいえない」という常識的でキリのよい確率値だからとも
いえます．ただし，本当はどんな値を用いても間違いではありません．むしろ
5%にこだわらずに状況に応じて変更すべきものです．最近ではIT化が進み，
使いやすく高機能なアプリケーションソフトが普及していますので，学会発表
や論文などでは有意確率（p 値）を使用しているケースが多くみられます．今
回の場合は，有意水準が仮に5%であれば帰無仮説は間違っていると判断でき
ますが，有意水準が1%であったら帰無仮説は間違っているとはいえません．
ここで，帰無仮説を棄却したにもかかわらず，実は帰無仮説が正しかった場合
を第1種の過誤とよびます．また，対立仮説が実は正しかったのにもかかわら
ず，帰無仮説を棄却しなかった場合を第2種の過誤とよびます（後述）．

次に，帰無仮説の決め方を考えます．この例では，帰無仮説を「この予言者には予知能力はない」と設定しました．統計的仮説検定では，主張したいと考える仮説に反する仮説を帰無仮説とします．この場合は予知能力の存在を肯定することを主張したいので，「予知能力はない」ということを帰無仮説とする必要があります．帰無仮説とは，無に帰する仮説です．したがって，仮説検定ではこの帰無仮説を棄却することより，主張したい事柄の正しさを証明しますので，主張したい事柄を対立仮説とします．

帰無仮説が棄却された場合は対立仮説が採用され，主張したい事柄の正しさを証明することができます．しかし，帰無仮説が棄却されなかった時は帰無仮説を採用して帰無仮説が正しいという結論は大きな間違いですので注意してください．帰無仮説を棄却できないということは，帰無仮説を採択することではありません．あくまでも証拠不十分のために棄却することができなかったにすぎません．今後，新たな根拠を探して帰無仮説の棄却を目指すことも可能です．言い方を変えると，有意ではないということは数学的に意味がないということです．「実験結果において数学的な信頼性が低いため，はっきりとした結論は保留する」ということをいっているにすぎません．したがって，5％の有意水準で帰無仮説が棄却されなかった場合の表現としては「有意水準5％で有意ではない」，「危険率5％で有意ではない」，「有意水準5％で帰無仮説を保留する」などとなります（図IV-26）.

検定では頻繁に有意水準という言葉が出てきます．この有意水準の意味としては「有意水準5％とは仮説が正しい場合にこの手順を多数回実施して検定を行う時，間違って帰無仮説を棄却する割合が5％であるという意味であり，特定の判断が間違っている確率が5％ということではない（改訂版 日本統計学会公式認定 統計検定2級対応 統計学基礎)」とされています．

1 ｜ 片側検定と両側検定

すでに解説したように，検定は帰無仮説が誤りであることを確率論的に証明するための手法であり論法です．対立仮説の立て方によって片側検定と両側検定の2通りがありますので，ここでは図IV-27の例で違いを解説します．例題1として「Aの工場で生産されている電池の寿命時間μ_0は，母平均μをこえる」を考えます．言い方を変えると「Aの工場で生産されている電池の寿命は世界中で作られている電池と比べて長持ちする」といえるかどうかを検定します．この場合，帰無仮説は「Aの工場で生産されている電池は，世界中で作られている電池の寿命と同じである（$H_0 : \mu_0 = \mu$)」とします．それに対して対立仮説を設定します．この例題の場合は「μ_0は母平均μをこえる」となっていますので，「Aの工場で生産されている電池は世界中で作られている電池より長持ちする（$H_1 : \mu_0 > \mu$)」とします．これは図IV-27bに相当し，右側の片

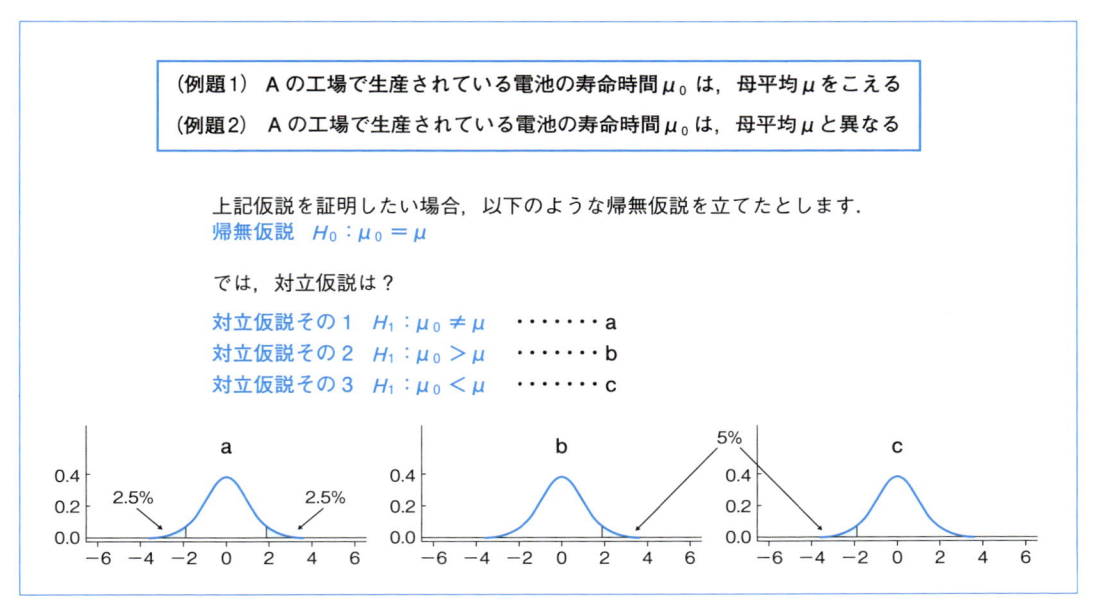

上記仮説を証明したい場合，以下のような帰無仮説を立てたとします．
帰無仮説 $H_0 : \mu_0 = \mu$

では，対立仮説は？

対立仮説その1 $H_1 : \mu_0 \neq \mu$ ‥‥‥‥a

対立仮説その2 $H_1 : \mu_0 > \mu$ ‥‥‥‥b

対立仮説その3 $H_1 : \mu_0 < \mu$ ‥‥‥‥c

図IV-27　片側検定と両側検定（例題）

側検定となります．ところで，「Aの工場で生産されている電池の寿命時間 μ_0 は，母平均 μ と異なる」となっていた場合を例題2として考えてみると，対立仮説は「Aの工場で生産されている電池は世界中で作られている電池の寿命と異なる（$H_1 : \mu_0 \neq \mu$）」となります．これは**図IV-27a**に相当し，両側検定となります．片側検定では，有意水準 a の値を分布の右側つまり上側だけに割り振るため，上側棄却域の面積が倍になり，下限値が両側検定の時よりも小さくなります．そのため，標本平均値が棄却域に入っているかどうかを判定する基準が両側検定と片側検定で少し変わります．統計学の解説書に載っている一般的な t 分布表は，両側検定用のものが多いようです．そのため，分布の両側の棄却域の合計面積が a になる時の値，つまり分布の片側の棄却域の面積が $a/2$ になる時の値が記載されています．したがって，分布の片側棄却域の面積が a になる時の t 値は，自由度を $\phi (n-1)$ とすると，t 分布表の $100 \times 2a$ ％点の値 $t(\phi,\ 2a)$ になります．

　図IV-27a ～ cのように，両側検定と片側検定では棄却域の分布が異なります．つまり，例題1のように，Aの工場で生産されている電池の寿命が母平均 μ より極端に長い場合にだけ帰無仮説 H_0 は棄却されます．電池の寿命が母平均 μ に比べてどれだけ短くても，帰無仮説 H_0 は棄却されません．一方，例題2では，生産されている電池の寿命が母平均 μ と異なるわけですから，極端に長くなった時と短くなった時に帰無仮説 H_0 は棄却されます．

　両側検定にするか片側検定にするかは，研究の目的に合わせて決める必要が

あります．たとえば，両側検定をやってみて帰無仮説 H_0 が棄却されないから片側検定をやってみるという間違った使い方をよく目にします．これは統計学の乱用としかいいようがありません．統計学は適切に使ってこそ力を発揮しますので，研究の目的をしっかりと意識することが必要です．

2 ｜ 有意確率 p 値

パソコンが現在ほど普及していないころは，有意確率 p 値を求める作業には数表が必須で，大変な労力が必要でした．そこで，有意水準として 5% や 1% が目安として用いられてきました．しかし，現在ではパソコンなどを使って簡単に計算できるようになりました．そのような背景もあり，臨床検査の学会発表や論文でも検定のなかに有意確率 p 値を使用しているものをよくみかけます．ただ，p 値の大安売り状態で，p 値の意味を理解していない使い方が見受けられるのも事実です．有意確率 p 値は「帰無仮説 H_0 のもとで，統計量（確率変数）T が，データから実際に計算した統計量の値 T_0 よりも「極端」な値を取る確率」と定義されています．ここでの極端の意味は，両側検定か片側検定かによって変わります．たとえば，検定の結果が「有意水準 5% で帰無仮説を棄却」となった時，それより厳しく有意水準 1% ではどうなるのか？　その限界はいくらなのか？　という疑問が出てきます．その疑問を解決するのが p 値です．したがって，帰無仮説が棄却されるような有意水準の限界値が p 値となります．例題で考えてみましょう．

【例題3】

1980年の全国の小学校5年生の平均身長は 148.5cm，分散は 7.82 でした．2019年の小学校5年生を無作為に 100 名抽出したところ，平均身長は 150.0cm でした．小学校5年生の身長が 1980 年当時と比べて変化があったかどうかを有意水準 5% で検定してみましょう．

図IV-26 の手順にしたがって実際に検定をしてみます．①帰無仮説（否定したい仮説）を立てる，②対立仮説（主張したい仮説）を立てる，③有意水準の決定（通常 5% または 1% が利用される），④両側検定か片側検定かを調べて，p 値を計算する，⑤棄却域との比較，⑥結論．

（検定）

①帰無仮説を「小学校5年生の平均身長は 1980 年と 2019 年で同じである」と立てます．

②対立仮説を「小学校5年生の平均身長は 1980 年と 2019 年で異なる」と立てます．

p値：統計量（確率変数）がデータから計算した統計量の値より極端な値を取る確率

p値と有意水準の定義より，
p値＜有意水準⇔帰無仮説を棄却となる

つまり，帰無仮説が棄却されるような有意水準の限界値がp値

1980年の全国の小学校5年生の平均身長は148.5cm，分散は7.82でした．2019年の小学校5年生を無作為に100名抽出したところ，平均身長は150.0cmでした．

帰無仮説：平均身長は148.5cmである
対立仮説：平均身長は148.5cmより大きい

有意水準は5%

右片側検定なので，標本平均150.0の「右側p値」を求める

p値＝0.0272…＝2.7%
したがって，0.027 ＜ 0.05

帰無仮説を棄却して対立仮説を採択する

図IV-28　有意確率p値

③有意水準は5%と与えられています．

④対立仮説が「異なる」となっているので，両側検定となります．分布は中心極限定理から正規分布を示します．両側検定なので「両側p値」を求めるとp値＝0.054となります．

⑤このp値は有意水準5%（＝0.05）より大きいことがわかります（p値＝0.054＞0.05＝5%）．

⑥したがって，帰無仮説は棄却できないことになります．

次の場合はどうでしょうか．

【例題4】

1980年の全国の小学校5年生の平均身長は148.5cm，分散は7.82でした．2019年の小学校5年生を無作為に100名抽出したところ，平均身長は150.0cmでした．小学校5年生の身長が1980年と比べて伸びたかどうかを有意水準5%で検定してみましょう．

（検定）

　①帰無仮説を「小学校5年生の平均身長は1980年と2019年で同じである」と立てます.

　②対立仮説を「小学校5年生の平均身長は1980年より2019年が高い」と立てます.

　③有意水準は5%と与えられています.

　④対立仮説が「高い」となっているので，片側検定となります．分布は中心極限定理から正規分布を示します．右片側検定なので「右側p値」を求めるとp値$=0.0272$となります（**図IV-28**）.

　⑤このp値は有意水準5%（$=0.05$）より小さいことがわかります（p値$=0.027<0.05=5\%$）.

　⑥したがって，結論として帰無仮説を棄却して対立仮説を採択します.

　例題3では，両側検定にて帰無仮説が有意水準5%で棄却できなかったため，保留という結果でした．前項でも解説しましたが，ここで帰無仮説が正しいという結論にはならないということに注意してください．例題4では，片側検定にて帰無仮説が有意水準5%で棄却されたため，対立仮説を採択しました．これは，身長差が極端な結果と考えられ，偶然に出た値とは考えにくいことから，1980年と2019年の身長には偏りがあると考えることには一定の合理性があると解釈されます.

3 │ 母平均の検定（t検定）

　t検定は「小さな標本」から母集団を推定するために用いられ，平均値を対象とした検定方法です．t検定を使う場合は，対象となるデータの分布型が正規分布であるという条件を満たす必要があります．正規分布にしたがうと仮定されたデータに対して仮説検定を行う場合，大きな標本であれば，z検定のように母分散が既知である時に用いる検定を使用すればよいのですが，臨床検査で用いるデータの場合どちらかというと小さな標本が多いため，このt検定が使われています．t分布は自由度が大きくなると正規分布に近づいていきます.

> ### t分布の定理
>
> 正規分布にしたがう母集団から得られる「大きなn」の標本がある．この標本平均をX，不偏分散をs^2（標準偏差はs）とする．この時，tの値は「自由度$n-1$」のt分布にしたがう.
>
> $$t = \frac{\bar{X} - \mu}{\frac{s}{\sqrt{n}}}$$

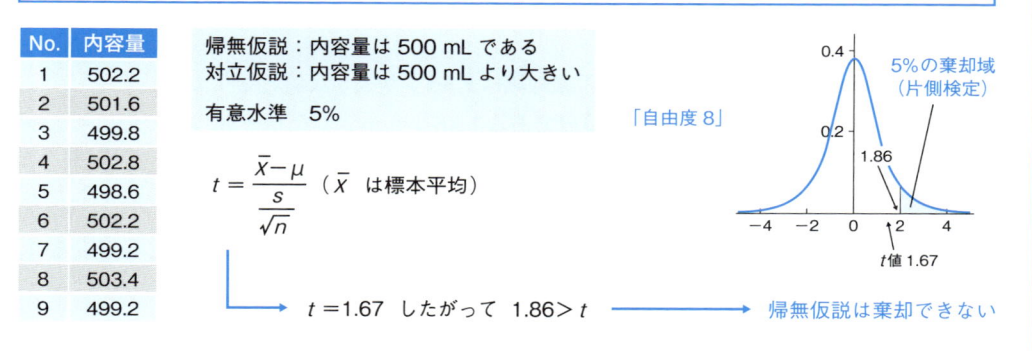

図IV-29　母平均の検定（t検定）

t検定は大きく3つに分類されます.
①母平均が特定の値と等しいかの検定（1標本）
②2つの母集団の母平均に有意差が認められるか否かの検定（2標本問題）
　a) 母分散が等しいと仮定した場合
　b) 母分散が違うと仮定した場合
　c) 対応のある2標本の場合
③回帰分析における回帰直線の回帰係数が0であるかに関する検定

　例題で考えてみましょう. ここでは1標本のt検定を代表として解説しますが, 他のt検定も考え方は同じです.

【例題5】
　ある検査試薬メーカーの生産ラインで, 試薬の内容量が500 mLの製品を作っています. そのラインから9本を無作為抽出したところ, 標本平均は501.0 mLでした. このラインで製造されている試薬の内容量は500 mLより大きいといえるか?　(図IV-29)

(検定)
　①帰無仮説を「内容量は500 mLである」と立てます.
　②対立仮説を「内容量は500 mLより大きい」と立てます.
　③有意水準は5%と与えられています.
　④対立仮説が「大きい」となっているので, 片側検定となります.

t値を計算します.

標本平均 $X = 50.1.0$

不偏分散 $s^2 = 3.24$

標準偏差 $s = 1.80$

t値 $= 1.67$

⑤片側検定の5%の棄却域は1.86より大きな値となります.

t値は棄却域の境界である1.86より小さくなります.（$t = 1.67 < 1.86$）

⑥したがって，結論として帰無仮説は棄却できないことになります.

2つの母集団の母平均の差を検定する場合，同じ平均値だとしてもそれぞれの分散の大きさによって検定結果が異なります.

t値は $t = (\overline{X} - \mu)/(s/\sqrt{n})$ で表されます.この式において分子である $(\overline{X} - \mu)$ を固定して分母の $(s/\sqrt{n})$ に着目します.$s/\sqrt{n}$の分子であるsを固定して分母であるnの数を大きくすれば，$s/\sqrt{n}$の値は小さくなります.逆に，nを固定してsを小さくすると，同様に$s/\sqrt{n}$の値は小さくなります.$s/\sqrt{n}$の値が小さくなると，t値は必然的に大きくなり棄却域に入りやすくなります.すなわち，平均値との差が同じでも，分散が小さい場合やサンプルサイズであるn数が大きな値のほうが，有意差が出やすいといえます.

2 独立性の検定（χ^2検定）

2つ以上の項目について，分割表（クロス集計表）から分類基準の間に関連があるかどうかの検定を独立性の検定（χ^2検定）といいます.ここでは独立性と表現していますが，関連性の有無ととらえるとわかりやすいかもしれません.この手法を提唱したのはピアソンですので，ピアソンのカイ二乗検定といわれることもあります.概念を簡単に説明すると，2つの変数が独立であれば，「各セルに入る数字はこのような値になるだろう」という期待度数を計算し，実際のデータがその期待値と大きく異なっていた時，「これは期待していたものとは違う.したがって2つの変数は独立ではない」と考えます.

χ^2検定の手順は，**図IV-30**に示すように，資料（$m \times n$分割表）から期待度数表を作成します.つぎにこの期待度数表から**式(10)**より統計検定量zを求め，χ^2分布表から優位水準における棄却域と比較して判断します.

（統計検定量z）

$$z = \frac{(n_{11} - E_{11})^2}{E_{11}} + \frac{(n_{12} - E_{12})^2}{E_{12}} + \cdots + \frac{(n_{mn} - E_{mn})^2}{E_{mn}} \qquad [\text{式(10)}]$$

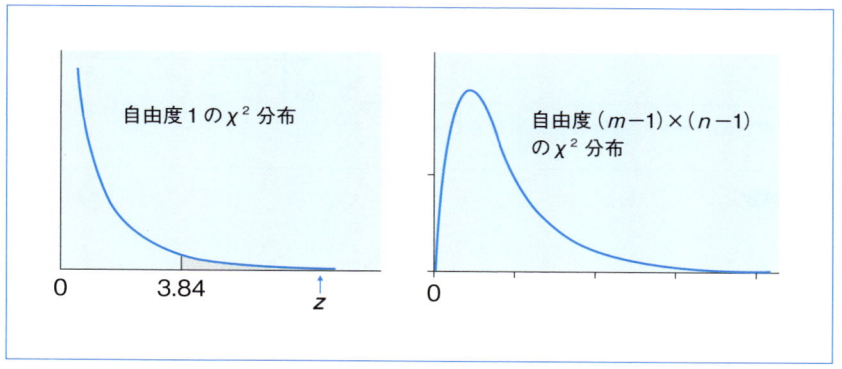

資料

	B_1	B_2	$\cdots$	B_n	計
A_1	n_{11}	n_{12}	$\cdots$	n_{1n}	N_{A1}
A_2	n_{21}	n_{22}	$\cdots$	n_{2n}	N_{A2}
$\vdots$	$\vdots$	$\vdots$	$\vdots$	$\vdots$	$\vdots$
A_m	n_{m1}	n_{m2}	$\cdots$	n_{mn}	N_{Am}
計	N_{B1}	N_{B2}	$\cdots$	N_{Bn}	N

期待度数表

	B_1	B_2	$\cdots$	B_n	計
A_1	E_{11}	E_{12}	$\cdots$	E_{1n}	N_{A1}
A_2	E_{21}	E_{22}	$\cdots$	E_{2n}	N_{A2}
$\vdots$	$\vdots$	$\vdots$	$\vdots$	$\vdots$	$\vdots$
A_m	E_{m1}	E_{m2}	$\cdots$	E_{mn}	N_{Am}
計	N_{B1}	N_{B2}	$\cdots$	N_{Bn}	N

ここで，$E_{mn} = N \times \dfrac{N_{Am}}{N} \times \dfrac{N_{Bn}}{N}$

図IV-30　独立性の検定

図IV-31　χ^2分布

自由度 $(m-1) \times (n-1)$ の χ^2 分布にしたがいます（図IV-31）．

【例題6】

　腫瘍の超音波所見で血流の有無と腫瘍の悪性と良性に関係があるのかを調査した．図IV-32中の表の結果から血流の有無と腫瘍の悪性度に関係性があるかを有意水準5％で検定せよ．

　検定の手順にしたがって行っていきます（図IV-32）．例題6では，$m \times n$ 分割表は 2×2 分割表となり，自由度1の χ^2 分布にしたがいます．

（検定）
　①帰無仮説を「悪性度と血流信号の有無は関係がない」と立てます．
　②対立仮説を「悪性度と血流信号の有無に関係がある」と立てます．
　③有意水準は5％と与えられています．
　④独立を仮定した期待度数の表を作成します．

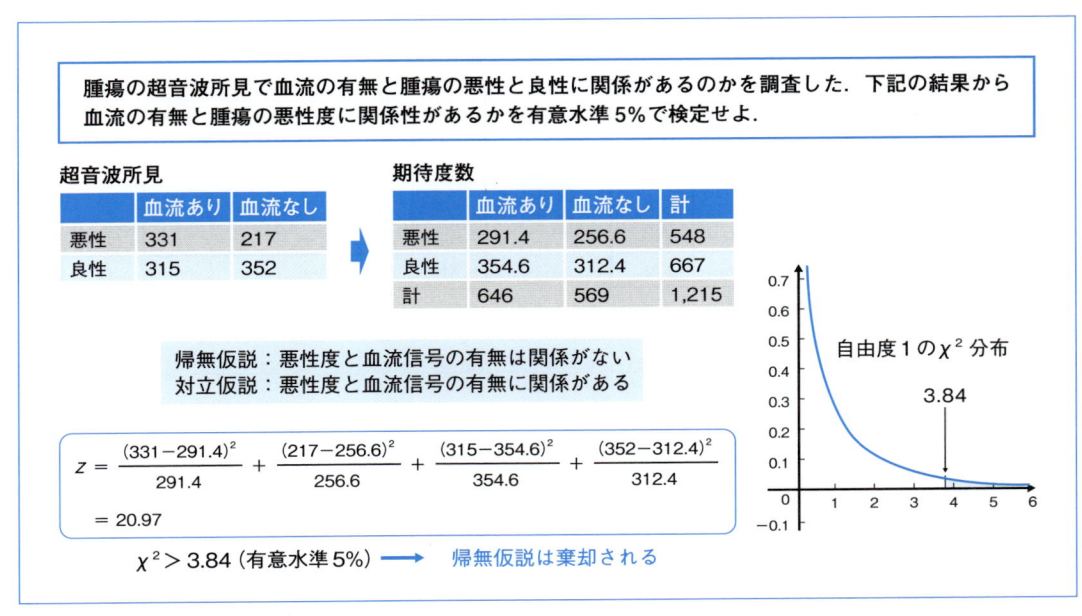

腫瘍の超音波所見で血流の有無と腫瘍の悪性と良性に関係があるのかを調査した．下記の結果から血流の有無と腫瘍の悪性度に関係性があるかを有意水準5%で検定せよ．

超音波所見

	血流あり	血流なし
悪性	331	217
良性	315	352

期待度数

	血流あり	血流なし	計
悪性	291.4	256.6	548
良性	354.6	312.4	667
計	646	569	1,215

帰無仮説：悪性度と血流信号の有無は関係がない
対立仮説：悪性度と血流信号の有無に関係がある

$$z = \frac{(331-291.4)^2}{291.4} + \frac{(217-256.6)^2}{256.6} + \frac{(315-354.6)^2}{354.6} + \frac{(352-312.4)^2}{312.4}$$
$$= 20.97$$

自由度1のχ^2分布　3.84

$\chi^2 > 3.84$（有意水準5%）　⟶　帰無仮説は棄却される

図IV-32　独立性の検定（χ^2検定）

χ^2検定はすべて片側検定となります．
z値を計算します．

$$z = \frac{(331-291.4)^2}{291.4} + \frac{(217-256.6)^2}{256.6} + \frac{(315-354.6)^2}{354.6} + \frac{(352-312.4)^2}{312.4}$$

$$= 20.97$$

⑤棄却域は$\chi^2 > 3.84$で，④より$z = 20.97$となりますので棄却域に含まれます．
⑥したがって，結論として帰無仮説は棄却され，対立仮説を採用します．

この手順のほかに，有意確率p値を使って検定する手法がありますが，考え方は同じです（有意確率p値の項を参照，p.120）．

1│イェーツの補正

イェーツの補正は，2×2分割表のデータに対して行われる補正で，離散型分布を連続型分布に近似させて統計的検定を行う際に用いられます．**図IV-33**のようなクロス集計表を基に，イェーツの補正を行う場合のχ^2値は**式(11)**から求められます．ただし，a, b, c, dは各度数を表し，$N = a + b + c + d$とします．

	T_1	T_2	計
S_1	a	c	a+c
S_2	b	d	b+d
計	a+b	c+d	N

図IV-33　イェーツの補正

$$\chi^2 = \frac{N(|ad - bc| - \frac{N}{2})^2}{(a + b)(c + d)(a + c)(b + d)} \qquad [式(11)]$$

イェーツの補正を行った場合，検出力は低下しますが，より正確な検定が可能となります．

2 | F検定

F検定は，2群間における等分散性，すなわち分散が等しいかどうかを検定する方法です．独立2群の差の検定（2標本t検定）の場合は2つの標本が正規分布であり，等分散である必要があります．したがって，F検定で「等分散でない」という結果が出た場合は，2つのデータの母分散が等しいとは限らない時に用いるWelch法や，ノンパラメトリックな統計学的検定の一つであるMann-Whitney検定を用いる必要があります．2群間における多くの検定法では，データ間の分散の一様性が条件になるため，データ間に等分散性が仮定できるかどうかが重要な要素のひとつとなります．

> **F分布の定理**
>
> 正規分布にしたがう母集団から得られた2つの標本について，それらから抽出した不偏分散を$s_1{}^2$，$s_2{}^2$とする．$s_1{}^2$，$s_2{}^2$の自由度を順にk_1，k_2とする時，次の量Fは自由度k_1，k_2のF分布にしたがう．
>
> $$F = \frac{s_1{}^2}{s_2{}^2}$$

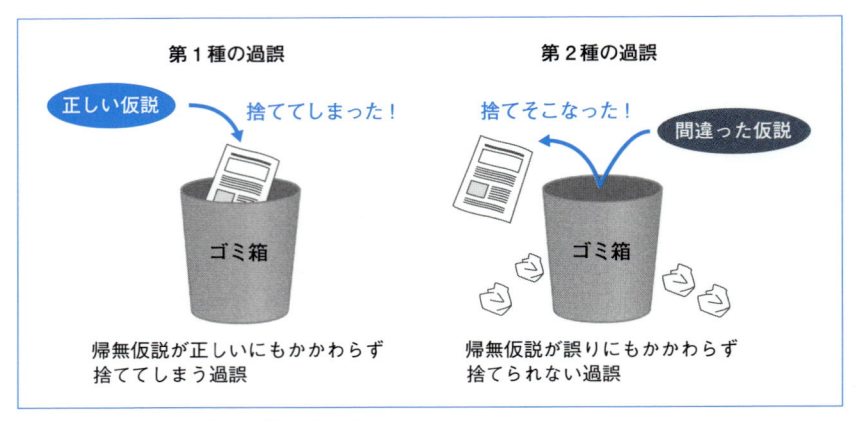

図IV-34　第1種の過誤と第2種の過誤

（手順）

　①帰無仮説（H_0）：「2群間の分散に差がない（等分散である）」

　②対立仮説（H_1）：「2群間の分散に差がある（等分散でない）」

　③それぞれの群の分散を求めて，下式によってF値を求める．ただし，分子に大きい数値をとる．

$$F \ = \ \frac{s_1^{\,2}}{s_2^{\,2}}$$

　④自由度は分子の自由度$df_1 = n_1 - 1$，分母の自由度$df_2 = n_2 - 1$のF分布にしたがう．自由度が求まったらF分布表からF_αを求める．

　⑤$1 \leqq F \leqq F_\alpha$の時，$P > \alpha$となる→帰無仮説を棄却できない（等分散）．

　⑥$F > F_\alpha$の時，$P < \alpha$となる→帰無仮説を棄却する（不等分散）．

　⑦結論

　F検定は，分散分析法のなかでグループ間偏差とグループ内偏差の不偏分散の比較に使用されます．例題については一元配置分散分析法の項（p.132）を参照してください．

3｜第1種の過誤と第2種の過誤

　確率的な決断をする時，当然ですが誤りを犯す危険性があります．帰無仮説が正しいにもかかわらず捨ててしまうことを第1種の過誤といいます（確率α）．それに対して，帰無仮説が誤りにもかかわらず捨てそこなうことを第2種の過誤といいます（確率β）（図IV-34）．

　第1種の過誤と第2種の過誤をイメージするための比喩として，裁判を例にあげて説明されることがしばしばあります．たとえば，被疑者に対して「罪を

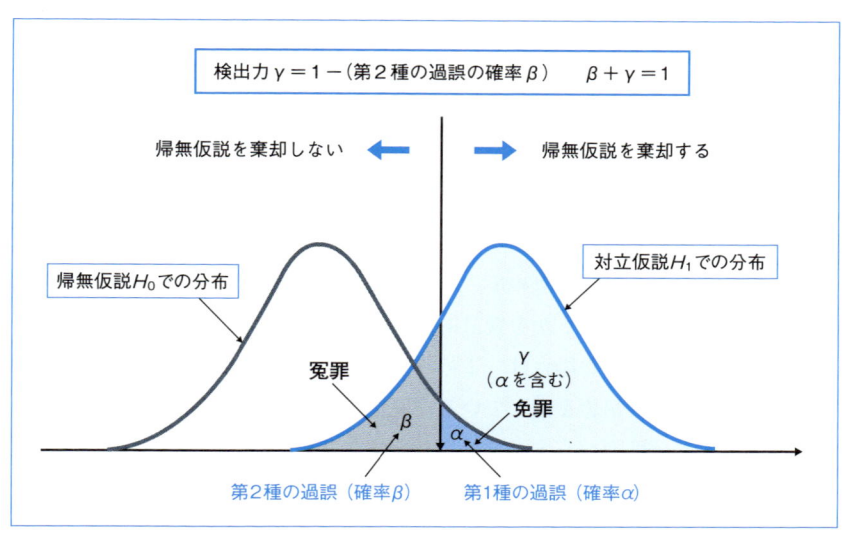

図IV-35　過誤の検出力

「犯した」と帰無仮説を立てます．本当はこの被疑者は罪を犯しているのに無罪という判決を受けることが第1種の過誤で（免罪），罪を犯していないにもかかわらず有罪の判決を受けることが第2種の過誤となります（冤罪）．第1種の過誤の確率αも，第2種の過誤の確率βもともに低いことが理想ですが，「あちらを立てればこちらが立たぬ」という関係，すなわち両者はトレード・オフの関係になっているので，同時に確率を低くすることはできません．前述の裁判の例で考えると，第1種の過誤を犯す確率を下げるためには，被疑者が無罪である確率を上げる必要があります．その結果，無罪の人が有罪になる確率が高くなってしまいます．すなわち，第2種の過誤を犯す確率が上がってしまいます．逆に，第2種の過誤を犯す確率を下げるために被疑者を無罪にしてしまうと，本来は有罪である人まで無罪になってしまい，その結果，第1種の過誤を犯す確率が上がってしまいます．したがって，第1種の過誤を犯す確率と第2種の過誤を犯す確率のバランスをとることが重要です．

　帰無仮説を棄却する境界と「対立仮説の確率分布」で囲われた部分γを過誤の検出力といいます．要するに帰無仮説H_0を棄却する確率のことです（図IV-35）．第2種の過誤を犯す確率をβとすると検出力γは，$\gamma = 1 -$（第2種の過誤の確率β）で表すことができます．この検出力γには，第1種の過誤である確率αが含まれます．

　過誤の概念は，臨床化学で測定系の検出限界を求める時にも使われます．この時の第1種の過誤は，対象物質が存在しないにもかかわらず存在すると誤判断する確率で，第2種の過誤は，対象物質が存在するにもかかわらず存在しないと誤判断する確率を表します．

4 ｜棄却検定

　得られたデータのなかに，他のデータとかけ離れたデータが存在する時，そのデータを棄却するべきかどうかという問題があります．つまり，明らかに何らかの別の要因で飛び離れた値が得られた場合は，そのデータは採用せず棄却する必要があります．しかし，研究者の主観が入り込んではならず，何かの基準に基づいて棄却すべきかどうかを判断する必要があります．棄却検定の考え方は，外れ値の許容範囲を決めて，この範囲より外側にあるデータは科学的に外れ値と考えられるかどうかを統計的仮説検定で判断するものです．そして，棄却検定で有意となった場合は，この許容範囲から外れているデータには他のデータとは異なった情報を含んでいる可能性が高いため，データを変動させている原因をもう一度調べ直す必要があります．さらに，その原因が実験目的とは無関係な要因であることが判明した時にはじめてその外れ値を棄却します．原因が試験の目的と関係があった場合は，当然のことですがそのデータは結果に重要な影響を及ぼすため棄却することはできません．すなわち，棄却検定はいずれの方法も，外れ値かどうかをチェックするためのもので，データを棄てる場合はその原因を発見する必要があります．ここでは，そのような場合によく用いられる棄却検定のいくつかを紹介します．

1）グラブス・スミルノフ（Smirnoff-Grubbs）棄却検定

　異常値を棄却するかどうかを検定するのが，グラブス・スミルノフ棄却検定です．この棄却検定は，データを棄てるであろうと思われる時に有効な方法です．その手順は次のようになります．

①仮説を立てる

　帰無仮説　H_0：他のデータとかけ離れた値は異常値ではない．

　対立仮説　H_1：他のデータとかけ離れた値は異常値である．

②有意水準αを決め，スミルノフ棄却検定表より，データ数nの時の値kを得る（$\alpha=0.05$または$\alpha=0.01$を有意水準とする）．

③検定統計量tを求める．

$$検定統計量 = \frac{(異常値)-(標本平均)}{\sqrt{標本分散}}$$

$$t = \frac{x_n-\bar{x}}{\sqrt{s_x}}$$

⇒　$t>k$で帰無仮説を棄却し，対立仮説を採用する．つまり，有意水準αで，かけ離れた値は異常値とみなして棄却される．

2）トンプソン（Thompson）棄却検定

トンプソン棄却検定は，棄てられないであろうと思うデータを保留する時に有効な方法です．

①仮説を立てる

帰無仮説　H_0：他のデータとかけ離れた値は同じ母集団からの標本である．

対立仮説　H_1：他のデータとかけ離れた値は別の母集団からの標本である．

②検定統計量 t を求める．

$$t(x_n) \;=\; \frac{\sqrt{n-2} \cdot \tau_0}{\sqrt{n-1-\tau_0{}^2}}$$

ただし，

$$\tau_0 \;=\; \frac{x_n - \bar{x}}{s_x}$$

③自由度 $n-2$ の t 分布にしたがうので，有意水準 α を決めて表より値 k を得る．

（$\alpha = 0.05$ または $\alpha = 0.01$ を有意水準とする）

⇒　$t > k$ で帰無仮説を棄却し，対立仮説を採用する．つまり，有意水準 α で，かけ離れた値は異常値とみなして棄却される．

3）増山の棄却検定

新たに1つのサンプルを採取した時，帰無仮説「新しく得られたサンプルは，同じ正規母集団から得られたものである」を検定する手法です．

①仮説を立てる

帰無仮説　H_0：新しく得られたサンプルは，同じ母集団からの標本である．

対立仮説　H_1：新しく得られたサンプルは，別の母集団からの標本である．

②全データの件数を n，標本平均を m，標準偏差を SD，目的のデータを x とする．

$$③ \quad |t_0| \;=\; \frac{|X-m|}{SD\sqrt{1+\frac{1}{n}}} \;\geq\; t(n-1,\ \alpha)$$

④上記が成り立つ時，帰無仮説を棄却し，対立仮説を採用する．つまり，有意水準 α で，かけ離れた値は異常値とみなして棄却される．

表IV–5　代表的な検定方法

	パラメトリック検定	ノンパラメトリック検定	
	比率・間隔尺度	名義尺度	順序尺度以上
適合度		χ^2検定	χ^2検定 1標本コルモゴロフ・スミルノフ検定
独立性	相関定数の検定	χ^2検定 フィッシャーの正確確率検定	χ^2検定 フィッシャーの正確確率検定
比率の差	相関定数の検定	χ^2検定 フィッシャーの正確確率検定 マクネマー検定 コクランのQ検定	χ^2検定 フィッシャーの正確確率検定 マクネマー検定 コクランのQ検定
母比率		二項検定	二項検定
対応のない2標本の 代表値の差	平均値の差のt検定		マン・ホイットニーのU検定 2標本コルモゴロフ・スミルノフ検定 ファン・デル・ワーデン検定 中央値検定
対応のある2標本の 代表値の差	平均値の差のt検定		符号検定 符号付順位和検定
対応のないk標本の 代表値の差	一元配置分散分析法		クラスカル・ウォリス検定 中央値検定
対応のあるk標本の 代表値の差	乱塊法		フリードマンの検定

$（\alpha = 0.05 \text{ または } \alpha = 0.01 \text{ を有意水準とする}）$

　これらの棄却検定を用いる場合は，データが正規分布であるという前提条件が満たされる必要があります．さらに，棄却検定で棄却されたとしても，真に外れ値として認めてよいかどうかは，明らかに容認できる理論的裏付けが必要となります．したがって，現在の医学系研究においては用いるべきではないという意見が有力となってきています．

　これまで述べてきた代表的な検定方法について**表IV–5**にまとめたので参考にしてください．

4. 分散分析法

1 一元配置分散分析法

　2群間の平均の差を検定するにはt検定を用いましたが，3群以上の標本の平均の差を検定する場合は，一元配置分散分析法を使います．この分散分析法は

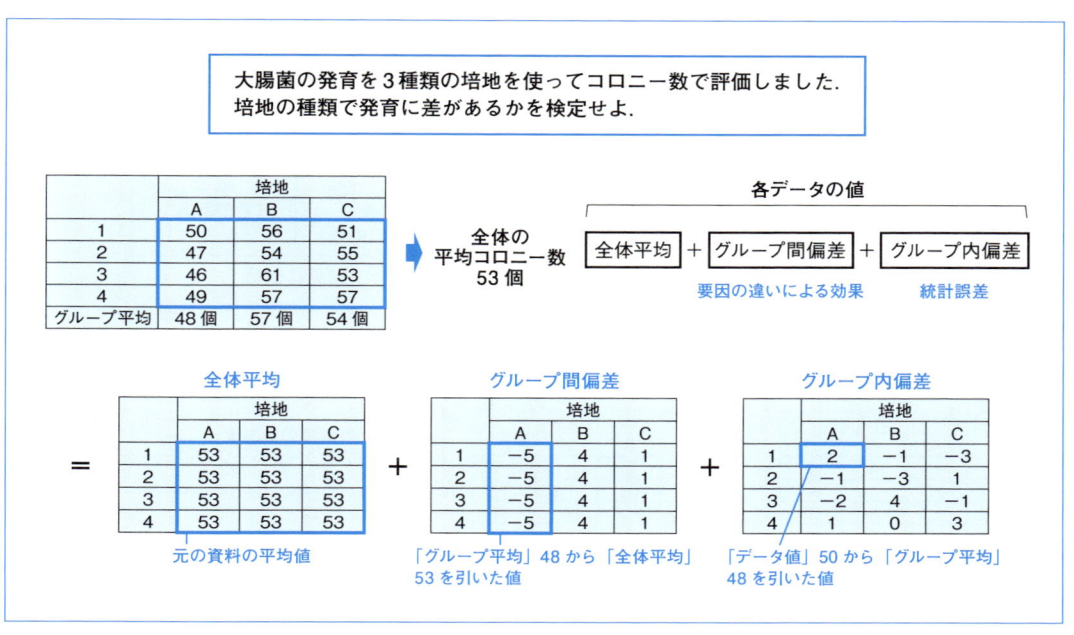

図IV-36　一元配置分散分析法（例題）

3つ以上の標本の平均の差を検定する手法であり，パラメトリック法に分類されます.

　t検定では，3群以上の標本に対して，それぞれの群で比較を行うことはできません. たとえば，A，B，Cの3群に対してそれぞれ，AとBの差，BとCの差，AとCの差をt検定で確認してはいけません. なぜなら，AとB，BとC，AとCに対してのt検定では，ある有意水準で検定しているため，それぞれ第1種の過誤が存在します. つまり，それぞれで検定した結果のなかの第1種の過誤が累積してしまい，正しい結果を得ることができなくなるからです. このような，検定を繰り返すことによる問題は，検定の多重性の問題とよばれていますので注意してください. また，一元配置分散分析法では，有意な差が認められても「群間のいずれかに有意差がある」ということしかわかりません. もし群間ごとの差を比較したい場合は，事後検定として多重比較検定という手法があります. 例題で考えてみましょう（図IV-36）.

【例題7】
　大腸菌の発育を3種類の培地を使ってコロニー数で評価しました. 培地の種類で発育に差があるかを検定せよ.

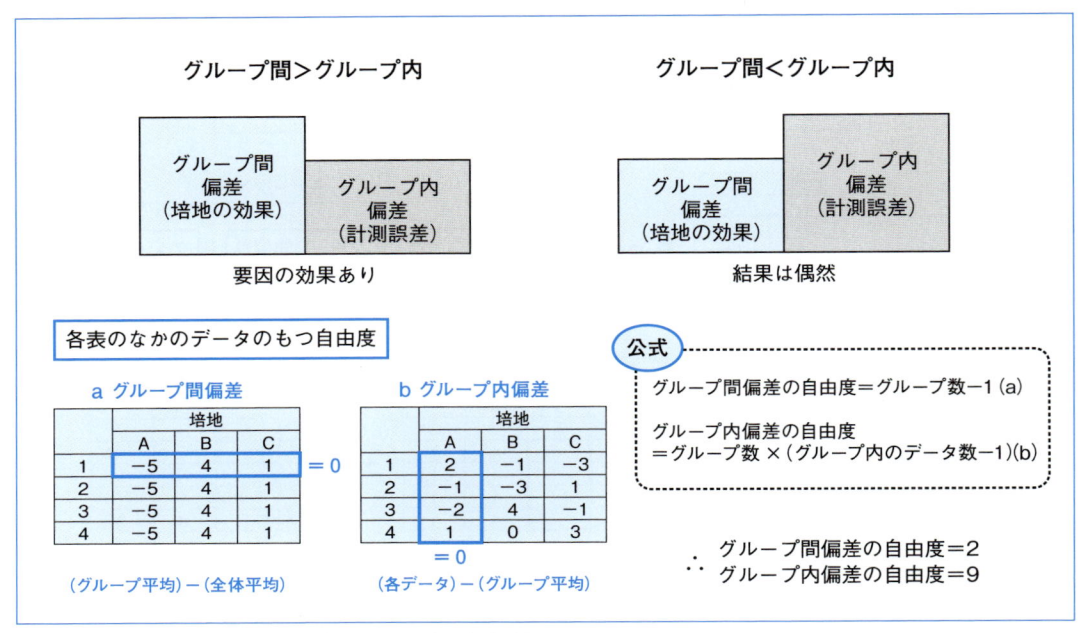

図IV-37　一元配置分散分析法（偏差の比較と自由度）

使用した培地はA，B，Cの3種類で，各4枚の培地で評価を行っています．全体の平均コロニー数は53個でした．各データの値は「全体の平均＋グループ間偏差＋グループ内偏差」として表現することができます．ここで，グループ間偏差はグループの平均値から全体の平均値を引いた値で，グループ内偏差は各データの値からグループの平均値を引いた値となります．分散分析法で重要なのは，グループ間偏差とグループ内偏差です．グループ間偏差は培地の違いによる効果を表し，グループ内偏差は偶然のバラツキを表しています．グループ間偏差がグループ内偏差より大きければ培地の違いによる効果があり，小さければ培地の効果は偶然のバラツキ内に入ります（**図IV-37**）．次に，グループ間偏差とグループ内偏差の自由度を考えます．自由度は独立変数の個数を表しています．したがって，一元配置分散分析法においての自由度は次のように定義されています．

公式 6

「グループ間偏差」のデータの自由度＝グループ数−1
「グループ内偏差」のデータの自由度＝グループ数×（グループ内データ−1）

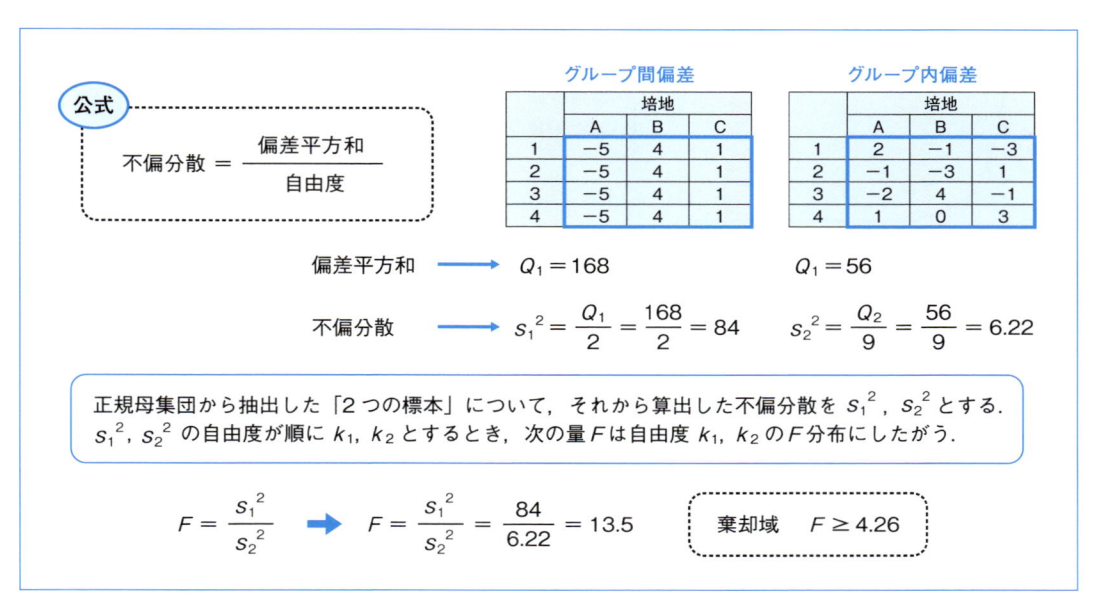

図IV-38　一元配置分散分析法（F 検定）

　図IV-37に，各表中のデータのもつ自由度の考え方を示しています．グループ間偏差（**図IV-37a**）では，A，B，Cの3つの培地の平均値からの偏差の集まりとなりますので，横に合計すると0になります．この時，グループ数は3ですので，**公式6**よりグループ間偏差の自由度は2となります．グループ内偏差では，培地AからCのそれぞれ4重測定を行っていますので，データ数は12となります．しかし，これは各グループの偏差から成り立っていますので，グループごとに合計すると0になります．したがって独立変数は，グループごとでは3（＝4－1）となります．使用したのは3種類の培地ですので，自由度は9（＝3×3）となります．培地の違いによる効果は，グループ間とグループ内の不偏分散の大小によって判断されます．このグループ間偏差とグループ内偏差の不偏分散 s_1^2，s_2^2 の値を比較して，s_1^2 が大きい時培地の違いによる効果が認められます．そしてこの判定をするのが F 検定です（**図IV-38**）．

（検定）
　①帰無仮説（H_0）：「培地の違いの効果はない（s_2^2 が大きい）」
　②対立仮説（H_1）：「培地の違いの効果がある（s_1^2 が大きい）」
　③有意水準5％とする
　④F値を求めると $F = \dfrac{s_1^2}{s_2^2} = \dfrac{84}{6.22} = 13.5$
　⑤自由度2，9の F 分布において，棄却域は $F \geq 4.26$
　⑥$F = 13.5 > 4.26 = F_a$ で，$P = 0.002 < 0.05 = a$ となる→帰無仮説を棄却

IV 臨床検査統計学

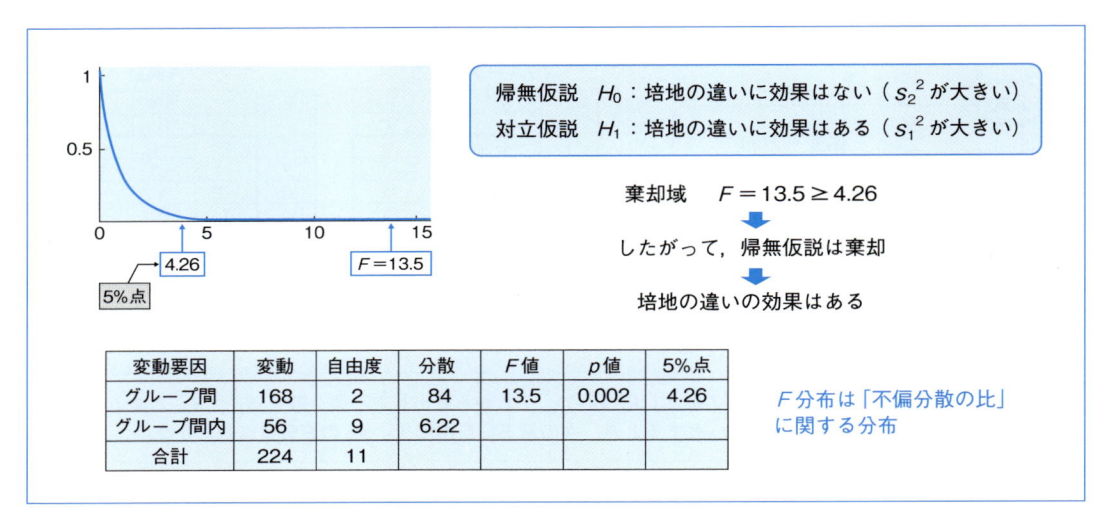

図IV-39　一元配置分散分析法（結果の解釈）

する（不等分散）.

　⑦したがって，結論は，培地の違いによりコロニーの発育が異なる.

　分散分析では，F分布の定理を利用したF検定を用いますが，この定理が成立するのは正規分布にしたがう場合です（**図IV-39**）.

② 測定の不確かさと一元配置分散分析法

　臨床化学における分析データは，常に安定したものでなければなりません. すなわち，精度保証はもっとも重要な概念の一つです. 分析における測定誤差要因は，一般に固有誤差と技術誤差に大別されています. とくに，技術誤差を解析して問題解決していくことで，精度の向上を図ることができると考えられます. そこで，分析は真の値（true value）を目指して測定体系を確立し，精度管理手法を用いて精度保証を行っていかなければなりません. この真の値と実際の測定値との差を「誤差」と表現しています. この真の値は測定値の正しい値であると定義されていますが，実際には求めることが不可能な値です. いかに優れた分析法を用いたとしても測定値には必ず誤差が存在します. そこで，この誤差の要因を系統立てて解析し，近似的に真の値へ近づけていく作業が必要となります. 従来は，この誤差要因を分類し解析する手法を用いていましたが，この手法は求めることのできない真の値を基本としているところに曖昧さがあるため，1993年に精度保証に対して新たな概念によるアプローチが提案されました. これは，国際計測関連機関である7機関の共同編集によって，国際標準化機構より「計測における不確かさの表現のガイド」（Guide to the

expression of uncertainty in measurement：GUM）が発行されたことが
きっかけとなっています．これを基にして「不確かさ」という概念を取り入れ，
測定における信頼性を国際的に標準化していく方向性が示されました．

　不確かさは，「測定の結果に付随した，合理的に測定対象量に結びつけられ
うる値のバラツキを特徴づけるパラメータで用いる情報に基づいて，測定対象
量に帰属する量の値のバラツキを特徴づける負でないパラメータ」とされてい
ます（GUM，VIM2）．

　不確かさは測定結果につくものであって，分析装置につくものではありませ
ん．それゆえに測定の不確かさとよばれています．GUMでは，不確かさの成
分をAタイプとBタイプの2種類に分けています．

1 ｜ Aタイプの不確かさ

　一連の観測値の統計解析による不確かさの評価法です．いわゆるデータが計
量値として求められるもので，統計的方法により標準偏差を求め，これを不確
かさの入力量としています．

　①測定データ

　②プールデータ

2 ｜ Bタイプの不確かさ

　一連の観測値の統計解析以外の手段による不確かさの評価法です．すなわち，
データによらない評価方法をいいます．おもに公差や基準値などから不確かさ
を求める時はこのタイプの不確かさとなります．この場合の分布の形状は，一
様分布（矩形分布），台形分布，三角形分布，正規分布などがありますが，一
般的には一様分布が適用されることが多いです．

　①以前の測定データ

　②製造者の仕様

　③証明書に記載されたデータ（校正証明書）

　④文献のデータ

　不確かさは「バラツキを特徴づける負ではないパラメータ」とされています．
当然ですが，測定値のバラツキを表現する指標として標準偏差（SD）が不可
欠となります．したがって，不確かさとは，トレーサビリティが確保された標
準偏差と言い換えることができます．図IV–40に示すように，数学ではこのバ
ラツキを合成することが可能ですが，ここではその証明は割愛します．標準偏
差（標準不確かさ）を合成する際は2乗して分散の形で加えてゆき，その平方
根をとります（合成標準不確かさ）．臨床検査のデータは正規分布を呈するこ
とが多いので，その値に包含係数の2を乗じて拡張不確かさを算出します．包
含係数は不確かさの示す範囲を広げるために用いる倍数と考えてよいと思いま

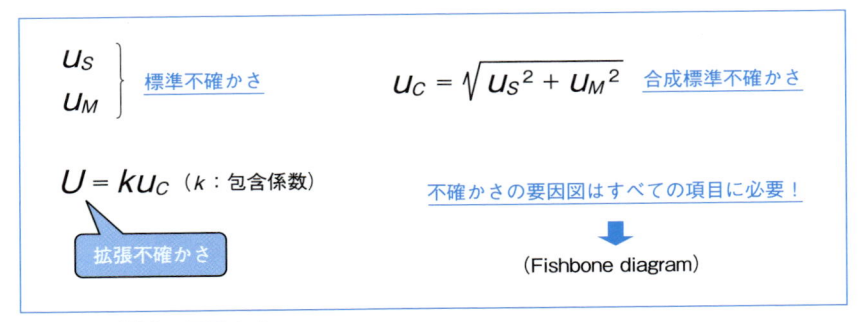

図IV-40　測定の不確かさ

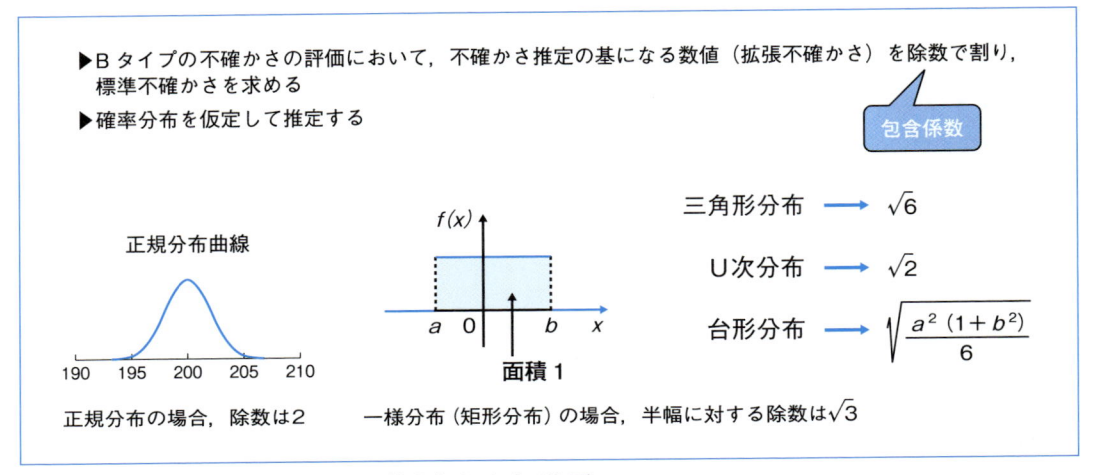

図IV-41　確率分布と標準不確かさの算出（Bタイプで使用）

す．すなわち「包含係数 $k=2$ の拡張不確かさ」は，得られた不確かさの値を2倍したものですので，この範囲に真の値が約95%の確率で含まれているといえます．

ポイント

標準偏差（標準不確かさ）を合成する時は，必ず2乗して分散の形にしてから加えて平方根をとる．

　Bタイプの不確かさの評価において，不確かさ推定の基になる数値（拡張不確かさ）を除数（包含係数）で割り，標準不確かさを求めます．この時の分布型として一様分布（矩形分布），台形分布，三角形分布，正規分布があり，除数がそれぞれ異なります（**図IV-41**）．Bタイプで一般的なものは矩形分布ですので，除数は $\sqrt{3}$ となります．では，矩形分布の除数はなぜ $\sqrt{3}$ なのかを解説し

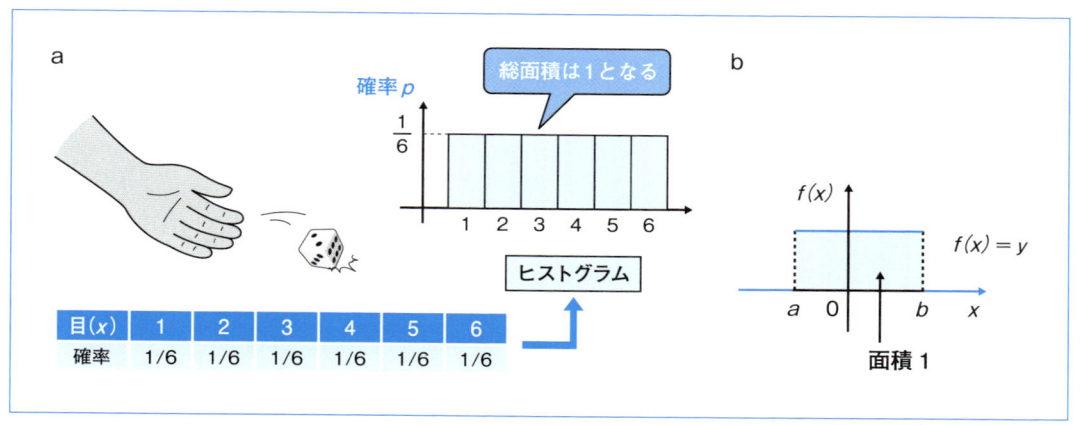

図IV–42　一様分布の標準不確かさの求め方

ます．

定義

　一様分布（矩形分布）の場合，半幅に対する除数は$\sqrt{3}$

　一様分布は，サイコロを振った時に目の出る確率と考えることができます．すなわち，サイコロの目の出る確率は1から6まですべて同じで1/6です．それをヒストグラムにすると**図IV–42a**のような一様分布となります．ここで，このヒストグラムを矩形の面積を1として数直線上に表すと**図IV–42b**のようになります．面積が1ですので，

　　$(b - a)y = 1$

これを変形して$f(x)$の形にすると，

$$y = \frac{1}{b - a} \qquad f(x) = \frac{1}{b - a} \qquad [式(12)]$$

となります．そこで，期待値の公式を積分で表し，期待値$E(X)$を解きます．

（期待値）　$\mu = x_1 p_1 + x_2 p_2 + \cdots + x_n p_n = E(X)$

$$E(X) = \int_a^b x f(x) dx = \int_a^b \boxed{\frac{x}{b - a}} dx \qquad 式(12) より$$

$$= \frac{1}{b - a}\left[\frac{x^2}{2}\right]_a^b = \frac{1}{b - a}\left[\frac{b^2 - a^2}{2}\right] = \frac{a + b}{2} \qquad [式(13)]$$

IV 臨床検査統計学

次に，下記の分散の式を**公式7**を使って積分します．

(分散)　$\sigma^2 = (x_1 - \mu)^2 p_1 + (x_2 - \mu)^2 p_2 + \cdots + (x_n - \mu)^2 p_n = V(X)$

公式7

$$V(X) = E(X^2) - E(X)^2$$

$$V(X) = \int_a^b x^2 f(x)\,dx - \left[\frac{a+b}{2}\right]^2$$

$$= \frac{1}{b-a}\left[\frac{b^3 - a^3}{2}\right] - \frac{a^2 + 2ab + b^2}{4}$$

$$= \frac{b^3 - a^3}{3(b-a)} - \frac{a^2 + 2ab + b^2}{4} = \frac{(b-a)(a^2 + ab + b^2)}{3(b-a)} - \frac{a^2 + 2ab + b^2}{4}$$

$$= \frac{(a^2 + ab + b^2)}{3} - \frac{a^2 + 2ab + b^2}{4} = \frac{a^2 - 2ab + b^2}{12}$$

$$= \frac{(a-b)^2}{12}$$

したがって，標準偏差は，

$$\sigma = \sqrt{\frac{(a-b)^2}{12}} = \frac{\sqrt{(a-b)^2}}{\sqrt{12}} = \frac{|a-b|}{2\sqrt{3}} \quad\text{——— 半幅を}\sqrt{3}\text{で割る}$$

となります．ゆえに，一様分布の標準偏差は半幅を$\sqrt{3}$で割れば算出することができます．

3｜不確かさを考える手順

①日内変動（グループ内変動）と日間変動（グループ内変動）に有意な差があるかどうかを考える．

日内変動をS_E，日間変動S_{TA}，純日間変動S_Aとすると，

日間変動$(S_{TA}) = $日内変動$(S_E) + $純日間変動$(S_A)$

②有意差がある場合は日内SD，純日間SD，標準物質の不確かさを合成する．

不確かさ $= \sqrt{\text{日内}SD^2 + \text{純日間}SD^2 + (\text{標準物質の不確かさ}/2)^2}$

表IV-6　精度管理データ　Na(mEq/L)

日	1回目	2回目	日	1回目	2回目
1	141.4	139.8	11	141.9	142.5
2	141.0	139.8	12	141.6	141.2
3	140.2	139.7	13	140.9	140.6
4	140.3	138.6	14	140.3	139.8
5	141.3	140.9	15	141.7	139.4
6	141.0	141.1	16	141.7	140.1
7	141.9	140.0	17	141.6	140.2
8	143.0	140.5	18	141.4	140.6
9	142.0	141.5	19	141.5	141.3
10	142.0	140.9	20	140.4	140.7

標準物質 (mEq/L)

認証値(表示値)	不確かさ
141.0	0.6

③有意差があるとはいえない場合は全データを対象として不確かさを求める.

$$不確かさ = \sqrt{全データ SD^2 + (標準物質の不確かさ /2)^2}$$

　不確かさを考える手順を確認したところで，実際に例題を解いてみましょう. 不確かさ計算ソフトは日本臨床検査標準協議会（JCCLS）で公開されていますので，そちらのホームページを参照してください.

【例題8】

　Naについて，管理血清を用いて，1日の繰り返し測定の回数を2回として20日間測定を行ったところ，**表IV-6**のような結果となった. この管理血清における拡張不確かさの濃度換算値と相対値を求めよ.

【例題8の解説】

　不確かさの計算プログラムは日本臨床検査標準協議会（JCCLS）から提供されており，ホームページからダウンロードが可能となっています. このソフトは，Microsoft ExcelのVBA（Visual Basic for Application）で作成されたマクロです. そこで，例題8はこのソフトと同じ形式を用いて算出までの流れを解説します.

　まず，与えられたデータから，一元配置分散分析法で解析します. F値もしくは有意確率p値の結果から，日内変動と日間変動の大きさに有意な差（危険率5%）があるかどうかを考えます（一元配置分散分析法と不確かさを考える手順の項参照，p.132 ～ 140）. 次に，この結果から不確かさを合成して合成標準不確かさを求めた後，包含係数を乗じて拡張不確かさを算出します.

総平均 XB	140.908

要因	変動	自由度	不偏分散	F値	P
日間変動	16.693	19	0.879	1.169	0.366
日内変動	15.035	20	0.752		
合計	31.728	39			

純日間 SD の推定値	u_A	0.252
日内 SD の推定値	u_E	0.867

標準物質

名称	ロット	認証値（表示値）	不確かさ	
ナトリウム（Na）	X0001	141	0.6	包含係数：$k=2$

不確かさの計算

日間変動は有意でなかった.
測定条件による不確かさは全データの SD より算出した.

不確かさの成分	相対値（%）
測定条件による A タイプ不確かさ 総平均に対する相対値（%）	0.64
上位標準物質の標準不確かさ（%）	0.21

不確かさ計算結果

	%	濃度換算
合成標準不確かさ	0.675	0.950
拡張不確かさ（包含係数：$k=2$）	1.349	1.901

図IV-43　例題8の解答　　　　　　　　不確かさの計算プログロム（日本臨床検査標準協議会）より

【例題8の解答】（図IV-43）

　一元配置分散分析法の結果より，F値（1）が1.169であり，F分布表（5%）より棄却域$F \geqq 2.1242$であるので，帰無仮説は棄却することができません. したがって，日間と日内の間に有意差を認めないため全データを対象として不確かさを求めます.

（別解）

　有意確率p値とは，統計量（確率変数）がデータから計算した統計量の値より極端な値を取る確率です. すなわち，p値 が有意水準より小さい時には帰無仮説は棄却されます. この場合，p値は0.366（2）であり，5%（0.05）より大きな値であるために棄却することができません. ゆえに全データを対象として不確かさを求めます.

表IV-7　ALP（IU/L）

総平均 XB	221.87				
要因	変動	自由度	不偏分散	F値	P
日間変動	341.600	A	17.979	2.980	0.002
日内変動	241.33	B	6.033		

純日間SDの推定値	u_A	C
日内SDの推定値	u_E	2.456

標準物質

認証値（表示値）	不確かさ	
463（IU/L）	14.7（IU/L）	包含係数 $k=2$

（拡張不確かさ）

相対値　　　：1.349 %

濃度換算値：1.901 mEq/L

【例題9】

　管理血清を用いてALPを20日間測定し，一元配置分散分析法を用いて解析したところ，**表IV-7**のような結果となった．ただし，1日の繰り返し測定の回数は3回，バイアル数は1とする．A，B，Cにあてはまる数値を求めよ．

【例題9の解説】（**図IV-44**）

［自由度］

　自由度とは独立変数の個数です．すなわち，自由に変動できるデータの数となります．一元配置分散分析法の項でも触れましたが，一元配置分散分析法における自由度は**公式6**（p.134）で定義されています．

　グループ内を日内，グループ間を日間と置き換えると，グループ数は測定日数，グループ内データは日内の繰り返し測定回数となります．**公式6**より，

　　　日間変動のデータの自由度＝測定日数－1　　　　　　　　　　［**式(14)**］

　　　日内変動のデータの自由度＝測定日数×（日内の繰り返し測定回数－1）
　　　　　　　　　　　　　　　　　　　　　　　　　　　　　　　［**式(15)**］

　例題9では，管理血清を用いて1日3回，ALPを20日間測定していますので，日間変動は**式(14)**より，

要因	変動	自由度	不偏分散	F値	P
日間変動	341.600	A 19	17.979	2.980	0.002
日内変動	241.333	B 40	6.033		
合計	582.933	59			

純日間 SD の推定値	u_A	C 1.995
日内 SD の推定値	u_E	2.456

標準物質

名称	ロット	認証値（表示値）	不確かさ	
ALP	X0002	463	14.7	包含係数：$k=2$

不確かさの計算

日間に有意（$P<0.01$）な変動が認められた.
測定条件による不確かさは一元配置分散分析結果より算出した.

不確かさの成分	相対値（%）
測定条件による A タイプ不確かさ 総平均に対する相対値（%）	1.43
上位標準物質の標準不確かさ（%）	1.59

不確かさ計算結果

	%	濃度換算
合成標準不確かさ	2.134	4.735
拡張不確かさ（包含係数：$k=2$）	4.268	9.470

図IV-44 例題9の解答　　　　　　　　　　不確かさの計算プログロム（日本臨床検査標準協議会）より

日間変動のデータの自由度＝測定日数 − 1 = 20 − 1 = 19

となります. 同様に日内変動は**式(15)** より,

日内変動のデータの自由度＝測定日数 ×（日内の繰り返し測定回数 − 1）
$$= 20 \times (3 - 1) = 40$$

となります.

[日間変動と日内変動]

$$V_A = \frac{\Sigma_i \Sigma_j (\bar{x} - \bar{\bar{x}})^2}{m - 1} \qquad （日間変動）$$

$$V_e = \frac{\Sigma_i \Sigma_j (x_{ij} - \bar{x}_j)^2}{m(n-1)} \qquad (\text{日内変動})$$

これらの式で表される2つの標本分散の期待値を求めると，

$$E(V_A) = \sigma^2{}_e + \sigma^2{}_A \qquad [\textbf{式(16)}]$$
$$E(V_e) = \sigma^2{}_e \qquad [\textbf{式(17)}]$$

となります．

　したがって，V_A は n 倍された級間変動（純日間変動）の分散と級内変動（日内変動）の分散の和を推定しているものです．V_e は級内変動（日内変動）の分散を推定しています．

　このことから，日間変動（V_A）には日内変動が含まれていることがわかります．そこで，これらの式から純日間変動（$\sigma^2{}_A$）を求めます．**式(13)** に**式(14)** を代入すると，

$$E(V_A) = E(V_e) + \sigma^2{}_A$$

となります．これを変形して，

$$n\sigma^2{}_A = E(V_A) - E(V_e)$$

したがって，

$$\sigma^2{}_A = \frac{E(V_A) - E(V_e)}{n}$$

となります．すなわち，

$$純日間変動 = \frac{日間変動 - 日内変動}{1日の繰り返し測定回数} \qquad [\textbf{式(18)}]\ (\textbf{公式5})$$

　例題9で日間変動の不偏分散は17.979で，日内変動の不偏分散6.033が与えられています．純日間 SD は**式(18)** より，

$$純日間変動 = \frac{日間変動 - 日内変動}{1日の繰り返し測定回数} = (17.979 - 6.033)/3 = 3.982$$

となります．したがって，

$$純日間 SD = \sqrt{3.982} = 1.995$$

となります.

【例題9の解答】
　A：19
　B：40
　C：1.995
（拡張不確かさ）
相対値　　：4.268 %
濃度換算値：9.470 IU/L

【参考文献】

1） 丹後哲郎：新版医学への統計学. 古川俊之監修, 朝倉書店, 1993.
2） 小川　龍：臨床医のためのやさしい医学統計学−増補版−. 真興交易医書出版部, 1988.
3） 菅野敬祐, 高山文雄, 吉村和美：Cによるスプライン関数−データ解析CG微分方程式. 桜井　明監修, 東京電機大学出版局, 1993.
4） 涌井良幸, 涌井貞美：統計学の図鑑. 技術評論社, 2015.
5） 臨床検査における測定の不確かさ算出・活用マニュアル Ver.1.4. 日本臨床自動化学会会誌, 33：2008.
6） JAB RM320-2009「分析前後段階の品質保証」についての指針−臨床検査室−. 日本適合性認定協会, 2009.
7） JAB RL331：2017「測定のトレーサビリティ」についての指針. 日本適合性認定協会, 2017.
8） 志保裕行, 他：これから始める臨床化学. 医歯薬出版, 2015.
9） 臨床化学　勧告法総集編. 日本臨床化学会, 2012.

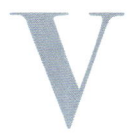 # 精度保証にかかわる要因

1. 水

　水は物質を溶かす能力が高く，無色透明な水の中にさまざまな成分が溶けています．たとえば，水道水を50 mプールにいっぱいに入れた時，そのプールの中の水にはドラム缶数本分の不純物が溶けているといわれています．当然，臨床検査においても純水は標準液，試薬の調製，自動分析装置への供給，器具洗浄などのさまざまな用途に使用されています．そのなかでも自動分析装置内での洗浄や，試薬，洗剤の希釈に使用する場合，その水質は検査の測定結果に大きな影響を与えます．ある意味，検査試薬の一つと考えて差し支えないくらいに基本的でもっとも重要な要素の一つです．検査室内での純水製造装置の管理状態が悪い場合は，電解質や微量測定系の分析で影響の度合いが大きくなるので注意が必要です．水質がよいわが国では，水質が悪化するということを忘れてしまいがちです．純水は臨床検査の多くの分野で使用されており，そのため検査室では常に検査に用いる純水の水質管理を適正に行うことが，精度保証につながります．

■ 水道水に含まれる不純物と臨床検査への影響

　私たちが普段飲んでいる水は硬水と軟水に分類されています．この軟水と硬水は，硬度によって分けられます．硬度というのは水1 Lあたりのカルシウムやマグネシウムの含有量で，国によって基準は若干異なりますが，WHO（世界保健機関）が定める基準では硬度120 mg未満が軟水，120 mg以上が硬水とされています．日本で飲んでいる水道水や国産のミネラルウォーターはほとんどが軟水です．それに対して，ヨーロッパや北米には硬水が多く存在します．これは，大地を形成する地殻物質が異なるためです．地中にしみ込んだ雪や雨水が地層中で濾過され，地層中のミネラルを吸い取って湧き出しているからだといわれています．水道水に含まれるミネラルとしてはカルシウム，ナトリウム，カリウム，マグネシウムがあり，4大ミネラルといわれています．この4大ミネラルがバランスよく配合され，塩素濃度が低い場合，「美味しい水」となります．不純物を何も含まない水は，安全ではあっても決して美味しい水とはいえません．水道水は生活用水として用いられることがもともとの目的であ

表V–1 水道水中に含まれる不純物の分類

無機物	無機イオン, 硬度成分(Ca, Mg), 無機塩類, 溶存ガス, 重金属
有機物	自然物：リグニン, タンニン, フミン酸, フルボ酸 人工物：農薬, 溶剤, 除草剤, 環境ホルモン 生理活性物質：エンドトキシン, ALP, DNase, RNase
微粒子	鉄さび, コロイドなど
微生物	細菌, 藻類, 真菌類 ※水道水は消毒用塩素で増殖をおさえている

表V–2 水に含まれる不純物と臨床検査への影響

	自動分析装置供給	生化学	酵素	酵素免疫	薬中毒検査	微量元素	分子生物
イオン	○	○	○	○	○	○	○
有機物	○		○	○			○
細菌	○	○	○	○	○	○	○
細菌副生成物			○	○			○
微粒子	○						

　り, 臨床検査を目的とした場合の水とは条件が異なります (**表V–1**). 臨床検査では, 無機物, 有機物, 微粒子, 微生物の4種類の不純物を除去した水を用いることが求められます (**表V–2**). 以下に, それぞれの成分と臨床検査への影響について解説します.

　①無機物とは, 硬度成分 (Ca, Mg), その他の無機塩類, 溶存ガス, 重金属イオンなどを指し, 水中にこれらの成分が含まれると電解質や金属イオンの測定値に誤差を生じる可能性があります. また, 金属イオンは酵素の補助因子となることがあるため, それらの反応にも影響が出る可能性が考えられます. 特に自動分析装置内では, 洗剤液の希釈, プローブや撹拌棒の洗浄など, 測定過程においてさまざまなタイミングで水が使用されているため, 純度の劣化した水を使用すると分析結果に誤差が生じます.

　②有機物とは, 自然物由来であるリグニン, タンニン, フミン酸, フルボ酸などの植物セルロースが腐敗してできた中間体, 人工物由来である農薬, 溶剤, 除草剤, 環境ホルモンなど, 生理活性物質である細菌由来のエンドトキシンやRNaseなどの酵素類を指しています. 有機物の影響としては, 光学系で特定の波長に吸収帯を有し, 多環芳香族が含まれる場合は蛍光を発することもあります.

　③微粒子は地層由来の微小なケイ酸, 鉄さび, 有機物との複合体で, おもに微小な固形状物質の総称です. 水道水中には, $2 \sim 15\ \mu m$ 間の粒子が1 mLあたり平均100個程度含まれているとの報告もあります.

④微生物には細菌，藻類，真菌類を含みます．水道水は塩素消毒されていますが，滅菌されているわけではないので，わずかに細菌が生息しています．すなわち，水道水は塩素によって消毒，つまり病気や腐敗を起こす可能性のある生物を死滅あるいは不活性化して除去しているだけです．臨床検査で用いられている純水装置は逆浸透膜の劣化をおさえるため，最初に水道水から塩素などの成分を除去するので，細菌類の増殖の可能性が高くなります．細菌や微粒子が多く含まれる水を長期間使用すると，細菌自体や成長した細菌が作る菌膜によって自動分析装置へ物理的な影響を及ぼす可能性があります．また，細菌による二次的な問題として，細菌自身が生化学や分子生物学に影響を及ぼすような物質を合成している場合があり，それらが細菌の死骸から水に放出されて測定に影響を与えることもあります．

　このように，検査室では純水装置を設置して水道水に含まれる不純物を取り除き，臨床検査に支障が出ないレベルの水質を確保する手順と管理が必要となります．

2 純水の定義

1 ｜ 水質の指標（導電率，比抵抗，TOC）

　導電率とは，液体中での電気の流れやすさを示すもので，pHと同様に水溶液の性質を知るための重要な指標となります．水には種々の物質を溶かす性質があり，多くの場合は溶けているイオン量に比例して電気が流れやすくなります．したがって，導電率とは液体中にどれくらいのイオンが溶け込んでいるかを示す指標といえます．グルコースなど水に溶けてもイオン化しない物質（非電解質）の場合は，溶液の導電率はあまり変化しません．導電率の単位は［μS/cm］（マイクロジーメンス・パー・センチメートル）で表され，電極面積1 cm^2，電極間距離1 cmで測定した電流の流れやすさを表したものです（図Ⅴ-1）．水中にH_2O以外にイオンが存在しない場合，解離して微量のH^+とOH^-のみが存在します．これが理論純水であり，別名を超純水とよばれる状態の水で，導電率は25℃で0.0548 μS/cmになります．逆に，水の中に溶解しているイオンの量が増えると，その量に比例して電流が流れやすくなるので数値が大きくなっていきます．導電率とは反対に電気の流れにくさを表す指標を比抵抗といい，単位は［MΩ・cm］（メガオーム・センチメートル）となります．導電率と比抵抗は逆数の関係なので，比抵抗値が小さいということは，水の中に溶解しているイオンの量が多く電流が流れやすいことを意味します．

　その他の水質の指標として，水中に含まれる有機物の量を示す全有機炭素（total organic carbon：TOC）があります．これは，有機物を構成する炭素

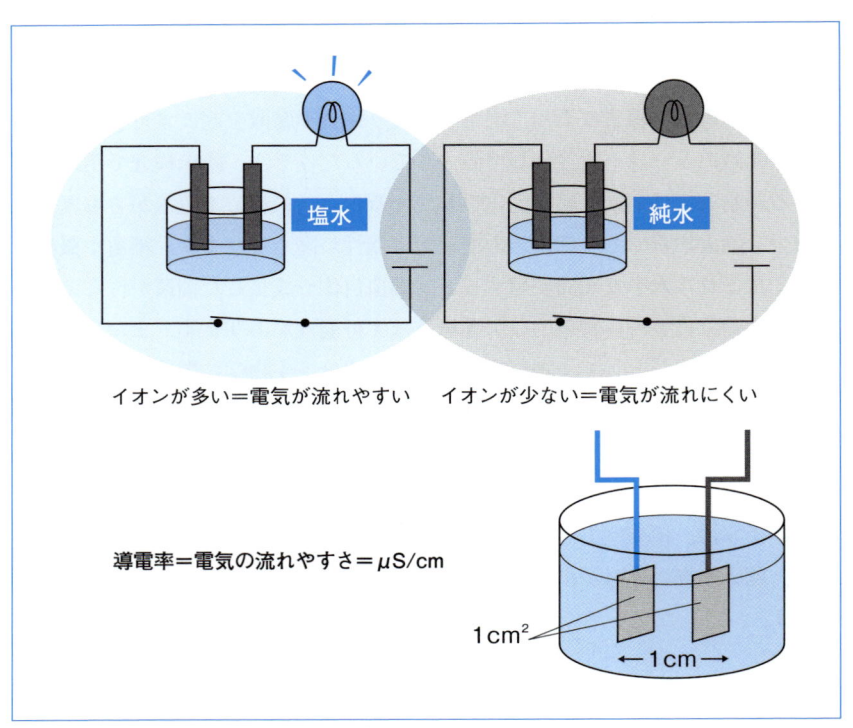

図V-1　導電率とその測定方法[1]

の量を測定し，有機物の量に関連づけることで水質を管理する指標として幅広く採用されています．TOCは，水中の有機物を酸化し，酸化された二酸化炭素を測定，炭素量に換算して算出します．単位は含有濃度により［mg/L as C］または［μg/L as C］が使われており，現在では水中の有機物を示す単位として広く認知されています．水中に含まれている有機物の量を測定する方法としては，TOC以外に生物的酸素要求量（BOD）や化学的酸素要求量（COD）という指標もあります．この2つの指標は，有機物が分解される際に酸素が消費されるという特性を利用して，微生物の酸素消費量や酸化剤の消費量により有機物の量を測定します．TOCは純水の規格や水道法での水質基準項目に用いられ，BODとCODは環境水や排水中の有機物による汚濁度合いの指標として測定されています．CODは水道法の水質管理目標項目にも含まれていますが，BOD，CODは有機物以外にも酸素を消費する物質によって測定値が変動するため，水中に含まれる有機物量の管理が厳しい純水や水道水の水質指標としてTOCが選択されています．

2 │ 臨床検査用純水規格

　臨床検査では純水が用いられます．しかし，純水の精製方法には明確な規定

表V-3　第17改正日本薬局方製薬用精製水(容器入り)規格

導電率(μS/cm@25℃)	≦2.1
TOC(ppb)	≦500
微生物限度(CFU/mL)	100

表V-4　CLSI　C3-A4で定められた純水規格(CLRW)

Specification for Clinical Laboratory Applications	
導電率	＜0.1 μS/cm@25℃（＞10 MΩ・cm@25℃）
全有機炭素(TOC)	＜500 μg/L（ppb）
生菌	＜10 CFU/mL
微粒子とコロイド	粒子径≦0.22 μmのフィルターを使用

※採水時や機器などに供給される直前に，水質測定を行う必要あり.

はなく，水道水に何らかの処理を行い，不純物を除去すれば純水とよばれます.さらに，純水の純度が高められた水は超純水とよばれ，一般的には導電率が0.0556 μS/cm以下，または比抵抗が18 MΩ・cm以上の水とされています.また，最近では超純水と純水の水質要求が高まり，TOC表記による有機物量も水質指標として定義されるようになってきました. このように，純水は精製方式により水質が著しく違うので注意が必要です. わが国では，**表V-3**に示すように日本薬局方が定める製薬用精製水の規格がありますが，日本薬局方はあくまで医薬品に対する法令であり，臨床検査で使う水については規格は統一されておらず，各分析装置メーカーの推奨するガイドラインのみで運用されています. したがって，水質の管理限界が導電率で1.0 μS/cm以下となっているメーカーもあれば，2.0 μS/cm以下としているメーカーもあるなど，標準化されていないのが現状です. ただ，多くの臨床検査室では，1.0 μS/cmを管理限界として定義し運用しているのが一般的なようです.

　一方アメリカでは，CLSI（臨床・検査標準協会）が臨床検査で使う水質の規格を定めています（**表V-4**）. CLSIの純水規格は，導電率が0.1 μS/cm以下とされており，日本薬局方の製薬用精製水の規格である2.1 μS/cm以下と比較するとかなり高い精製度が求められています. 生菌数も，日本薬局方で規定されているコロニー数の1/10以下とされており，メンブレンフィルターの孔径が0.22 μm以下のものを用いて濾過して採水することを奨励しています. 0.22 μmという孔径は，貧栄養下で培養した菌類としては最小サイズの *Brevundimonas diminuta* を濾過できるほどの能力で，孔径以上の大きさの粒子や菌の死骸なども完全に濾過されるため，細菌汚染の可能性が大きく減少します.

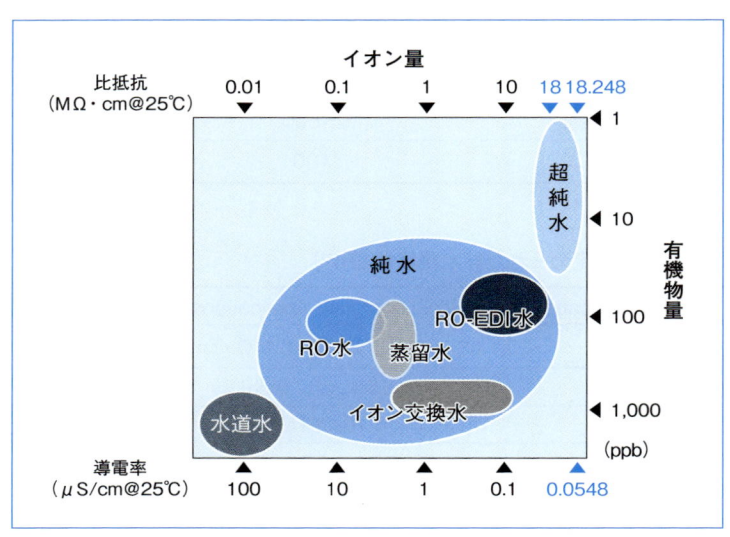

図V-2　超純水と純水[2]

3 純水の精製方法

　純水はその精製方法によって，イオン交換水，蒸留水，RO水，RO-EDI水に分類されます．これは，精製方法によって除去できる不純物が違うので，結果的に得られる水質が異なるためです．**図V-2**は，それぞれの精製方法で得られる水を無機物と有機物の量で位置づけして表したものです．横軸は導電率または比抵抗ですので，右側にいくほど電気は通りにくくなるため，水中のイオンが少ないことを意味しています．また，縦軸は有機物量（TOC）を示し，上にいくほど有機物量が少ないことになります．

　図V-2からも分かるように，純水の定義はかなり広い意味をもちます．同じ純水であっても，超純水に近いものから水道水に近いものまで，さまざまな水質のものがあります．たとえば，イオン交換水はイオンを除去しているのでイオン量は少ないですが，有機物の量は水道水とほぼ変わらないため，微生物検査に用いると検査結果に影響が出る可能性があります．ただし，検査の目的に応じた高い精製機能を備えた純水製造装置を導入しても，装置の管理が悪ければ精製される純水の質は当然低下します．したがって，臨床検査室では，導電率や比抵抗の数値を指標とした管理手順を構築して，日常的に管理することが大切です．また，水道水には細菌の繁殖をおさえるために塩素が含まれていますが，純水は塩素も取り除くために細菌が繁殖しやすくなります．検査室では，純水を洗浄瓶に入れて使用することがよくありますが，これは便利な反面，汚染の危険が高くなりますので，使用にあたっては頻繁に瓶を洗浄してから乾燥させて細菌の繁殖をおさえたり，使用目的を限定したりするなど考慮する必

要があります.

1 | RO（逆浸透膜：reverse osmosis膜）水

　半透膜で仕切られた濃度の異なる水溶液は，同一の濃度になろうとする特性をもっているので，浸透膜を通して濃度の低い水溶液から濃度の高い水溶液に水分子が移動します．これを浸透現象といいます．逆に，濃度の高い水溶液に浸透圧の差をこえる圧力を加えると，濃度の高い水溶液から水分子だけが半透膜を通して濃度の低い水溶液へ移動します．RO水とは，この仕組みを利用して，水の分子だけ希薄溶液側に押し出すことで純水を精製するものです．逆浸透膜は物理的に不純物を排除しますので，無機物，有機物，微粒子，微生物を取り除くことができます．しかし，臨床検査で使用するためには，逆浸透膜による精製だけでは無機イオンが若干残っているため不十分です．そこで，さらにイオン交換樹脂や連続イオン交換EDI（electro-deionization：電気イオン交換）などのイオン除去機構を組み合わせて一次純水を精製する必要があります．現在のポリアミド製逆浸透膜の性能は，イオンの除去率が97 〜 99％以上あるといわれていますので，純水装置内で水を精製する工程の最初に使用すると，その後の過程での水処理を効率的，効果的に行うことができます．ただし，逆浸透膜は長期の使用で膜表面に劣化が生じて除去率が低下してきますので，1年から3年ごとに交換が必要となります．

2 | イオン交換水

　イオン交換の原理は，イオン交換基と電解質溶液との間で，イオン成分が吸着と脱離を繰り返すことです．すなわち，イオン交換とは，ある物質が接触している電解質溶液に含まれるイオンを取り込んで，その代わりに自らがもつ別のイオンを放出してイオンの入れ替えを行う現象です．イオン交換樹脂は，直径約0.5 mm程度の球状であり，トビウオの卵（とびっこ）やニシンの卵（数の子）に似た形状をしています．イオン交換樹脂には，陽イオン交換樹脂（カチオン交換樹脂）と陰イオン交換樹脂（アニオン交換樹脂）があり，これらの2種類の樹脂を単独，もしくは混合して使います．陽イオン交換樹脂は，官能基がスルホン酸の強酸性で水素イオンを放出します．一方，陰イオン交換樹脂は，4級アンモニウム基が官能基の強塩基性で水酸化物イオンを放出します．放出された水素イオン（H^+）と水酸化物イオン（OH^-）が結合して水分子となります（図V-3）．このように，イオン交換方式は水中のイオン除去に特化しているため，その他の不純物の除去はできません．なお，イオン交換樹脂は飽和したら再生して繰り返し使用する再生樹脂と，一次精製した純水を極限まで精製する高純度イオン交換樹脂があり，用途によって使い分けられています．イオン交換樹脂は交換基の量が決まっているので，イオンで飽和されてしまう

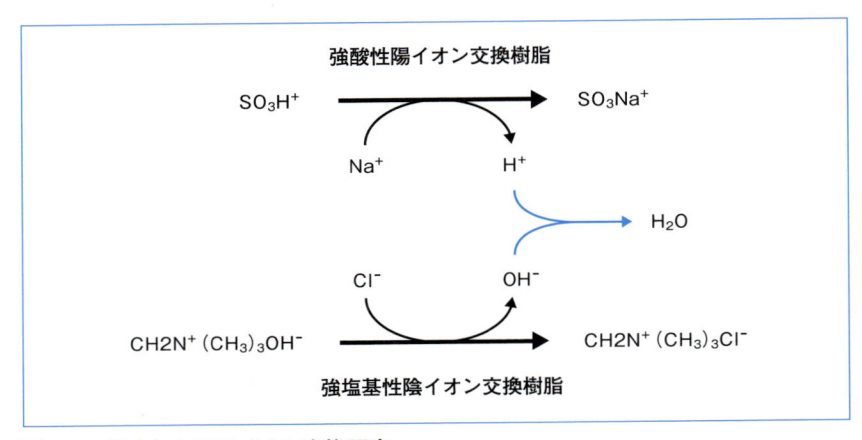

図V–3　純水におけるイオン交換反応

とそれ以上のイオンを捕捉できず，水質の悪化を招きます．臨床検査室では樹脂交換の目安として，一般的に導電率 1.0 μS/cm が基準として用いられています．また，導電率は 1.0 μS/cm をこえると急激に上昇しますので，導電率の変化を日々注意深くチェックし早めに対応することが必要です．

3 ｜ RO-EDI水

　RO水をさらに電気イオン交換（EDI）を使って精製した純水です．このEDIの構造は，**図V–4** に示すように，電極間に陽イオン交換膜（A），陰イオン交換膜（C）を交互に並べてその間にイオン交換樹脂を封入した形となります．**図V–4** の上の部分から供給水を入れて直流で電圧をかけると，イオンはいったんイオン交換樹脂にとらえられてから陽イオンは陰極側，陰イオンは陽極側に引き寄せられますが，イオン交換膜によって同じ極性のイオンは通過できないため，イオンが希釈される領域と濃縮される領域が交互に作られます．この時，希釈される領域を通過する水は純水となり，濃縮される領域を通過する水は排水となります．EDIの利点は，水を流しながらイオンを連続的に除去するため，急激に水質が低下する事態を避けられることです．さらに，イオン交換樹脂のように飽和によって頻繁に樹脂交換する必要がなく，メンテナンスとランニングコストがおさえられ，安定した水質を得ることができる点が優れています．複雑な構造であるEDI方式は，再生方式に比べて導入時のコストが高いのが欠点ですが，定期的な樹脂交換にかかわる費用がかからないため，ランニングコストは低くおさえられます．

4 ｜ 蒸留水

　蒸留水とは，蒸留という手法を用いてできた純水を指します．蒸留は，きわ

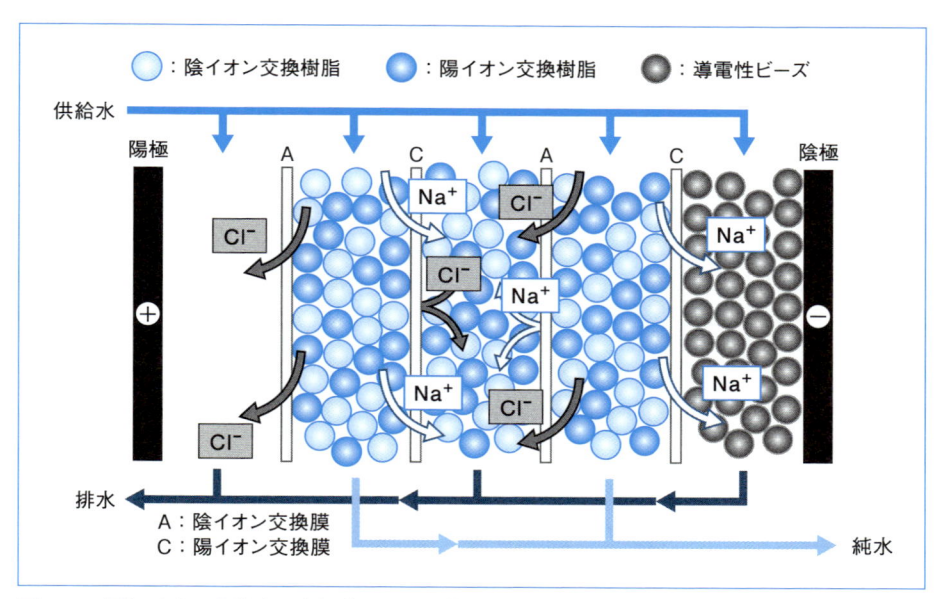

図V-4　電気イオン交換(EDI)と脱イオンの仕組み

めて古くから使われている方法で，液体に含まれる各成分の揮発性や沸点など
の物性の違いを利用して分離を行う操作です．したがって，不純物を含む水を
沸騰させ気化させてから，その蒸気を冷却して再び液化することによって精製
分離します．蒸留は，水に含まれる4種類の不純物（無機物，有機物，微粒子，
微生物）を除去できる点が最大の利点となっています．欠点としては，沸騰さ
せて気化させるという原理上，水の沸点に近い成分や水より沸点が低い成分の
分離が困難であることや，冷却部が開放系になっている場合には，大気中の二
酸化炭素，有機物，微生物などの不純物を吸い込んでしまうため，水質の劣化
を起こす可能性があります．蒸留には，常圧で行う常圧蒸留のほかに，高圧蒸
留，真空蒸留（減圧蒸留），分子蒸留などがあります．

④ 純水の殺菌と貯水

　臨床検査室には多くの自動分析装置があり，大量の純水を使用するため，精
製された純水を貯水する必要があります．前述したように，純水を精製する過
程で，水道水に含まれていた塩素などの殺菌剤が除去されてしまいますので，
栄養価の低い状態でも増殖することができる微生物が徐々に増えてきます．純
水装置における細菌対策として代表的な方法に，紫外線殺菌があります．細菌
は，紫外線が照射されると，細胞内の核酸はその光を吸収し，一部のピリミジ
ンがピリミジン二量体を形成するために，遺伝子からの転写制御が滞り，新陳

代謝に支障をきたして死に至るとされています．したがって，紫外線でただち
に殺菌されるわけではありませんが，代謝能力，増殖能力がなくなった状態に
なります．そうしたことから，紫外線殺菌は他の微生物の場合も含めて，一般
的に不活化という表現が使用されることもあります．ただし，紫外線の照射線
量が不十分だと殺菌効果が得られなかったり，細菌の種類によっては可視光が
強く照射されると活性を取り戻す現象がみられる場合もありますので，あらか
じめ紫外線ランプの強度，照射時間，菌数，水量を決めて検証しておくことが
必要です．このように，純水装置によって精製された純水は分析装置に送るま
でタンクに貯水されますが，タンク内の純水が静止していると，細菌は内壁に
増殖し菌膜まで成長することがあります．したがって，薬剤による定期洗浄や，
タンク内に紫外線ランプを設置して定期的に照射するなどの方法をとることで，
細菌の増殖を抑制します．従来の純水装置はタンクに貯めた純水を分析装置に
直接送るだけでしたが，近年では高品質な純水を供給するために，タンクに貯
めた水をさらに高純度イオン交換樹脂でのイオン最終除去，紫外線殺菌，フィ
ルター類での処理を行って分析装置に送る機能が付加されている場合がありま
す．

　近年，自動分析装置は著しく進歩して検体や試薬の微量化が進み，高感度測
定も可能になってきました．このような背景のなか，精度保証が担保された高
い品質の検査結果が求められてきています．当然ですが，臨床検査に使用する
水の純度は検査結果に大きく影響しますので，今まで以上にコストをかけてで
も，高品質な水を維持管理することが大切であると考えます．

2. 温度

　臨床化学の検査項目では，その測定原理に酵素反応を利用しているものが多
くあります．Ⅲ章 検量方法でも触れましたが，酵素活性は温度に依存するた
め，1℃の温度上昇で酵素活性は約10％増加します．そのため，自動分析装置
に搭載されている恒温槽の温度制御に異常をきたすと，多くの生化学項目に影
響が及びます．また，試薬や管理血清などを保管する冷蔵庫や冷凍庫の温度が
設定温度から大きく外れると，それらの劣化を招き，精度を保証できなくなり
ます．

　また，検査室内はさまざまな分析装置などの機器類にとって適度な環境が必
要です．室内が高温や多湿であると，温度エラーや結露などで装置に不具合を
生じる原因となります．したがって，室内，冷蔵庫，冷凍庫，自動分析装置な
どにおける適正な温度管理が重要となります．

　温度の管理には温度計を用いますが，温度確認の頻度や箇所，測定手順など

に細かな規定はないため，各検査室で管理内容を取り決めて運用します．

1 温度の単位と国際温度目盛

　温度の単位には国際単位系（SI）であるケルビン（K）とセルシウス度（℃）があります．ケルビンは絶対温度（T）ともよばれ，原子・分子の運動によって生じる熱エネルギーの大きさを温度として表しており，それらの熱運動がほとんどなくなった状態を0 K，いわゆる絶対零度と規定しています．これに対しセルシウス度（t）は，1気圧の下，氷が解ける温度を0℃，水が沸騰する温度を100℃と定義しています．ケルビンとセルシウス度との関係は次式で定義されます．

$$t(\text{℃}) = T(\text{K}) - 273.15$$

　上記の温度測定値を表すものとして，国際温度目盛が定められています．現在は，「1990年国際温度目盛」（The International Temperature Scale of 1990：ITS-90）が使われています．これは，17種類の物質（温度定点）と補間温度計によって，0.65 Kから1,300 K程度までの温度目盛が定義されており，私たちが通常使用している温度計にも反映されています．この17種類の温度定点の一つにガリウム（Ga）があり，その融点は29.7646℃であることから，日本臨床化学会の酵素活性測定における基準法の温度は30℃と定められました．

　図V–5に温度のトレーサビリティ体系を示します．国際標準であるITS-90によって定められた基準温度は特定標準器，特定二次標準器，実用標準である標準温度計を介して，私たちが使用する温度計へ伝達されています．

　1954年国際度量衡総会において，ケルビンは「水の三重点の熱力学温度の1/273.16である」と定義されていましたが，2018年11月16日にフランスで開催された国際度量衡総会にて，ケルビンの定義が水の三重点を基準とする方式からボルツマン定数（気体定数をアボガドロ定数で除した値）1.380649×10^{-23} J・K^{-1}（ジュール/ケルビン）を基準として求める方式に変更されることが決定しました．2019年5月20日より新しいケルビン基準が適用されていますが，臨床検査で利用するレベルでは特に今までと変わりありません．

2 温度計の分類

　温度計は図V–6のように分類されています．臨床検査室では，液体封入ガラス温度計やサーミスタ温度計などが多用されています．

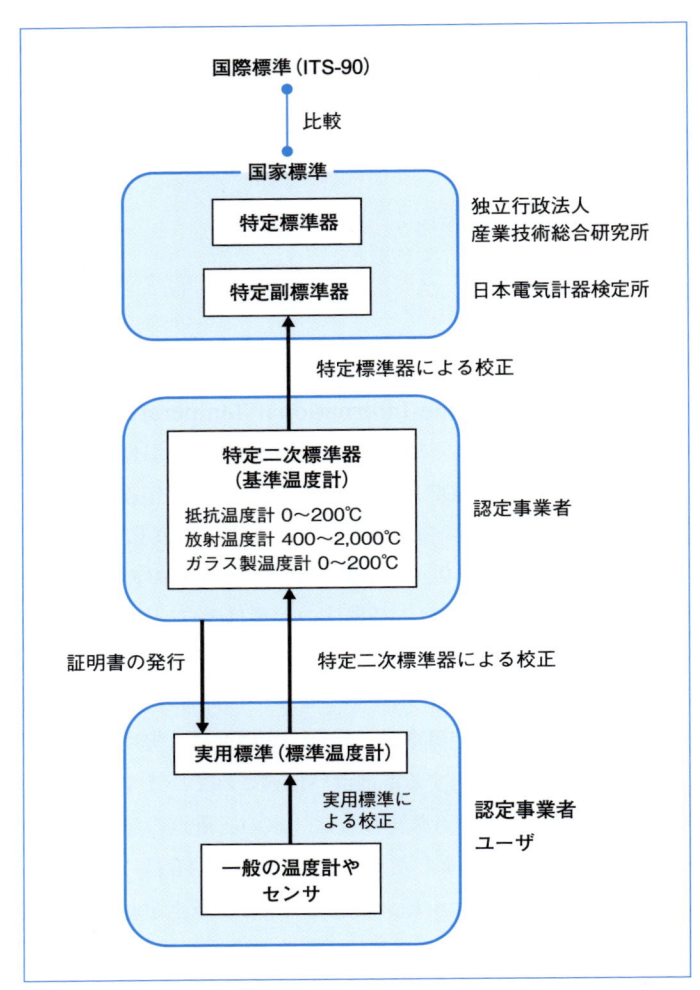

図V-5　温度のトレーサビリティ体系

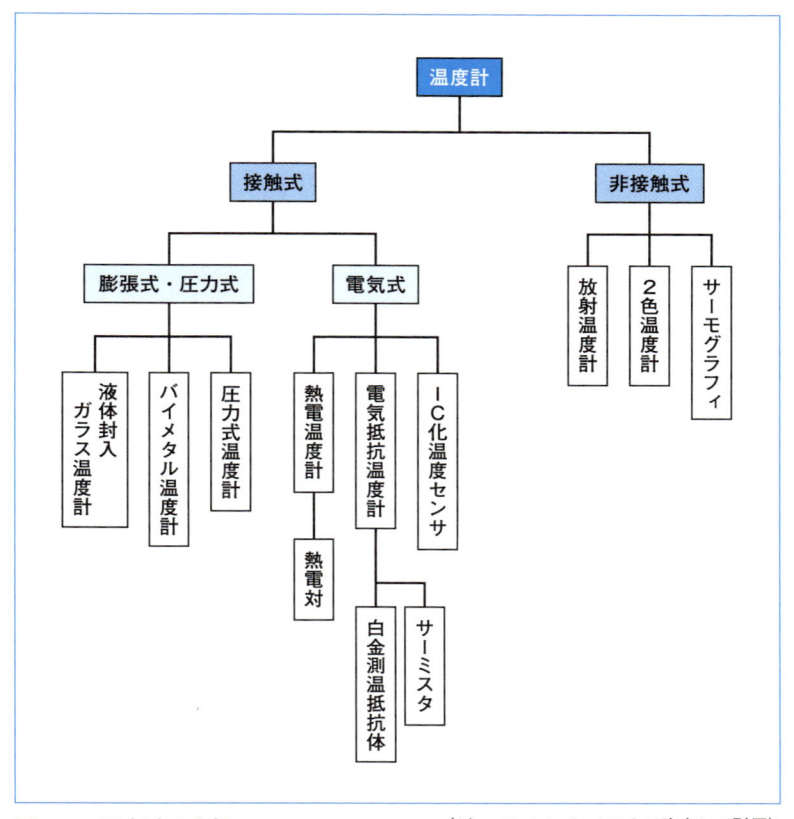

図V-6　温度計の分類　　　　（ジャパンセンサーHPより改変して引用）

3 温度計の校正と点検

　日常使用している温度計が正しい温度を示しているかを確認する作業が校正です。作業の手順自体はごくシンプルで，標準温度計の測定温度と日常使用している温度計の測定温度の差を確認します。測定の際は標準温度計と校正したい温度計を同じ環境にセットし，温度を確認します。温度計の表示自体を変えることが可能であれば，標準温度計の温度に合わせることで校正が可能と考えます。しかし，実際に表示を変更することはむずかしいと思いますので，その場合は標準温度計より示した温度が高ければ＋○℃，低ければ−◇℃と表示することでよいでしょう。また，標準温度計自体も経年劣化により精度が低下するので，定期的に校正が必要（メーカー推奨は年1回）となります。その際は専門業者に校正を依頼する必要があります。

　検査室内の室温と冷凍庫や冷蔵庫，分析装置などの温度管理を必要とする機器類の温度点検について，時間や頻度の規定はありません。したがって，各検査室で運用を決めて，それに基づき確認し記録します。室温や冷蔵庫・冷凍庫

V　精度保証にかかわる要因

の温度確認に用いる温度計は，最高最低温度計が便利です．最高最低温度計は，一定期間内の最高温度と最低温度が測定できるものです．室温や冷蔵庫・冷凍庫は，温度変化が定められた範囲内に収まっていることを確認できればよいので，最高最低温度計で対応可能と考えます．ただし，輸血用血液製剤を保管する冷凍庫と冷蔵庫は，自記温度記録計と警報機能が搭載されていなければなりませんので注意してください．最高最低温度計は，目盛式とデジタル式があるので，場所や用途によって選択しましょう．自動分析装置のセルや恒温槽内のような，狭い，小さな場所の温度を測定する場合には，サーミスタ温度計が便利です．サーミスタ温度計は感度がよく，センサ素子が小さいため，前述のような環境での温度測定に適しています．

4 自動分析装置の温度管理

1 | 反応セル内温度の確認方法

pH指示薬を用いてセル内温度をモニタリングする方法があります．温度の正確性は参考値程度ですが，セル内温度の変化はモニタリング可能です．

余談ですが，酵素系（ASTなど）項目を測定することでも，温度のズレを推定することが可能です．温度が1℃違うと，その活性値は10%弱程度変わります．もし，正しく調製されたQC試料などで活性値が数%以上変わった場合は，サンプリング性能など他の要因のほかに，恒温水温度に異常がないか確認してみましょう．

　反応セルは高速で回転しているため，反応セル内の温度を直接測定することは困難です．そこで，反応セル周囲の恒温槽の温度が37℃であることを確認することで代用します．分析装置メーカーによって，ウォーターバス，エアーバス，オイルバスと恒温槽内に充填している溶媒がいくつかあるなかで，ここではウォーターバス（恒温水）について述べます．

　装置の電源が入ってある程度の時間（30分程度）が経過して装置の温度が適正な値を表示していることを確認した後，動作を停止した状態で恒温槽内の水に温度計計測部をしっかりと浸すように入れて測定します．外部からの温度の影響を受けないことが大切です．使用する温度計の精度は±0.1℃あればよいでしょう．

　この方法で問題なのは，装置が稼働している最中の温度変化を確認できないことですが，装置の温度コントロールは独立した系であり，ここが異常をきたす場合，装置の調整の不具合や温度コントロール部の故障が原因であることが多いので，装置自体の不具合がなければ，停止中の恒温槽の温度を確認することでも問題はないと考えられます．

2 | 試薬庫温度の確認方法

　試薬庫は恒温槽の温度管理ほどの精度は必要ありません．多くの試薬は保管温度が2〜10℃程度に指定されているので，装置内の試薬庫の温度も10℃以下に管理することが望ましいでしょう．一般に，15℃をこえると食品では細菌の増殖が進むとされていることから考えると，15℃が管理限界と考えられます．温度計は−10〜30℃の範囲が測定できるものを選択するとよいと考えます．ガラス棒温度計でよいですが，最近では安価で手に入るデジタル温度計が便利

です.

　温度確認は，試薬庫内が十分に冷えて安定した状態で実施します．試薬庫内が均一に保冷されていることを確認するため，庫内の複数箇所を計測します．計測時には，試薬庫の蓋はできるだけ閉じて試薬庫内温度の上昇をおさえるように工夫しましょう．

3. 重さ

　重さを表すものとして，質量と重量があります．質量は物質の量を表し，重量は物質にかかる重力の大きさを表します．質量が $1\,kg$ の物質は地球上でも無重力空間でも $1\,kg$ ですが，重量は地球上では $1\,kg$ でも無重力空間では $0\,kg$ となります．地球上でも場所によってわずかながら重力が異なるため，重量が異なります．つまり，重量は質量と重力の積ということになります．日常生活では，質量と重量は同じように用いていますが，高い精度を必要とする分析化学測定では，重力によって変動する重量ではなく，物質として一定量を表す質量を用いています．

１ 質量の基準

　従来，質量の基準である $1\,kg$ は，フランスにある国際キログラム原器（白金90%，イリジウム合金10%）によって規定されていました．このキログラム原器を基に作られた複製が日本の独立行政法人産業技術総合研究所に保管され，これを頂点とした質量のトレーサビリティ体系が構築されています（図V–7）.

　現在，一般ユーザーがトレーサビリティの確認に使用できる分銅はJCSS標準分銅です．JCSSとはJapan Calibration Service Systemの略で，独立行政法人製品評価技術基盤機構がISO 17025に準拠した技術能力やトレーサビリティを備えていると認定した校正事業者を登録する制度のことです．このJCSS登録事業者が校正を行った標準分銅をJCSS標準分銅といいます．JCSS標準分銅を使用して電子天秤の校正を実施すると，その校正結果は国家計量標準へつながることとなります．

　長年質量の基準となってきた国際キログラム原器ですが，近年このキログラム原器の質量がわずかに増加していることがわかり，より精度の高い基準が求められていました．そして，2018年11月16日にフランスで開催された国際度量衡総会において，プランク定数を基準とした方法によって定めることと決定され，2019年5月20日より，新たな基準による $1\,kg$ が世界で用いられるこ

新たなキログラムの基準
キログラムはプランク定数の値を正確に $6.62607015 \times 10^{-34}\,Js$（ジュール・秒）と定めることによって設定されます.

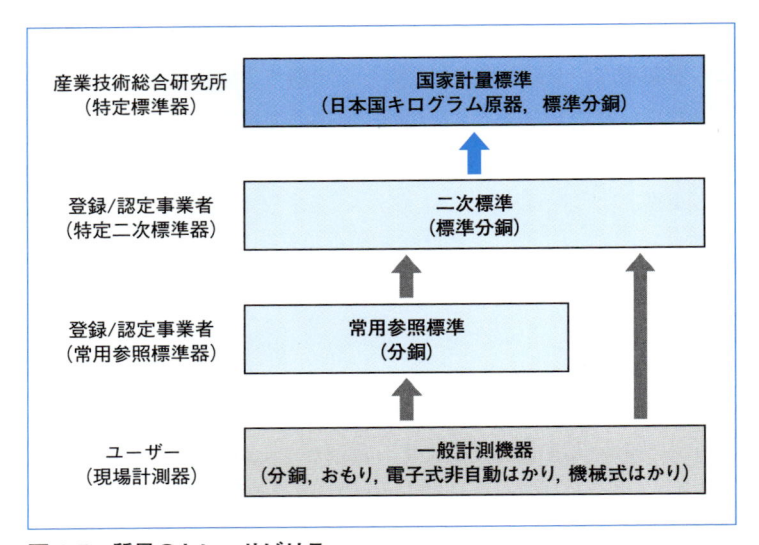

図V-7　質量のトレーサビリティ
(独立行政法人製品評価技術基盤機構(NITE)認定センター)

とになりました．ただし，臨床検査で必要とされるレベルの精度においては特に何も変わらず，1 kgは1 kgのままです．

2 天秤の種類

化学分析で用いられる天秤は大きく2つに分けられます．

1｜物理天秤

上皿天秤，化学天秤（直示天秤）などがあります．上皿天秤は，2カ所の皿の一方に測定対象物，もう片方に分銅を載せて釣り合わせて質量を計ります．直示式は，天秤に内蔵された複数の分銅を使用して釣り合わせて質量を直接表示させます．

物理天秤は分銅が正確ならば質量を直接計量できますが，手もちの分銅によって計量できる範囲が限られる，釣り合わせるのに手間がかかることなどから，最近ではあまり使用されていません．

2｜電子天秤

電子天秤には，ロードセル型（電気抵抗型），電磁式（電磁力平行式）などがあります．ロードセル型は構造が簡単で値段も安いというメリットがありますが，電磁式より精度が劣るというデメリットがあります．一方，電磁式は精度もよく，比較的手に入りやすい価格になっており，化学分析での質量計測に

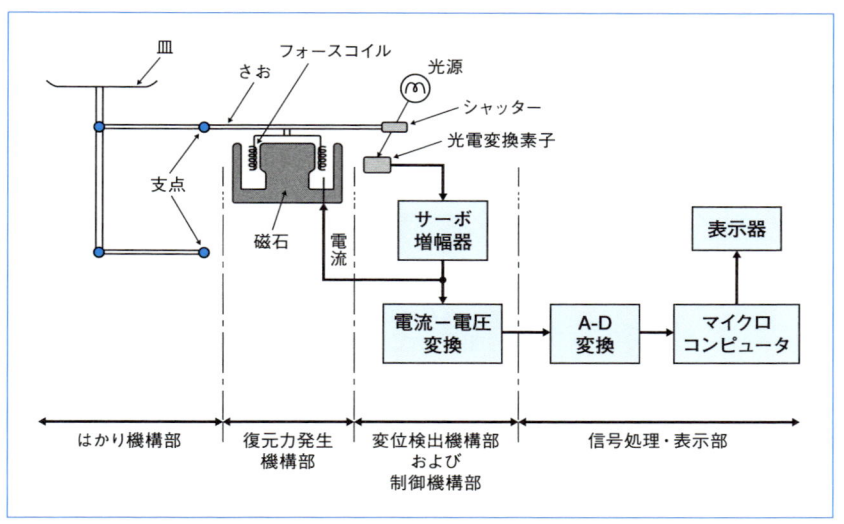

図V-8　電子天秤の構成

(宮下文秀："はかる"ための基礎知識. 質量, 容量の正確な計量. ぶんせき, 1：2 ～ 10, 2008より)

も多く使用されています.

3 電子天秤（電磁式）の原理

　図V-8に電子天秤の構成を示します. 電子天秤の測定原理は, フレミングの左手の法則が元になっています. 復元力発生機構部にある磁石中のフォースコイルに電流が流れると, 発生する電磁力によりコイルに下向きの力が作用し, 右側のさおが下向きに動きます. この力が物理天秤の分銅の役目を果たします. 秤量皿の上に被測定物を載せ電流を流すと, 変位検出機構部と制御機構部によってちょうど釣り合うように自動的に電流を調節します. そしてちょうど釣り合った時, コイルに発生する力Fと荷重Wは等しいので, この時の電流の大きさから物の重さが算出できます.

4 電子天秤の誤差要因

1｜重力

　電子天秤は物理天秤と異なり, バランスをとるための電磁力は重力に依存しません（**図V-9**）. 重力は場所によって異なるため, 同じ質量の物質でも被測定物にかかる重力に応じて必要な電流が変わるため, 同じ質量の物質であっても表示される重量が変わってしまう, つまり電子天秤の感度が変わるのです. たとえば, 100 gの分銅を東京と札幌で計量する時, 東京でのみ感度校正した

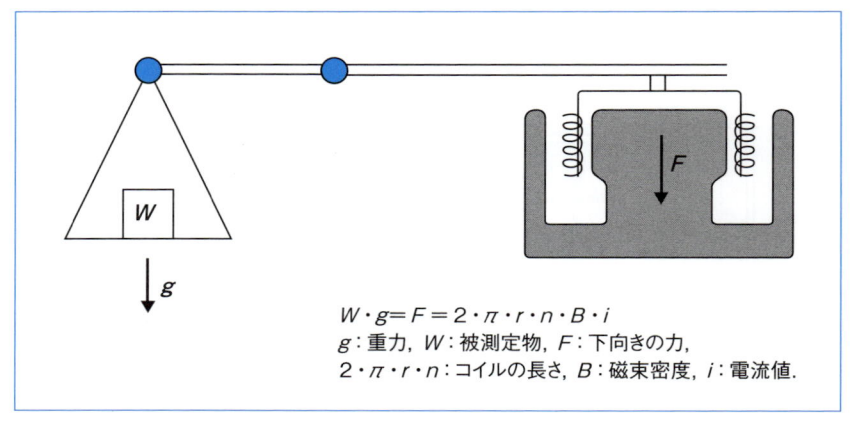

$$W \cdot g = F = 2 \cdot \pi \cdot r \cdot n \cdot B \cdot i$$
g：重力，W：被測定物，F：下向きの力，
$2 \cdot \pi \cdot r \cdot n$：コイルの長さ，$B$：磁束密度，$i$：電流値．

図V-9　電子天秤の原理

（宮下文秀："はかる"ための基礎知識．質量，容量の正確な計量．ぶんせき，1：2〜10, 2008より）

表V-5　使用地域による電子天秤の感度誤差

使用地	重力加速度 $g(cm/s^2)$	100 g分銅の測定 （東京で感度校正）
札幌	9.805	100.07 g
東京	9.798	100.00 g
鹿児島	9.795	99.97 g

　電子天秤を札幌で校正せずに使用すると100.07 gと表示され，＋0.07 gの誤差を生じます（**表V-5**）．このため，精密電子天秤のように分解能が数万分の1から数百万分の1となる高精度のものでは，実際に使用する場所に設置して，その都度校正しなければ，正確な質量を得ることができません．

2 │ 温度，気流

　温度変化が電磁力を発生させる磁石に対してわずかながら影響を及ぼすため，計量の誤差が生じます（**表V-6**）．そのため，高分解能の電子天秤では，室温が変わるたびに感度校正が必要となります．また，電源を入れた直後は天秤そのものの温度が不安定なので，感度校正は電源を入れてから十分に時間をおいて，計量直前に実施します．

　また，測定室内の空気の対流が直接秤量皿に当たることによっても計量誤差を生じるので，エアコンの送風口の近くには天秤を設置しないようにします．秤量皿に囲いがあるタイプの天秤を用意するとさらによいでしょう．温度，気流が安定した室内の環境に，天秤自体はもちろん，計量に用いる試料や風袋もなじませてから使用します．

表V–6　温度変化による電子天秤の感度変化と測定誤差

表示桁数	秤量／最小目盛り	感度の温度係数	5℃変化時の誤差
5桁	200 g/10 mg	10〜20 ppm/℃	200 gで10〜20 mg （1〜2目盛り）
6桁	200 g/1 mg	2〜3 ppm/℃	200 gで2〜3 mg （2〜3目盛り）
7桁	200 g/0.1 mg	1〜2 ppm/℃	200 gで1〜2 mg （10〜20目盛り）
7桁	40 g/0.01 mg	1〜2 ppm/℃	40 gで0.2〜0.4 mg （20〜40目盛り）

（宮下文秀：“はかる”ための基礎知識．質量，容量の正確な計量．ぶんせき，1：2 〜 10, 2008より）

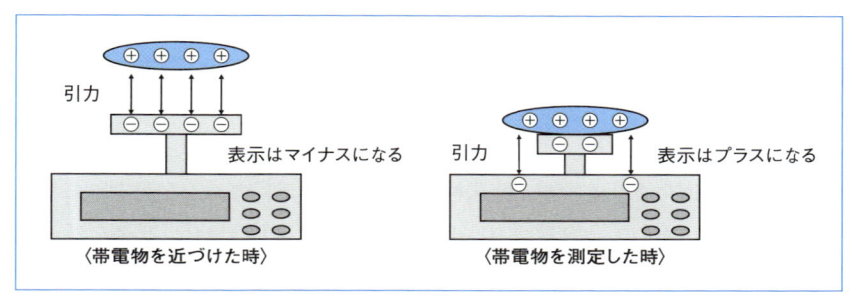

図V–10　静電気による影響　　　　　　　　　　　　　　（エー・アンド・ディHPより）

3 ｜ 静電気

　電子天秤には磁石が使用されているので，静電気を帯びた物質を計量すると計量値に誤差を生じます（**図V–10**）．湿度が低く乾燥した冬場などは，帯電した作業者によっても誤差を生じるので注意しなければなりません．対策は，除電をする，湿度を50%以上に保つ，帯電防止剤を塗布するなどがあります．

4 ｜ 振動

　電子天秤は振動，とくに低周波の振動によって測定値が不安定になります．地震や，ビルの2階以上のフロア，地盤の弱い土地で風の強い日などでは振動が発生しやすいので，電子天秤は除振台に設置する，1階の壁沿いに設置するなどの対策を講じましょう．

5 ｜ 浮力

　空気にも約1.2 mg/cm^{3}の密度があり，大気中でも浮力が働くので，大気中に存在する物質は浮力分だけ軽く計量されます．電子天秤は分銅（密度8.0 g/cm^3）で校正されるので，被測定物の密度が分銅の密度より小さい場合，その差の分だけ軽く計量されます．そのため，天秤の表示値は，分銅の密度と同

じ物質を計量する時は正確ですが，密度の差が大きいと誤差も大きくなります．浮力の影響が大きい場合は浮力補正を行います．空気の密度ρ（g/cm^3），試料の密度d（g/cm^3），分銅の密度d_w（g/cm^3）の時，浮力補正係数Kと浮力補正後の質量m，天秤の表示値m'の関係は次式で表されます．

$$K = 1 + \rho \left(\frac{1}{d} - \frac{1}{d_w} \right)$$

$$m = Km'$$

　空気の密度ρについては，4.体積計 **❸** ホールピペットの校正 校正の手順⑧（p.185）を参照して下さい．

　たとえば，25℃，1気圧（1,013 hPa）の時，密度1 g/cm^{3}の水の浮力補正係数は0.0010なので，1.0000 mgと表示されても実際の重量は1.0010 mgあるということになります．この浮力の影響を補正するかどうかは，その分析が要求される精度によりますが，臨床検査では，電子天秤のおもな用途であるピペットの検定において，容量が10 μLをこえるピペットの場合，必要なはかりの分解能は0.01 mg以上であることから補正は必要ないと考えます．

5 電子天秤の点検方法

　天秤の点検・検査には，日常点検，定期点検，定期検査の3つがあります．日常点検は天秤を使用する前に行う事前点検，定期点検は一定の期間または使用期間を定めて行う点検，定期検査は点検項目を増やして年1回程度行う点検のことです．一般的に日常点検と定期点検は担当者，定期検査は管理者が行います．

　図V–11の電子天秤を例に，実際の点検方法を説明します．

1 │ 点検内容
　①日常点検
　・計量皿やその周辺が清潔に保たれているかを確認
　・水平に設置されているかを確認
　・ゼロ点に戻ることを確認
　・普段計量している重量の分銅の重量表示を確認
　②定期点検
　・秤量（計量できる最大値）の分銅の重量表示を確認
　・秤量の1/2の分銅の重量表示を確認

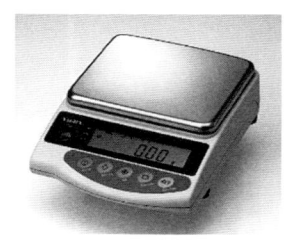

秤量（計量できる最大値）：600 g
目量（最小表示単位）：0.01 g
普段計量している重量：300 g
点検基準：±0.02 g以内
（点検基準は，一般的に目量の2倍以内）

図V-11　高精度電子天秤タイプ

③定期検査
・再現性の確認
・偏置誤差（後述）の確認
・直線性（正確さ）の確認

2 ｜ 分銅の選択

①日常点検で使用する分銅の質量

普段計量している重量（頻繁に使用する重量）の確認　⇒　300 g

②定期点検で使用する分銅の質量

秤量と秤量の1/2の重量の確認　⇒　600 gと300 g

③定期検査に使用する分銅の質量

・再現性の確認：秤量の重量　⇒　600 g
・偏置誤差：秤量の1/3の重量　⇒　200 g
・直線性（正確さ）：秤量の5または6等分した各点の重量　⇒　100 g,
200 g, 300 g, 400 g, 500 g, 600 g

④分銅の選択

分銅は質量，形状，材質，等級を選択します．

まず，質量の選択で考えなければならないことは，電子天秤の性能に対して分銅の許容誤差が無視できる程度の値の分銅を選択するということです．そのため，分銅の最大許容誤差は電子天秤の目量（最小表示単位）の1/3以下にします．

分銅の形状は，おもに5種類あります．**図V-12**に分銅の種類と質量，等級を示します．

分銅の材質は，ステンレス製，黄銅クロムメッキ製，鋳鉄製，洋銀製，アルミ製があります．円筒型，円盤型はステンレス製と黄銅クロムメッキ製の2種類，枕型はステンレス製と鋳鉄製の2種類，板状はステンレス製と洋銀製（5 mg以下はアルミ製）がありますので，それぞれ使用環境や耐久性，コストから選択します．

分銅の等級は，**表V-7**のようにJIS B 7609により定められています．

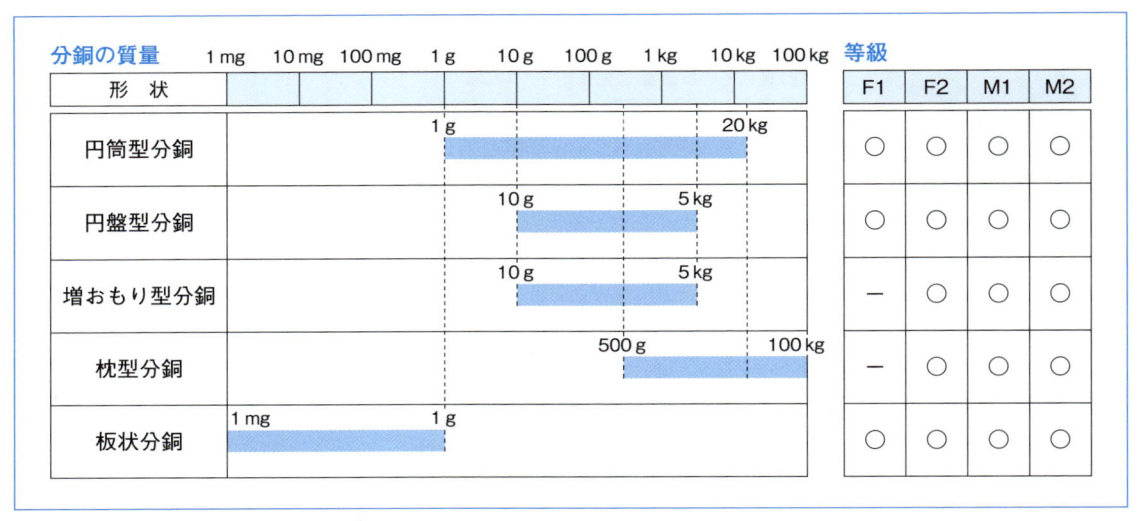

図V–12　種類別分銅の質量と等級[4]

円筒型：一般的に広く知られている形の分銅．円盤型：取り扱いが容易で，複数積み重ねることができる分銅．増おもり型：ズレ防止の段・溝つきで複数個積み重ねが可能な分銅．枕型：握る部分があり，持ち運びが容易で積み重ねも簡単な分銅．板状：板状の小質量（1 mg～1 g）の分銅．

表V–7　分銅の等級と最大許容誤差

単位：mg

表す量	F1級（特級）分銅	F2級（1級）分銅	M1級（2級）分銅	M2級（3級）分銅
20 kg	100	300	1,000	3,000
10 kg	50	160	500	1,600
5 kg	25	80	250	800
2 kg	10	30	100	300
1 kg	5.0	16	50	160
500 g	2.5	8.0	25	80
200 g	1.0	3.0	10	30
100 g	0.50	1.6	5.0	16
50 g	0.30	1.0	3.0	10
20 g	0.25	0.80	2.5	8.0
10 g	0.20	0.60	2.0	6.0
5 g	0.16	0.50	1.6	5.0
2 g	0.12	0.40	1.2	4.0
1 g	0.10	0.30	1.0	3.0
500 mg	0.080	0.25	0.8	2.5
200 mg	0.060	0.20	0.6	2.0
100 mg	0.050	0.16	0.5	1.6
50 mg	0.040	0.12	0.4	—
20 mg	0.030	0.10	0.3	—
10 mg	0.025	0.080	0.25	—
5 mg	0.020	0.060	0.20	—
2 mg	0.020	0.060	0.20	—
1 mg	0.020	0.060	0.20	—

表V-8　分銅の組み合わせと等級

点検・検査する重量	日常点検	定期点検	定期検査	分銅の組み合わせと等級	最大許容誤差
100 g			○	100 g分銅F1級	± 0.50 mg
				100 g分銅F2級	± 1.6 mg
200 g			○	200 g分銅F2級	± 3.0 mg
				100 g分銅F2級 2個	± 1.6 mg × 2 = ± 3.2 mg
300 g	○	○	○	100 g分銅F1級 3個	± 0.5 mg × 3 = ± 1.5 mg
				200 g分銅F1級 + 100 g分銅F2級	± 1.0 mg + ± 1.6 mg = ± 2.6 mg
400 g			○	200 g分銅F1級 2個	± 1.0 mg × 2 = ± 2.0 mg
				200 g分銅F1級 + 100 g分銅F1級　2個	± 1.0 mg + ± 0.5 mg × 2 = ± 2.0 mg
				100 g分銅F1級 4個	± 0.5 mg × 4 = ± 2.0 mg
500 g			○	500 g分銅F1級	± 2.5 mg
				200 g分銅F1級2個 + 100 g分銅F1級	± 1.0 mg × 2 + ± 0.5 mg = ± 2.5 mg
				200 g分銅F1級 + 100 g分銅F1級　3個	± 1.0 mg + ± 0.5 mg × 3 = ± 2.5 mg
				100 g分銅F1級 5個	± 0.5 mg × 5 = ± 2.5 mg
600 g		○	○	500 g分銅F1級 + 100 g分銅F1級	± 2.5 mg + ± 0.5 mg = ± 3.0 mg
				200 g分銅F1級 3個	± 1.0 mg × 3 = ± 3.0 mg
				100 g分銅F1級 6個	± 0.5 mg × 6 = ± 3.0 mg

　今回，例として取り上げた秤量600 g，目量0.01 gの電子天秤の点検・検査に使用する分銅の組み合わせと等級を表V-8に示します．秤量600 g，目量0.01 gの電子天秤なので，最大許容誤差は0.0033 g（3.3 mg）となります．分銅を組み合わせる場合，それぞれの分銅がもつ最大許容誤差を合計して±3.3 mg以内に収めなければなりません．最大許容誤差範囲内であれば，等級が混在しても構いません．自施設の運用やコストにあわせて選択します．

3 ｜ 分銅を使用するうえでの注意点

　①分銅は電子天秤の設置室の温度に慣らしてから使用する

　電子天秤が設置されている部屋と分銅の保管場所の温度が異なると，計量の際に対流が起きて誤差を生じることがあります．分銅は電子天秤が設置されている部屋に保管しましょう．

表V-9　点検・検査に使用する分銅の選択

〈日常点検に使用する分銅（点検重量：300 g）〉

分銅の種類	分銅の等級	形状	材質と数量
100 g	F1	円筒型	ステンレス製3個

〈定期点検に使用する分銅（点検重量：600 gと300 g）〉

分銅の種類	分銅の等級	形状	材質と数量
100 g	F1	円筒型	ステンレス製1個
200 g	F1	円筒型	ステンレス製1個
500 g	F1	円筒型	ステンレス製1個
または			
100 g	F1	円筒型	ステンレス製6個

〈定期検査に使用する分銅（検査重量：100 g, 200 g, 300 g, 400 g, 500 g, 600 g）〉

分銅の種類	分銅の等級	形状	材質と数量
100 g	F1	円筒型	ステンレス製1個
200 g	F1	円筒型	ステンレス製2個
500 g	F1	円筒型	ステンレス製1個
または			
100 g	F1	円筒型	ステンレス製6個

②分銅に素手で触れない

　素手で触れると皮脂や汗が付着することにより質量が変化するデリケートなものなので，分銅を傷つけないように，木製のピンセットか，先端に樹脂やゴムのカバーがついたピンセットを使用して，ていねいに扱いましょう．

③分銅を滑らせたり，ぶつけたりしない

　計量皿の上で分銅を滑らせると，分銅の底面が減る原因になります．また，ぶつけると分銅の一部が欠ける可能性があります．質量を変化させるような扱いは避けましょう．

④分銅は湿気やほこりの少ないところに保管する

　ほこりの付着やさびの発生は質量が増加する原因となります．分銅は，専用の防湿保管庫に保管することを推奨します．また，持ち運びの際は専用ケースを使用しましょう．

4 ｜実際の点検

　電子天秤の秤量と目量，普段計量している重量，点検基準を確認しておきます．今回使用する分銅を表V-9に示します．日常点検で100 g F2級1個と200 g F1級1個という選択もありますが，定期点検で100 g F2級の分銅を使用すると最大許容誤差をこえてしまうため，すべてF1級分銅で準備します．

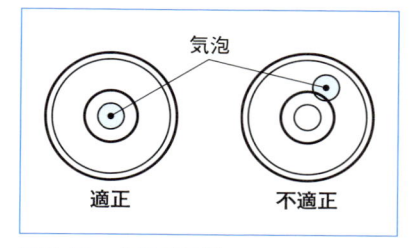

図V-13　水平の確認

1）日常点検

点検1）計量皿やその周辺が清潔に保たれているかを確認

　計量皿やその周辺に汚れや異物がないかを点検します．汚れや異物が付着している場合は，汚れなどが内部に入らないようにきれいに取り除きます．

点検2）水平に設置されているかを確認（**図V-13**）

　天秤本体についている水平器の気泡が中心から外れている場合は，電子天秤のアジャスタを調整します．各アジャスタが台から浮いているものがないようにします．

点検3）ゼロ点に戻ることを確認

　電子天秤のゼロボタンを押してゼロ点の設定後に分銅などを数回載せては降ろすことを繰り返し，降ろした時には0.00 g表示がされることを確認します．

点検4）普段計量している重量の分銅の重量表示を確認

　・電子天秤の重量表示が0.00 gであることを確認します．

　・300 gの分銅を用意します．

　・300 gの分銅を計量皿に載せ，重量表示が299.98 ～ 300.02 gの範囲内であることを確認します（点検基準が±0.02 g以内のため）．

　・分銅を降ろして重量表示が0.00gとなることを確認します．

2）定期点検

点検1）秤量の分銅の重量表示を確認

　手順は日常点検の4）と同様に実施します．

　秤量は600 gなので，重量表示が599.98 ～ 600.02 gの範囲内であることを確認します（点検基準が±0.02 g以内のため）．

点検2）秤量の1/2の分銅の重量表示を確認

　手順は日常点検の4）と同様に実施します．

　秤量の1/2は300 gなので，重量表示が299.98 ～ 300.02 gの範囲内であることを確認します（点検基準が±0.02 g以内のため）．

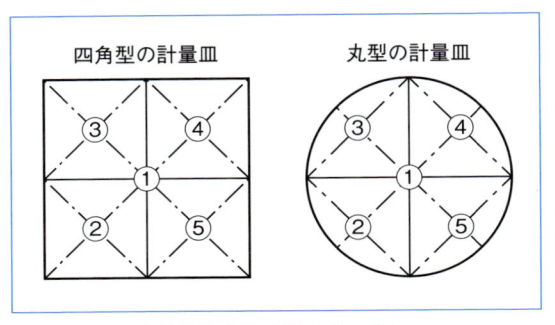

図V–14　偏置誤差の分銅を載せる位置

図中の計量皿：
四角型の計量皿／丸型の計量皿

3）定期検査

検査1）再現性の確認

　秤量の1/2および秤量の分銅を載せ，重量表示の確認を3回以上繰り返し，検査基準範囲内であることを確認します．

　手順は日常点検の4）と同様に実施します．

　秤量の1/2は300 g，秤量は600 gなので，それぞれの分銅の重量表示が299.98 ～ 300.02 g，599.98 ～ 600.02 gであることを確認します（検査基準が±0.02 g以内のため）．これを3回以上繰り返します．

検査2）偏置誤差の確認

　偏置誤差は四隅誤差ともいい，秤量の1/3の分銅を**図V–14**に示す計量皿の中心①と四隅②～⑤の位置に載せて，各点の重量表示が検査基準範囲であることを確認します．

　・電子天秤の重量表示が0.00 gであることを確認します．

　・秤量の1/3である200 gの分銅を用意します．

　・200 gの分銅を計量皿の①の位置に載せ，重量表示が199.98 ～ 200.02 gの範囲内であることを確認します（検査基準が±0.02 g以内のため）．

　・分銅を降ろして重量表示が0.00 gとなることを確認します．

　・次に200 gの分銅を計量皿の②の位置に載せ，199.97 ～ 200.03 gの範囲内であることを確認します（偏置誤差の検査基準が±0.03g以内のため）．

　・分銅を降ろして重量表示が0.00 gとなることを確認します．

　・同様の操作を③から⑤まで時計回りに実施します．

検査3）直線性（正確さ）の確認

　秤量を5等分から6等分した重量の分銅をそれぞれ計量皿の中央に載せて，各分銅の重量表示が検査基準範囲内であることを確認します．

　・電子天秤の重量表示が0.00 gであることを確認します．

　・秤量600 gを6等分した場合，600 g，500 g，400 g，300 g，200 g，100 gの重量で確認するので，100 gの分銅を1個，200 gの分銅を2個，500 gの

左側欄外：

偏置誤差の検査基準は，一般的に負荷した重量が2,000目量までなら目量の±2倍以内，それをこえると±3倍以内とします．例の電子天秤は目量0.01 gで荷重が200 gなので20,000目量となり，2,000目量をこえるので検査基準は目量の±3倍以内となります．

分銅を1個用意します．

・100 gの分銅を1個載せ，重量表示が99.98 ～ 100.02 gの範囲内であることを確認します（検査基準は ± 0.02 g以内のため）．

・100 gの分銅を降ろし，電子天秤の重量表示が0.00 gであることを確認します．

・次に200 gの分銅を載せ，重量表示が199.98 ～ 200.02 gの範囲内であることを確認します．このように，300 ～ 600 gについても同様に，目的重量の分銅を載せて，重量表示が分銅の重量 ± 0.02 g以内であることを確認します．

5 │ 点検で誤差が発見された時

各点検や検査が終了したら，実施日や実施内容，担当者などの結果を記録しておきます．もし，各点検での結果が基準値をこえた場合，取扱説明書などにしたがって再調整を行って再度点検を実施し，基準値内になることを確認します．ユーザーが再調整を行っても基準値内にならない時は，メーカーに修理を依頼します．

4. 体積計

体積計とは，一定の体積の液体を量り取る器具で，メスシリンダー，メスフラスコ，ピペット，微量ピペット，ビュレットが含まれます（**図V–15**）．現在は試薬を自家調製することが少なくなったので，メスシリンダーやメスフラスコを使用する機会も減少しましたが，微量ピペットは試料の分注や希釈操作などに多く利用されています．ここではおもにピペット，微量ピペットについて記載します．

1 種類

体積計には，容器内に入っている液体の体積の目盛りがついている受用（うけよう）と，容器外に出した液体の体積の目盛りがついている出用（だしよう）の2種類があります．受用測容器にはE（einguss），In（internal），TC（to contain）が，出用測容器にはA（ausguss），Ex（external），TD（to deliver）が記されています．1つの体積計が受用と出用の両用可能な場合，上方に出用の標線，下方に受用の標線がついています．

ピペットは出用体積計で，ホールピペット，メスピペット，微量ピペットがあります．ホールピペットは，標線が1本のみで，液体をこの標線まで吸い，全量排出すると表示体積量の液体が採取できます．

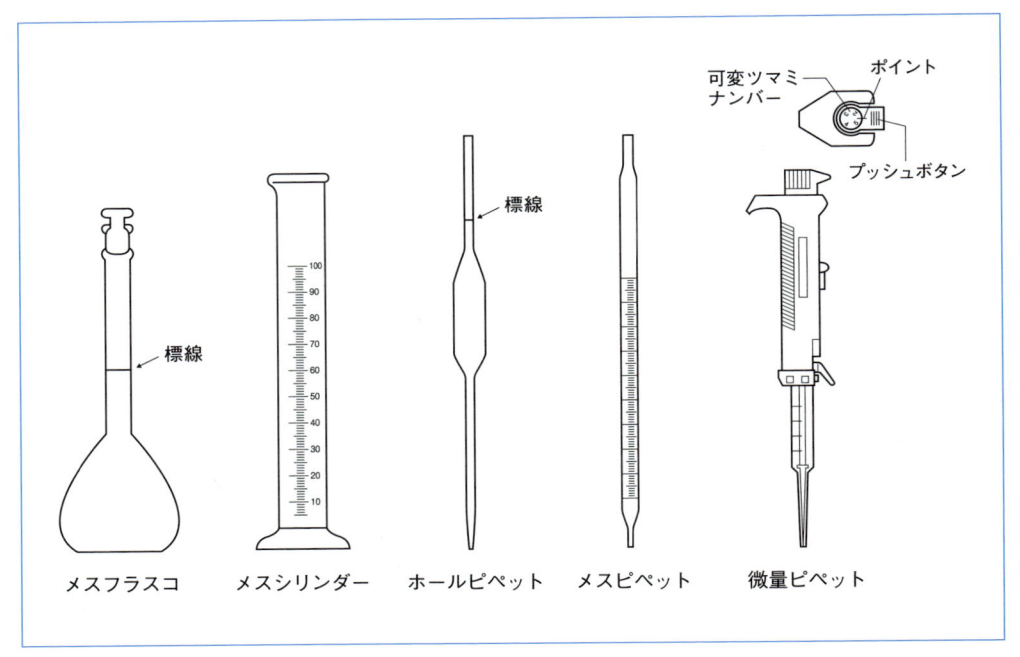

図V-15　体積計

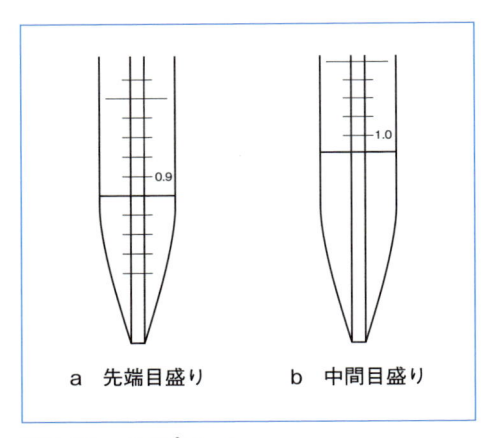

図V-16　メスピペット

　　メスピペットは細かく目盛りが刻まれており，任意の体積の液体を採取する際に使用されます．メスピペットには先端目盛り（**図V-16a**）と中間目盛り（**図V-16b**）のものがあります．先端目盛りはメスピペットの先端まで目盛りが刻まれており，最後まで液体を出し切って使用します．中間目盛りはメスピペット先端の少し上で目盛りが切れており，その部分まで排出して使用します．微量ピペットはピストンの上下動作によって微量の液体を量り取り，全量を排出して使用します．

表V-10 質量計測器

被試験器の設定容量	はかりの要求性能		
V	分解能 [mg]	繰返し性および直線性 [mg]	測定の標準不確かさ [mg]
1 μL≦V≦10 μL	0.001	0.002	0.002
10 μL<V≦100 μL	0.01	0.02	0.02
100 μL<V≦1000 μL	0.1	0.2	0.2
1 mL<V≦10 mL	0.1	0.2	0.2
10 mL<V≦20 mL	1	2	2

　ピペットの校正とは，表示容量と実際に分注された容量との差を測定し証明することを指します．臨床検査では，試薬の調製，標準物質や管理試料の溶解，検体希釈など，さまざまな場面でピペットを使用します．そのため，ピペットの分注量の誤差は検査データの精度に直結する要因となるので，ピペットの校正はとても重要な作業になります．

2 微量ピペットの校正

　微量ピペットには，空気置換式および直接置換式のシングルチャネルおよびマルチチャネルがありますが，ここでは空気置換式シングルチャネル微量ピペットの校正について記載します．また，マルチチャネル微量ピペットはシングルチャネルの集合として考え，各チャネルをシングルチャネルとして校正を実施します．校正内容は日本工業規格JIS K 0970を参考にしています．

1）必要器具
（1）質量計測器
　質量の計測に用いるはかりは，表V-10の基準を満たしているものを用意する．
（2）温度の計測器
　①液中計測用温度計：0.1℃以下の標準不確かさをもつもの．
　②室温計測用温度計：0.2℃以下の標準不確かさをもつもの．
（3）湿度計
　10%以下の標準不確かさをもつもの．
（4）大気圧計
　5 hPa以下の標準不確かさをもつもの．
（5）秤量容器
　測定中の試験液の蒸発をなるべく少なくするため，蓋つきのものが望ましい．

また，一連の測定中に注ぎ足しなどが不要なように，十分量ためることが可能な容量を選択する.

（6）試験液

蒸留水またはイオン交換水．腐敗すると粘性，密度などの特性が変化して試験結果に影響するため，適切な管理を行う.

2）試験条件

（1）試験室

エアコンによる風などでピペッティングに影響が出ない安定した環境の試験室で行う．試験中の環境は相対湿度50%以上，温度15 〜 30℃の範囲内の一定温度（温度変化 ± 0.5℃以内）とする．ただし，湿度が65%をこえる環境では，試験機器などへの結露に注意する.

（2）蒸発

試験中の試験液の蒸発による影響がないように注意する．とくに50 μL未満の少量の試験の場合には，蒸発を考慮した秤量容器の構造および蒸発防止装置などの付属品を備えたはかりの使用，ならびに試験時間に配慮する.

（3）試験のサイクル時間

試験時間（1回の分注に必要な時間）は最小限に保つ．おおむね60秒をこえないようにするとよい．また，試験時間および試験の間隔は一定であることが望ましい.

（4）試験容量

固定容量形（量り取る容量が固定されたピペット）の場合，メーカーが指定した容量とし，可変容量形（設定された範囲内の容量を任意に量り取ることができるピペット）の場合は，少なくとも次の3つの容量を試験する.

①有効容量範囲のうちの最大容量

②①の容量の約50%

③有効容量範囲の下限値または①の容量の10%のいずれか大きい方

（5）試験容量ごとの測定回数

各試験容量について10回の測定を行う．なお，可変容量形においては，10回の測定中に試験容量の設定を変更しない.

3）試験手順

（1）準備

①試験開始前に，必要な器具およびピペットならびに試験液を試験室に置き，温度差がないようにする.

②試験開始時の試験液の温度ならびに試験室の大気圧，相対湿度および室温を記録する.

③秤量容器に試験液を 3 mm 程度の深さになるまで入れる.

④チップをピペットに取りつけ，試験液の吸引・排出（リンス）を 5 回行う（ピペット内の空気層を試験液の蒸気で満たすことによって湿度を平衡状態にする）.

(2) 手順

①新しいチップに交換し，試験液の吸引・排出（リンス）を 1 回行う.

②はかりに秤量容器を載せ，風袋引きするか，または風袋を記録する.

③プッシュボタンを 1 段目の停止位置まで押し下げ，チップ先端を試験液の容器の液面から 2 〜 3 mm 程度沈める.

④ゆっくりとプッシュボタンを戻し，そのまま 1 〜 2 秒待って，チップに完全に試験液を満たす.

⑤ピペットを垂直に引き上げて水面から取り出し，試験液の容器の内面壁にチップ先端をつけて，チップの外側に付着している水滴を拭い取る.

⑥約 30 〜 45° の角度でチップの先端を秤量容器の内面壁につけた状態で，プッシュボタンを 1 段目の停止位置まで押し下げて，チップ内の試験液を排出する.

⑦排出が止まったらプッシュボタンを 2 段目の停止位置まで一気に押し込んで，チップ内に残っている試験液をすべて排出する.

⑧プッシュボタンを押し下げたままチップ先端を秤量容器の内面壁に沿って引き上げ，チップ先端またはその周りに付着している水滴を拭い取る.

⑨安定するのを待ってからはかりの指示値を読み取り，記録する.

⑩各試験容量について，10 回の測定が完了するまで上記①〜⑨の手順を繰り返す．ただし，①のチップの交換については，2 回目以降においては任意とする.

⑪10 回の測定が完了後，試験液の容器に残っている試験液の温度を測定し，試験開始時に記録した試験液の温度との平均温度を算出して記録する.

⑫試験液の蒸発による質量の損失を算出する必要がある場合は，10 回の測定が完了するまでに要した時間を記録し，それと同じ時間経過後に秤量容器内の試験液の質量を測定し記録する.

⑬必要がある場合には，蒸発によって損失した質量（次項の 4）試験の評価(1) で算出した質量）を 1 回ごとの各排出量に加える.

4) 試験の評価

(1) 蒸発量損失の算出

蒸発によって損失した質量を算出する必要がある場合には，以下の式で各排出量の平均の質量損失（m_e）を算出する.

試験と試験の間に時間がかかる場合には，ピペットが操作者の手で温まらないように注意する.

V 精度保証にかかわる要因

表V-11　試験温度および気圧の関数としての蒸留水用の補正係数 Z

単位　μL/mg

温度(℃)	気圧(hPa)						
	800	850	900	950	1000	1013	1050
15.0	1.0017	1.0018	1.0019	1.0019	1.0020	1.0020	1.0020
15.5	1.0018	1.0019	1.0019	1.0020	1.0020	1.0020	1.0021
16.0	1.0019	1.0020	1.0020	1.0021	1.0021	1.0021	1.0022
16.5	1.0020	1.0020	1.0021	1.0021	1.0022	1.0022	1.0022
17.0	1.0021	1.0021	1.0022	1.0022	1.0023	1.0023	1.0023
17.5	1.0022	1.0022	1.0023	1.0023	1.0024	1.0024	1.0024
18.0	1.0022	1.0023	1.0023	1.0024	1.0025	1.0025	1.0025
18.5	1.0023	1.0024	1.0024	1.0025	1.0025	1.0026	1.0026
19.0	1.0024	1.0025	1.0025	1.0026	1.0026	1.0027	1.0027
19.5	1.0025	1.0026	1.0026	1.0027	1.0027	1.0028	1.0028
20.0	1.0026	1.0027	1.0027	1.0028	1.0028	1.0029	1.0029
20.5	1.0027	1.0028	1.0028	1.0029	1.0029	1.0030	1.0030
21.0	1.0028	1.0029	1.0029	1.0030	1.0031	1.0031	1.0031
21.5	1.0030	1.0030	1.0031	1.0031	1.0032	1.0032	1.0032
22.0	1.0031	1.0031	1.0032	1.0032	1.0033	1.0033	1.0033
22.5	1.0032	1.0032	1.0033	1.0033	1.0034	1.0034	1.0034
23.0	1.0033	1.0033	1.0034	1.0034	1.0035	1.0035	1.0036
23.5	1.0034	1.0035	1.0035	1.0036	1.0036	1.0036	1.0037
24.0	1.0035	1.0036	1.0036	1.0037	1.0037	1.0038	1.0038
24.5	1.0037	1.0037	1.0038	1.0038	1.0039	1.0039	1.0039
25.0	1.0038	1.0038	1.0039	1.0039	1.0040	1.0040	1.0040
25.5	1.0039	1.0040	1.0040	1.0041	1.0041	1.0041	1.0042
26.0	1.0040	1.0041	1.0041	1.0042	1.0042	1.0043	1.0043
26.5	1.0042	1.0042	1.0043	1.0043	1.0044	1.0044	1.0044
27.0	1.0043	1.0044	1.0044	1.0045	1.0045	1.0045	1.0046
27.5	1.0045	1.0045	1.0046	1.0046	1.0047	1.0047	1.0047
28.0	1.0046	1.0046	1.0047	1.0047	1.0048	1.0048	1.0048
28.5	1.0047	1.0048	1.0048	1.0049	1.0049	1.0050	1.0050
29.0	1.0049	1.0049	1.0050	1.0050	1.0051	1.0052	1.0051
29.5	1.0050	1.0051	1.0051	1.0052	1.0052	1.0052	1.0052
30.0	1.0052	1.0052	1.0053	1.0053	1.0054	1.0054	1.0054

右記の式は一例を示しており，秤量容器が蓋つきか蓋なしかなどで計算方法および数式が違ってくるため，これらを考慮して計算する必要がある．

$$m_e = (m_{11} - m_{10})/10$$

m_e　：蒸発による質量損失［mg］
m_{10}：10回目の測定完了時の秤量容器内の試験液の質量［mg］
m_{11}：試験手順⑫で記録した秤量容器内の試験液の質量［mg］

　ただし，試験容量に対して損失量が多い時は，そのまま加算すると逆に誤差が大きくなる可能性があるので，試験環境などを確認して再試験を実施することを勧める．

(2) 各回の排出量の補正質量の算出

はかりの風袋引き機能を使用していない場合には，$m_1 - m_0$，$m_2 - m_1$，…$m_{10} - m_9$のように，減算によって各排出量の質量を算出し，必要に応じて先ほど算出したm_eを加算する．

(3) 補正質量の容量(体積)への変換

得られた各排出量の補正質量（m_i）から容量（V_i）へ変換するためには，補正係数Zをかける（**式(1)**）．試験液は気圧と温度によって密度が変化するため，試験手順-準備の②で記録した試験室の大気圧と，試験手順-試験の⑪で記録した平均温度における補正係数を**表V–11**より算出する．

$$V_i = m_i \cdot Z \qquad [式(1)]$$

　　　V_i：i回めの容量（体積）[μL]
　　　m_i：i回めの補正質量 [mg]
　　　Z ：補正係数 [μL/mg][※1]

10回分（$n = 10$）の排出容量（V_i）を加算し，合計を10で除算して試験温度で排出された平均容量（V）を得る．この値はマイクロリットル（μL）単位で表すことができる．

$$V = \frac{1}{10} \times \sum_{i=1}^{n} V_i \qquad [式(2)]$$

　　　V：平均容量 [μL]
　　　V_i：i回めの排出容量 [μL]
　　　n：測定回数（この場合は$n=10$）

試験温度が標準温度（20℃）と異なる場合，**式(1)** を式(3)に変えてもよい．

$$V_i = m_i \cdot Z_i \cdot Y \qquad [式(3)]$$

　　　V_i：i回めの排出容量 [μL]
　　　m_i：i回めの補正質量 [mg]
　　　Y ：熱膨張率[※2]

(4) 測定の系統誤差

ピストン式ピペットの系統誤差は，**式(4)** を用いてマイクロリットル（μL）単位で算出する．または，**式(5)** を用いて体積百分率で表すことができる．

・**系統誤差**

$$e_s = V - V_s \qquad [式(4)]$$

　　　e_s：系統誤差 [μL]
　　　V：平均容量 [μL]
　　　V_s：設定容量 [μL]

※1　補正係数Zの変動は気圧と温度に依存するが，気圧より温度変化によるもののほうが大きい．たとえば，20℃における950 hPaでのZ値は1.0028，1,050 hPaでは1.0029と相対誤差は0.01％であるが，1,013 hPaにおける20℃と25℃のZ値の相対誤差は0.11％と気圧変化の10倍も大きい．気圧計を準備できない場合，1気圧（1,013 hPa）とみなして，温度のみでZを決定しても，臨床検査で要求される精度に影響はないと考える．

※2　熱膨張率とは，温度の上昇によって物体の長さや体積が膨張する割合である．ピペットのチップに採用されているポリプロピレン（PP）の熱膨張係数は5.8 〜 10.2 × 10^{-5}/Kと小さいため，臨床検査で要求される精度から考えると補正の必要はないと考える．

表V-12　空気置換式ピストン式ピペットの最大許容誤差

設定容量または最大設定容量	最大許容系統誤差		最大許容偶然誤差	
μL	$\pm\%$	$\pm\mu$L[a]	$\pm\%$[b]	$\pm\mu$L[c]
1	5.0	0.05	5.0	0.05
2	4.0	0.08	2.0	0.04
5	2.5	0.12	1.5	0.07
10	1.2	0.12	0.8	0.08
20	1.0	0.2	0.5	0.1
50	1.0	0.5	0.4	0.2
100	0.8	0.8	0.3	0.3
200	0.8	1.6	0.3	0.6
500	0.8	4	0.3	1.5
1,000	0.8	8	0.3	3
2,000	0.8	16	0.3	6
5,000	0.8	40	0.3	15
10,000	0.6	60	0.3	30
20,000	0.6	120	0.3	90

a）式(4)で算出された値，b）式(8)で算出された値，c）式(7)で算出された値．

・相対系統誤差

$$e_s = \frac{V - V_s}{V_s} \times 100 \qquad [\text{式}(5)]$$

e_s：相対系統誤差［％］
V：平均容量［μL］
V_s：設定容量［μL］

（5）系統誤差試験

　ピストン式ピペットの系統誤差試験は，**式(4)** または**式(5)** によって得られた値で行う．固定容量形ピストン式ピペットの場合，**表V-12** に規定する最大許容系統誤差をこえないこと．しかし，可変式容量形ピストン式ピペットについて，体積百分率で表されている測定の相対系統誤差を系統誤差試験に使用する場合には，**式(6)** を用いて得られた値と**表V-12** で規定されている値をこえてはならない．

$$e_s = \frac{V - V_s}{V_0} \times 100 \qquad [\text{式}(6)]$$

e_s：系統誤差［％］
V：平均容量［μL］
V_s：設定容量［μL］
V_0：最大設定容量［μL］

（6）測定の偶然誤差

ピストン式ピペットの偶然誤差は，**式(7)** を用い，繰り返しの標準偏差を算出する．または**式(8)** を用いて，変動係数（CV）によって体積百分率として表すことができる．

・繰り返しの標準偏差

$$S_r = \sqrt{\frac{\sum\limits_{i=1}^{n}(V_i - V)^2}{n - 1}} \qquad [\text{式}(7)]$$

S_r：繰り返しの標準偏差 $[\mu L]$
V_i：i回めの排出容量 $[\mu L]$
V ：平均容量 $[\mu L]$
n ：測定回数（この場合，$n = 10$）

・変動係数

$$CV = \frac{S_r}{V} \times 100 \qquad [\text{式}(8)]$$

CV：変動係数 $[\%]$
S_r ：繰り返しの標準偏差 $[\mu L]$
V ：平均容量 $[\mu L]$

（7）偶然誤差試験

固定容量形ピストン式ピペットの場合，**式(7)** または**式(8)** で得られた値は，**表V-12**に規定する最大許容偶然誤差をこえないこと．しかし，可変容量形ピストン式ピペットで，体積百分率で表されている測定の変動係数を偶然誤差試験に使用する場合には，**式(9)** を用いて得られた値と**表V-12**で規定されている値をこえてはならない．

$$CV = \frac{S_r}{V} \times \frac{V_s}{V_0} \times 100 \qquad [\text{式}(9)]$$

CV：変動係数 $[\%]$
S_r ：繰り返しの標準偏差 $[\mu L]$
V ：平均容量 $[\mu L]$
V_s ：設定容量 $[\mu L]$
V_0 ：最大設定容量 $[\mu L]$

5）試験報告書

試験報告書には次の事項を記録する．

①被試験器の識別

・製造業者の名称

・ピストン式ピペットの名称，型式

・製造番号または同等の識別子

・メーカー指定容量（固定容量形）または有効容量範囲（可変容量形）

②標準温度（20℃）

③使用されるチップおよびその他の消耗付属品の識別

④試験液の温度ならびに試験室の大気圧，相対湿度および室温

⑤試験容量について得られた系統誤差および偶然誤差

⑥試験年月日

⑦試験を実施した検査室名および操作者氏名

6) ピペット操作の注意点

　ピペットは，その扱い方によって再現性や吐出量に直接影響するため，正しいピペッティング技術を身につけることは，精度の向上につながります．ここではピペッティング技術を向上させるための操作上の注意点を紹介します．

　①吸引液面に対して角度は90°

　ピペットの吸引角度が90°から大きくずれると，ピペットの校正時より液位が下がります．これによって液体の過剰吸引が起こり，不正確な量を吸引することになるので，液面に対してできるだけ垂直を維持してチップを沈めましょう．たとえば，垂直状態から30°ずれた角度で吸引すると，0.7％程度過剰に液体が吸引されます．

　②ピペッティングは一定のリズムで

　ピペッティングでは，プランジャーを押す，離す際も急がず一定のスピードを維持しましょう．勢いよくプランジャーを離すとピペット本体に液体が吸引され，ピストンやシャフトが汚染されて吐出量や再現性に影響することがあります．また，大容量（通常は 1 mL 以上）の場合，完全吸引に若干時間がかかるので，サンプルを吸引してから 1 秒以上，液体にチップを入れた状態で静止してから引き抜きましょう

　③チップのリンス

　新しいチップで液体を吸引した時に形成される液体膜によって排出量がわずかに少なくなるので，ピペッティングの前に 2 回はチップリンスを行いましょう．リンスによりピペッティングの際に生じる毛細管現象を防ぎ，さらにピペット内部の空気相の温度とサンプル温度が等しくなる効果があります．ただし例外として，液体の温度が高い場合もしくは低い場合は，リンスを行うことで逆に誤差を大きくすることがあるので，液体の温度は室温に戻して吸引しましょう．

　④完全な吐出の徹底

　高い精確さを得るためには，最後に残った小滴まで完全に吐出してチップの先端に付着しないようにします．チップ内に残ったサンプルを排出するため，チップの先端を容器の壁に沿わせて吐出します．さらにチップ開口部に残っている液滴を除去するために，チップの先端を側壁の上方向へスライドさせなが

らピペットを引き上げます．この操作は特に微量サンプルのピペッティングに効果的であり，これにより1%以上の精度の改善が認められます．

　⑤チップの正しい吸引量と浸漬の深さ

　チップの吸引量はピペットの最大設定容量の35〜100%とすることが推奨されており，最大チップ容量の50%を吸引することが最良です．ピペットの最大設定容量の10%未満の容量を吸引することはおすすめできません．

　また，チップの浸漬の深さを適正にするだけで，5%もの精度を改善することができるといわれており，特に微量のピペッティングで大切です．チップの大きさに合わせて，微量ピペッティングは1〜2 mmの間で浸し，大量のピペッティングでは最大で6〜10 mmの間でチップを浸しましょう．浸漬が深すぎると，チップ内のガスが圧縮されて多く吸引される可能性があり，逆に浅いと空気が吸引されて正しい容量が吸引されません．

　⑥急激な温度変化の防止

　ピペットは温度変化にデリケートな器具です．ピペット内部の空気相と外気やサンプルとの温度差によって吸引容量に差を生じるので，ピペットと室温と液体の温度が同程度になってから使用しましょう．たとえば，長時間のピペッティングでは手の温度も誤差の要因になります．熱伝導率の低いプラスチック製グリップのピペットを使用する，長時間グリップを握り続けない，ピペットはスタンドに立てかけることを心がけましょう．一定温度におけるピペッティングでは，最大5%の精度改善が見込めます．

③ ホールピペットの校正

　ホールピペットの目盛りは，20℃の水を測定した時の体積を表します．校正方法を以下に示します．日本工業規格JIS K 0050を参考にしています．

1）試験に使用する器具

（1）はかり

　校正するピペット容量に対して精度が適切なものを選択する（**表V–13**）．

（2）温度計

　5〜40℃まで計測可能で，目盛が0.1℃のもの

（3）気圧系

　950〜1,050 hPaまで計測可能で，目盛が1 hPaのもの

（4）時計

　15分間まで計測可能で，目盛が1秒のもの

（5）湿度計

　20〜80%まで計測可能で，目盛が5%のもの

ピペットの容量	はかりに必要とされる精度(mg)
1 mLをこえ10 mL以下	0.1
10 mLをこえ200 mL以下	1

日本工業規格では以下の水質が求められていますが，臨床検査で使用するピペットの校正にはここまで厳密な条件を満たす必要はないと考えます．
電気伝導率（25℃）
……0.1 mS/m以下
全有機炭素（TOC）
……0.5 mg/L以下
亜鉛
……0.5 μg/L以下
シリカ
……5 μg/L以下
塩化物イオン
……2 μg/L以下
硫酸イオン
……2 μg/L以下

（6）測容器
　校正するピペットから排出した試験水を入れる容器．蒸発を防止するため，ガラスの栓つき三角フラスコなどがよい．
（7）校正に用いる試験水
　蒸留水またはイオン交換水

2）試験環境

　試験室内の環境として，室温は15 ～ 25℃,1時間あたりの温度変化は± 1℃以内，湿度は35 ～ 65%が望ましい．エアコンの風が直接当たらない，直射日光は避ける，振動がないなどの配慮が必要である．

3）校正の準備

　①校正するホールピペットと測容器は一般の市販洗浄剤で洗浄したもの，または洗浄剤を入れた器具を超音波洗浄装置にて洗浄したものを水道水で十分に洗浄した後，校正に用いる試験水で洗浄する．洗浄後は倒立して自然乾燥する．
　②校正するホールピペット，測容器および試験水は少なくとも1時間前から校正する場所に置いておく．試験水は蒸発を防ぐため，栓つきの容器に入れておく．
　③校正時に生じる誤差要因は次の7点があげられるので注意する．
　　・校正するホールピペットの汚れ
　　・校正するホールピペットの測定する部分以外がぬれている
　　・校正するホールピペットで試験水をとった際に混入した気泡
　　・校正する場所にエアコンから排出された風が直接当たる
　　・ホールピペットから液体が排出される時間の延長
　　・ホールピペットからの液体排出時間を守らない
　　・ホールピペットに液体をとった際にメニスカスを正しく合わせていない

4）校正の手順

　①ホールピペットから排出した試験水を入れる測容器の風袋の質量をはかる（W_1 g）.
　②校正するホールピペットの標線まで試験水をとる.

③ホールピペット内の試験水をすべて測容器に排出させ，測容器に栓をしてその質量をはかる $(W_2\ \mathrm{g})$．

④校正を行った試験室の温度 (t_L)，気圧 (p_L) および湿度 (φ)，ならびに試験水の温度 (t_w) を測定する．

⑤測定値から計算した値と，ホールピペットの呼び容量 V との差を補正値 V_C とする．

⑥補正値は次の式によって算出する．

$$V_C = (W_2 - W_1)\left\{\frac{1}{|\rho_w - \rho_L|}\right\}\left\{\left|1 - \frac{\rho_L}{\rho_G}\right|\right\}\{1 - a_C(t_w - t_b)\} - V$$

V_C：ホールピペットの補正値［mL］
V ：ホールピペットの呼び容量［mL］
W_2：水を入れた測容器の秤量値［g］
W_1：測容器の風袋値［g］
ρ_L：空気の密度［$\mathrm{g/m^3}$］
ρ_G：分銅の密度（ステンレス製分銅の場合：7950 $\mathrm{g/cm^3}$）
ρ_W：水の密度［$\mathrm{g/cm^3}$］
a_C：体膨張係数［1/K］
t_W ：試験水の温度［℃］
t_b ：標準温度（= 20℃）

⑦水の密度は次の式によって計算する．

$$\rho_W = \frac{\sum_{i=0}^{5} a_i(t_w)^i}{1 + bt_w} \times 10^{-3}$$

ρ_W：水の密度［$\mathrm{g/cm^3}$］
a_0 ：係数（= 999.83952 $\mathrm{kg/m^3}$）
a_1 ：係数［= 16.952577（$\mathrm{kg/m^3}$）・$\mathrm{℃^{-1}}$］
a_2 ：係数［$= -7.9905127 \times 10^{-3}$（$\mathrm{kg/m^3}$）$\mathrm{℃^{-2}}$］
a_3 ：係数［$= -4.6241757 \times 10^{-5}$（$\mathrm{kg/m^3}$）$\mathrm{℃^{-3}}$］
a_4 ：係数［$= 1.0584601 \times 10^{-7}$（$\mathrm{kg/m^3}$）・$\mathrm{℃^{-4}}$］
a_5 ：係数［$= -2.8103006 \times 10^{-10}$（$\mathrm{kg/m^3}$）・$\mathrm{℃^{-5}}$］
b ：係数［= 0.0168872］
t_W ：試験水の温度［℃］

⑧空気の密度は次の式によって計算する．

$$\rho_L = \frac{k_1 \times (10 \times p_L) + \varphi\,(k_2 t_L + k_3)}{t_L + 273.15} \times 10^{-3}$$

ρ_L：空気の密度［$\mathrm{g/cm^3}$］
p_L：気圧（= 分析場所の気圧）［kPa］
φ：試験室の相対湿度［%］/100
t_L：試験室の温度［℃］
k_1：係数［= 0.348 44（$\mathrm{kg/m^3}$）・℃ /hPa］
k_2：係数（$= -0.00252\,\mathrm{kg/m^3}$）
k_3：係数［= 0.020582（$\mathrm{kg/m^3}$）・℃］

表V-14　ホールピペットの許容誤差

項目		呼び容量								
		0.5 mL 以下	2 mL 以下	5 mL 以下	10 mL 以下	20 mL 以下	25 mL 以下	50 mL 以下	100 mL 以下	200 mL 以下
排水時間(s)		3〜20	5〜25	7〜30	8〜40	5〜50	10〜50	13〜60	25〜60	40〜80
許容誤差 (mL)	Aクラス	±0.005	±0.01	±0.015	±0.02	±0.03	±0.03	±0.05	±0.08	±0.1
	Bクラス	±0.01	±0.02	±0.03	±0.04	±0.06	±0.03	±0.1	±0.15	±0.2

⑨体膨張係数a_cは材質によって異なるが，一般的にホールピペットに用いられる硬質ガラスの体膨張係数は1.0×10^{-5} 1/Kである．

⑩補正値V_cが**表V-14**の許容誤差範囲内にあることを確認する．

⑪校正結果は，微量ピペットの試験報告書に準じて記録する．

5. 遠心分離装置

　臨床検査では，全血を試料として用いる検査と，全血から分離した血清（もしくは血漿）を試料として用いる検査があります．全血から血清（もしくは血漿）を分離する際に用いる装置が遠心分離装置です．遠心分離装置は遠心力を利用して2つ以上の成分を分離するもので，検査項目に見合った回転数（revolution per minute：rpm）を選択することが重要です．臨床検査では，3,000〜4,000 rpm以下の汎用遠心分離装置が使用されています．そのほか，20,000 rpm程度のものは高速遠心分離装置，20,000 rpm以上のものは超遠心分離装置と分類され，分子量の分析やウイルスの分離などに使用されます．

1 原理

　抗凝固剤を添加した採血管に血液を採取後混和し，立てて静置しておくと，時間が経つにつれ重力の作用によって血漿成分（55％）と血球成分（45％）の2層に分離されます（**図V-17**）．下層の血球成分には赤血球，白血球，血小板が含まれ，上層の血漿成分には水分，血漿蛋白，無機イオンなどが含まれます．

　次に，この採血管を**図V-18**のように回転させると，下層の血球成分がさらに比重の違いによって，採血管の底から赤血球，白血球，血小板の順に分離されます．これは，血球成分において，比重が大きいもの，つまり質量の大きな物質ほど遠心力の影響を大きく受け，回転中心からの分離距離と比重の大きさが比例するためです．

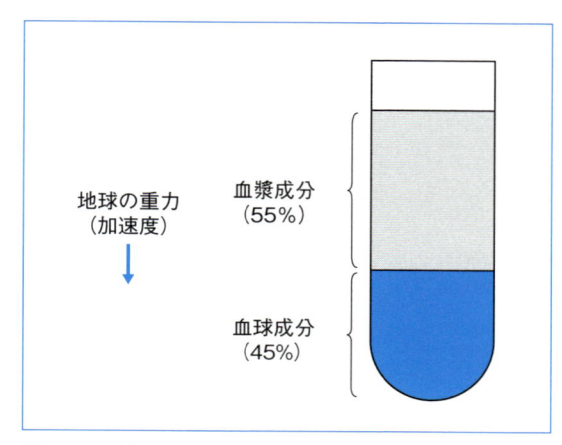

図V-17　静置した試験管

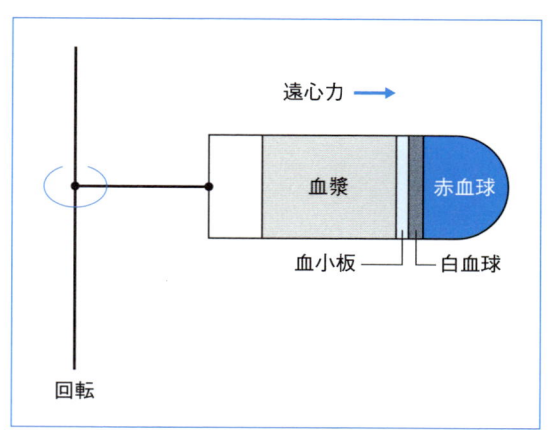

図V-18　試験管を回転させた時

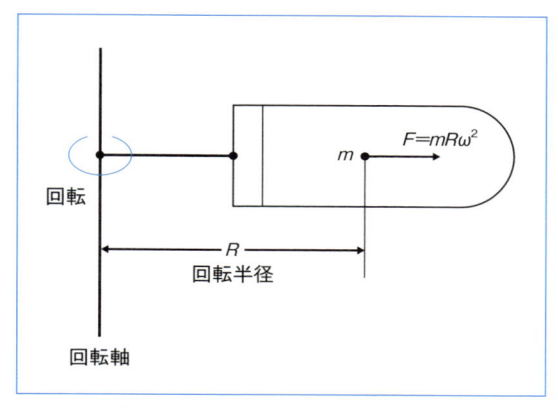

図V-19　遠心力

　遠心力とは，円運動をしている物体に対して円の中心から遠ざかる向きに働く力のことであり，質量mの粒子を，回転半径R，回転角速度ωで回転させると，遠心加速度$R\omega^2$が発生し，その粒子には遠心力Fが働きます（**図V-19**）．これを式で表すと以下のようになります．

$$F = mR\omega^2$$

m：粒子の質量 ［g］
R：回転半径 ［cm］
ω：回転角速度 ［rad/s］

　遠心分離装置の性能は，地球の重力加速度と比較して何倍の力かで表します．これを相対遠心加速度（reactive centrifugal force：RCF）といい，相対遠心加速度は通常"G"または"×g"などをつけて表します．
　ここで，この粒子が回転軸を中心に1分間あたりN回転しているとすると，

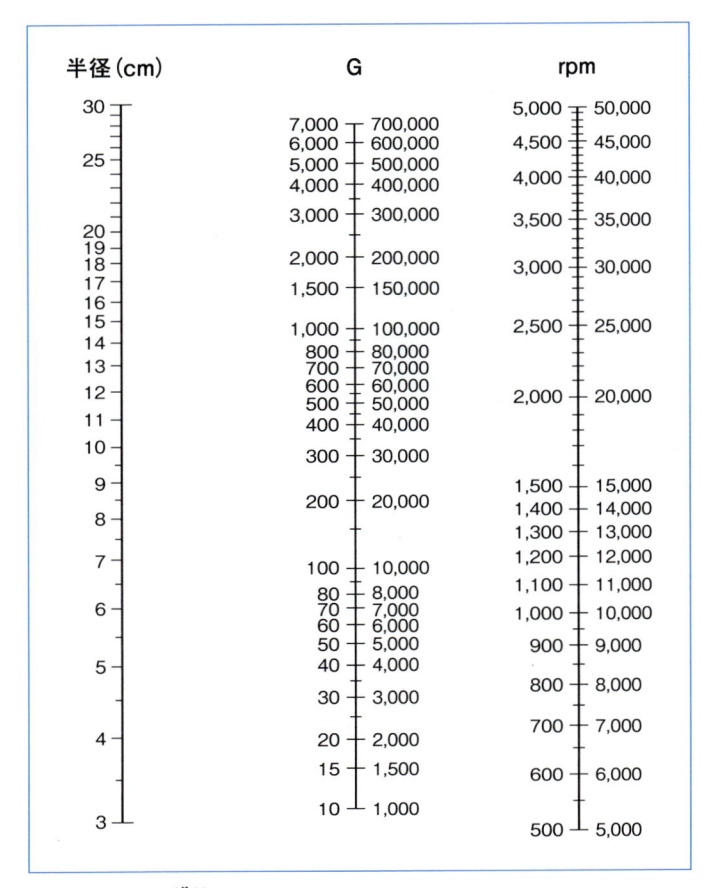

図V-20　ノモグラム

$\omega = 2\pi N/60$（rad/s），地球の重力加速度 $= 980.665$〔cm/s^2〕なので，相対遠心加速度RCFは，

$$\mathrm{RCF(G)} = \frac{遠心加速度}{地球の重力加速度} = R \times \left(\frac{2\pi N}{60}\right)^2 \times \frac{1}{980.665}$$

となります．回転数からRCFへ変換する場合は，以下の式を用います．

$$\mathrm{RCF(G)} = 1{,}118 \times R \times N^2 \times 10^{-8}(\times \mathrm{g})$$

R：回転半径〔cm〕
N：1分間あたりの回転数〔rpm〕

　回転半径 R は用いるロータとバゲットによって変わるので，装置の取扱説明書で確認する必要があります．ISO 15189では遠心条件にG表記を求められま

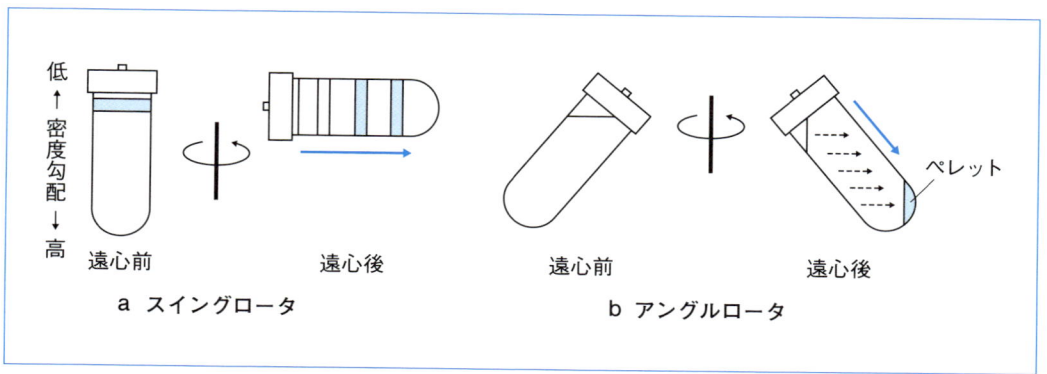

図V-21　スイングロータとアングルロータ[5]

すので，上記の変換式を計算ソフトに登録しておくと便利です．

　また，ノモグラムを用いても，回転半径と回転数からRCF（G）が簡単に求められます（**図V-20**）．

② 構成

　遠心分離装置はモータ（電動機部），ロータ（回転体部），コントローラ（回転調節部）から構成されています．

　ロータは分離する試料容器を回転する部分を指し，スイングロータとアングルロータがあります．スイングロータ（**図V-21a**）は遠心管底が遠心力により水平になって，遠心方向と一致するように回転するので，空気抵抗が大きく高速遠心や超高速遠心には向いていませんが，沈殿物が水平に沈降します．臨床検査では採血管をラックに立てた状態で，血清（もしくは血漿）を分注したり直接吸引して検査するため，沈殿物が水平に沈降するスイングロータの遠心分離装置が多く利用されています．アングルロータ（**図V-21b**）は試料容器が一定の角度に傾斜した状態のまま回転する形状となっているため，高速遠心や超高速遠心にも対応可能ですが，沈殿物が斜めに沈降するので臨床検査ではあまり利用されていません．

③ 装置の点検，検査

　遠心分離装置の点検や検査は，取扱説明書に記載されている内容を基に各検査室で規定し運用します．おもな点検項目としては，外観異常の有無や，チャンバ内部やロータの異常の有無を確認すること，装置の清掃の実施などがあげられます．取扱説明書にはユーザーに回転数の確認作業を課してはいませんが，

V 精度保証にかかわる要因

動作の正確性を確認するうえで，回転数や時間を計測することは必要と考えます．回転数の確認には市販のデジタルタコメータを，時間の確認にはストップウォッチを用います．

6. 吸光光度計

　臨床化学分析では吸光光度分析が大部分を占めており，この分析に用いるのが分光光度計です．当然ながら，臨床化学検査で使用している自動分析装置にも搭載されており，吸光光度計の機構と原理の理解，取り扱い，性能維持の保守などが精度保証につながってきます．

1 原理

　吸光光度法は，光が溶液中を透過する前後で溶液中の物質に吸収されて減少する性質を利用した測定法です．入射光の強さをI_0，透過光の強さをIとした時，溶液に入射光I_0が入射すると，その一部は溶液中の物質によって吸収を受け，透過光Iとなります．入射光と透過光の比の対数は，溶液濃度，溶液が入っているセルの長さ（光路長）のそれぞれと比例関係があります．「溶液濃度が一定の時，$\log I_0/I$は光路長に比例する」ことをLambert（ランベルト）の法則，「光路長が一定の時，$\log I_0/I$は溶液濃度に比例する」ことをBeer（ベール）の法則とよびます．この$\log I_0/I$は吸光度（A）とよばれ，この2つの法則を合わせるとランベルト・ベールの法則が導かれます．

$$A = \log I_0/I = \varepsilon c l \qquad [式(10)]$$

A：吸光度
ε：モル吸光係数 $[L \cdot mol^{-1} \cdot cm^{-1}]$
c：濃度 $[mol/L]$
l：光路長 $[cm]$

　式(10) より，溶液の吸光度は，溶液の濃度と溶液層の厚さ（＝セルの光路長）に比例することがわかります．ここで，εは分子吸光係数またはモル吸光係数とよばれ，光路長が1.0 cmの時，1 mol/L溶液が示す吸光度を表します．また，εは物質ごとに固有の値をもっています．一般に1 mol/L溶液の調製は難しく，実際は低濃度溶液を調製して，その吸光度から算出します．入射光に対する透過光の相対比を透過率（T）とすると次の式が成り立ちます．

$$T = I/I_0 \times 100 \ [\%] \qquad [式(11)]$$

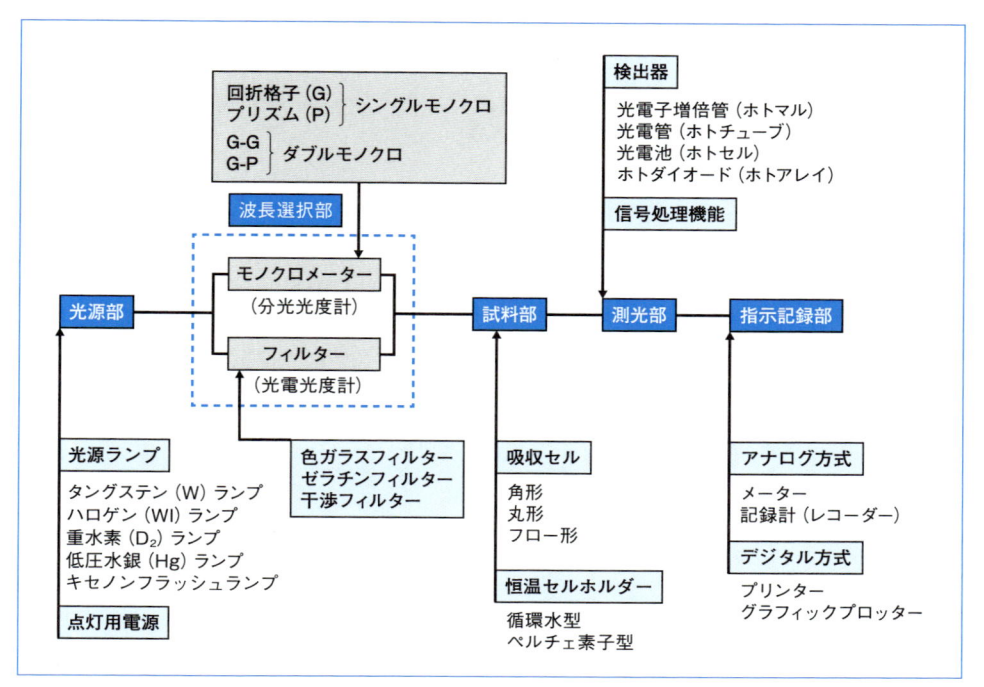

図V-22　吸光光度計の構成とおもな要素[6]

　式(10) と式(11) を組み合わせると，吸光度と透過率との関係を表す**式(12)** が得られます．

$$A = 2 - \log T \qquad [式(12)]$$

ランベルト・ベールの法則が成立する条件は次の通りです．
　①入射光が単色光であること
　②界面における反射，分子による散乱や蛍光発色，懸濁物による乱反射，明光などがないこと．
　③溶液の濃度が変化しても溶質の化学種が一定であること．濃度の変化に伴って分子の解離や会合の平衡が移動しないこと．

2 構成

　吸光光度計は，光源部，波長選択部，試料部，測光部，指示記録部の5つの部分から構成されています（**図V-22**）．

V 精度保証にかかわる要因

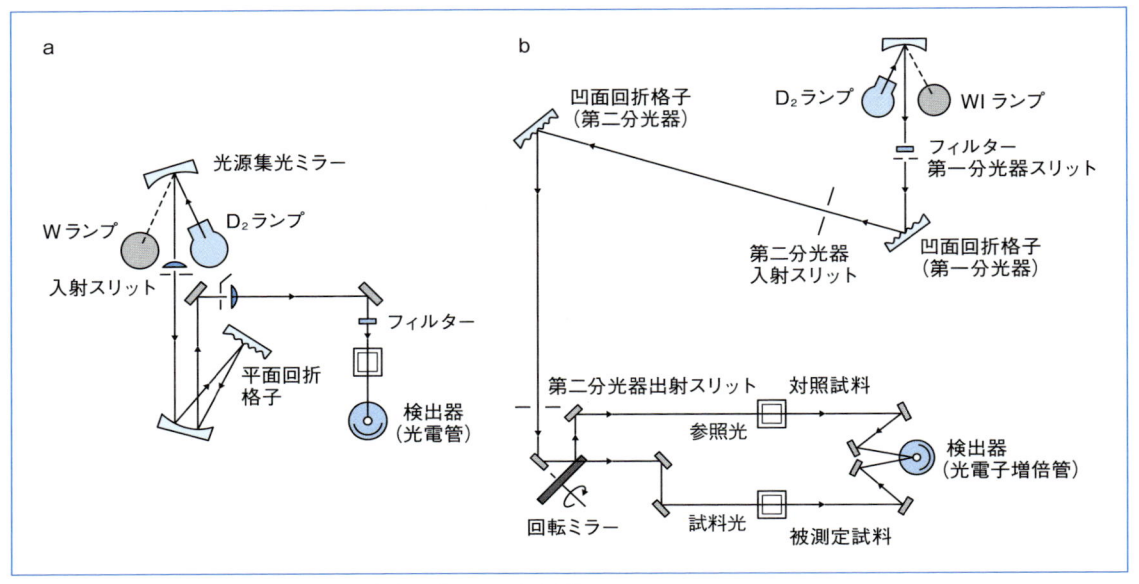

図V-23 シングルビーム方式(a)とダブルビーム方式(b)[6]

1 ｜光源部

　光源部は，測定に必要な光源を供給する部分です．光源として望ましい条件は，広い波長範囲にわたって明るいこと，時間的に安定していること，寿命が長いこと，安価であることです．一般的に使用される分光光度計にはタングステンランプ，可視・近赤外域用のハロゲンランプ，紫外域用の重水素ランプ，キセノンフラッシュランプや多数の輝線スペクトルを有する低圧水銀ランプなどが搭載されています．ハロゲンランプはタングステンランプの中に不活性ガスとともに微量のハロゲン化物を封入したものです．フィラメントとして使われているタングステンは，高温により蒸発してランプ内面のガラス壁に付着することにより黒化現象を起こしますが，ハロゲン化物はこの蒸発したタングステンをフィラメントに戻す働きがあります．これにより，明るくかつ寿命の長い光源を実現しています．

2 ｜波長選択部

　光源部の光はさまざまな波長を含む連続光で，測定波長部はこの光から測定に必要な波長の単色光をプリズムやフィルターなどを用いて選択します．

　分光光度計の光学系は，シングルビーム方式（**図V-23a，単光束**）とダブルビーム方式（**図V-23b，複光束**）があります．シングルビーム方式は，分光器で分光された単色光がそのまま試料に照射され，検出器に入るので，光学系が単純であり安価であることが特徴ですが，光源のゆらぎなどに起因する光

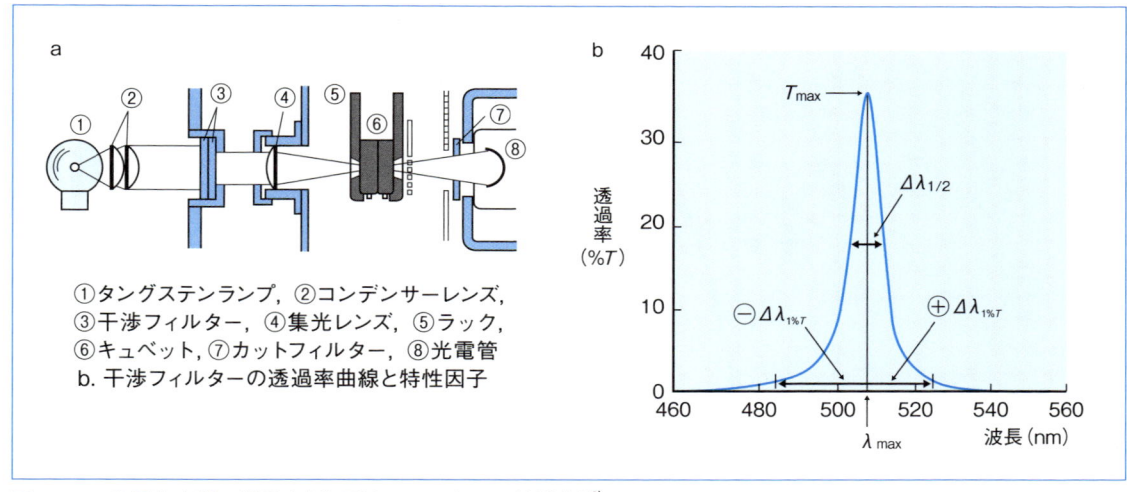

図V-24　光電光度計の構造(a)と干渉フィルターの特性(b)[6]

学系におけるドリフトの影響が生じやすく，精度を必要とする測定や多検体試料の測定には不向きとされています．これに対してダブルビーム方式は，試料光と参照光の2つに分岐させています．試料光は試料の吸収測定，参照光は装置に起因するドリフトの補正に用いますので，光源のドリフト補正が可能となり，長時間安定した測定が可能になっています．

　物質を透過した光の強さを光電管または光電池によって電気信号に変換し，電流値もしくは電圧値を記録する方式の光度計を光電光度計といい，自動分析装置に利用されていますが，**図V-24a**にその構造を示しました．この場合の光学系の性能は干渉フィルターの特性に依存するため，用いるフィルターの透過率曲線と特性因子を把握しておくことが必要です（**図V-24b**）．単色光はその最大強度波長をピークに，短波長から長波長側に一定の広がりを有します．この最大強度波長の透過率が1/2になるところの波長幅は，半値幅あるいはスペクトルバンド幅（spectral band width：SBW）とよばれています．最大吸収波長で測定する場合は，この半値幅が狭いほど吸光度は大となります．一方，吸収スペクトルのスロープ域の波長で測定する場合は，半値幅と吸光度の大きさはさまざまで，機種固有の性質に依存します．ただし，半値幅が1 nm以下と狭い場合には，その誤差は小さいといわれています．

　適正な測定波長の維持のために確認しておくべき特性因子は，最大透過率（T_{max}％），主波長（λ_{max} nm），半値幅（最大ピークの1/2の波長幅，$\lambda_{1/2}$ nm），透過光量（透過率曲線で囲まれた部分の面積：nm％ T），テーリング（透過率曲線の立ち上がりの割合を，1％ Tにおける主波長からの広がりで表したもの：$\varDelta \lambda_{1\% T}$ nm）があげられます．

V 精度保証にかかわる要因

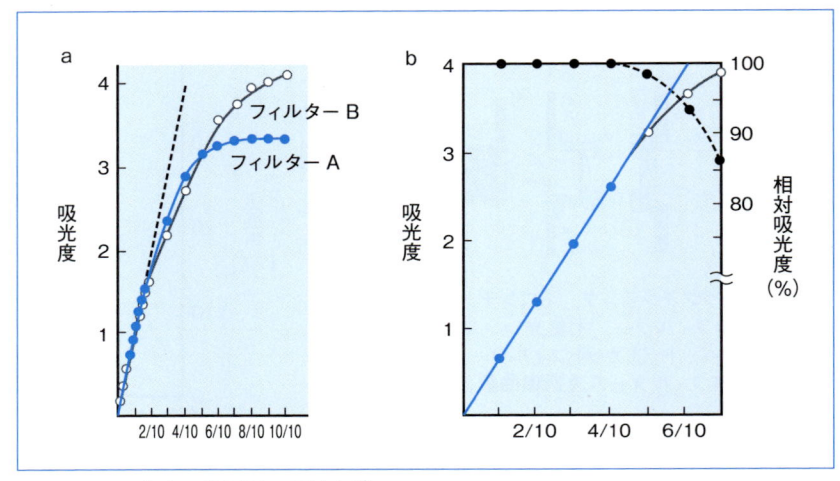

図V-25　吸光度の比例性の測定例[6]
a：光電光度計(自動分析装置)の340 nm表示波長の干渉フィルター.
b：ダブルモノクロ式分光光度計の340 nm設定波長.

　日常検査の多くは，ベールの法則である一定の光路長における吸光度と濃度の比例関係を利用した定量検査のため，光学系の比例性が測定値の精度に影響を及ぼします．**図V-25a**は，NADHのアルカリ溶液の希釈系列を試料として，340 nm表示波長による干渉フィルターの光電光度計で測定した結果です．フィルターAは半値幅が小さく（8 nm程度），テーリングが少ないもの，フィルターBは半値幅が大きく（30 nm程度），テーリングが大きいものです．

　同様の溶液試料を用いて，回折格子のダブルモノクロメータで設定波長を340 nmとして測定した結果が**図V-25b**のグラフです．最低濃度試料の吸光度を100％として，他の濃度試料の吸光度との相対吸光度をプロットしたところ，ある濃度以上から急に直線性が落ちることが認められます．

　これらの結果は，単色光としての純度，とくにスペクトルバンド幅や迷光に起因しています．

3 ｜試料部

　ここには，試料をいれたセルが設置されます．分光光度計用のセルには，一般的に用いられる標準セルをはじめ，円筒セル，微量試料の測定に適したミクロセル，フローセルなどがあります．

　紫外吸光光度法と可視吸光光度法では，セルの材質が異なります．紫外吸光光度法では200～1,300 nmの範囲が測定可能な石英セルが用いられます．可視吸光光度法では石英セルおよび340～1,200 nmの範囲が測定できるガラスセルの両方が使用可能です．

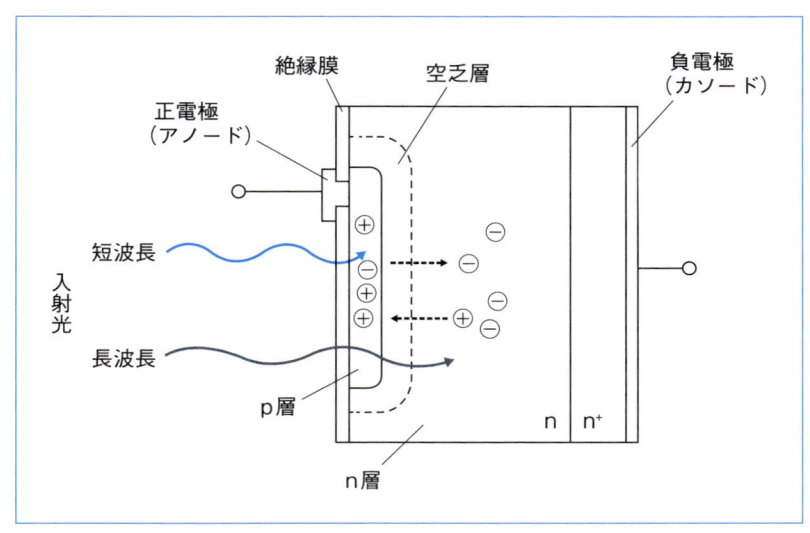

図V-26　フォトダイオードの構造[5]

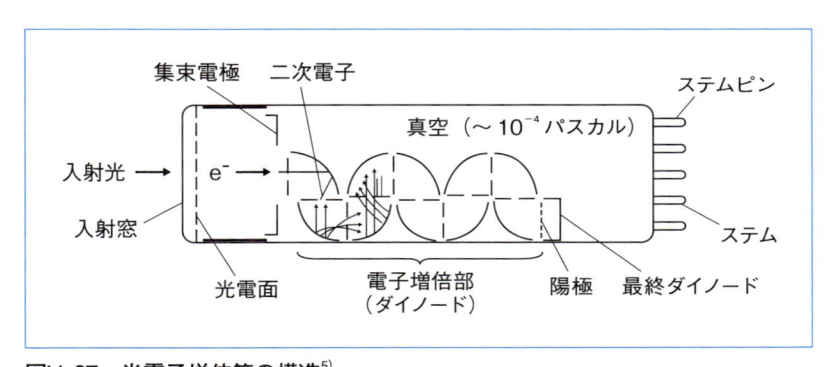

図V-27　光電子増倍管の構造[5]
ヘッドオン型光電子増倍管（ボックス型ダイノード）の断面図.

　臨床化学検査で用いられる自動分析装置は，可視吸光光度法で測定するので，ガラスセルかプラスチックセルが用いられています.

4 ｜ 測光部

　試料溶液を通過した透過光は，フォトダイオード，光電池，光電管，光電子増倍管などによって電流に変換されます．フォトダイオードは光を検出することによって光エネルギーを電気信号に変換します．その構造は，p型半導体とn型半導体からなり，p−n接合に光が照射されると半導体中に電子と正孔が生じ電流が流れます（**図V-26**）．光電子増倍管（**図V-27**）は入射窓，光電面（陰極），集束電極，電子増倍部，陽極によって構成されています．入射窓から光電子増倍管に入った光は，光電面を通過する際，内部の電子を励起し，真空中に光電子を放出します．放出された光電子は集束電極で加速・収束され，第

一ダイノードに衝突して二次電子を放出します．二次電子を放出することで電子が増倍され，さらに増倍された二次電子がそれ以降の電子増倍部に次々と衝突を繰り返すことで，最終ダイノードから元の電子の$10^6 \sim 10^7$倍に増加した二次電子が放出されて，陽極に達します．

3 保守

分光光度計の性能は，大きく正確さと精密さに分けられます．その性能を維持するための保守項目は，正確さについては波長，測光（吸光度），迷光，半値幅で，精密さについては波長設定繰り返し精度，測光繰り返し精度，ベースライン安定性，ノイズレベル，レスポンスなどがあります．また，モル吸光係数を算出する場合は，セルの光路長の正確さを確認することが必要です．

なお，以下に一般的な試験法について記載しますが，具体的な保守に関しては，各施設で使用している機種の取扱説明書にしたがってください．

1│試験法

①波長の正確さ

波長目盛りが表示している値と，実際の単色光の間の誤差を波長で表します．D2ランプの656.1 nmの輝線をエネルギーモードで測定します．また，ホルミウムフィルターの吸収ピークを用いても，±0.3 nm程度の誤差はチェック可能です．

②波長設定繰り返し精度

同一波長の設定を繰り返し行った時の波長のばらつきをいい，①の方法を複数回行って求めます．結果はその最大値と最小値の差を求め，値の中央値±吸光度として表します．

③半値幅

①の輝線を透過率で求め，その半値幅を求めます．この時，スリット幅が可変の場合，もっとも狭いスリット幅で得られる半値幅で表し，これを分解とします．

④迷光

迷光設定波長以外の波長の光の総和を相対量で表したもので，測定迷光の$10 \sim 50$倍に%Tのスケールを拡大し，迷光測定試料（$210 \sim 250$ nmでは10 g/LのNaI水溶液，$300 \sim 380$ nmでは50 g/Lの$NaNO_2$水溶液，$380 \sim 440$ nmでは0.2 g/L 4－NPの0.02NNaOH溶液，$600 \sim 800$ nmでは0.5 g/Lのメチレンブルー水溶液）の透過率を測定し，その相対値を求めます．

⑤測光正確さ

標準フィルターを指示（半値幅や測定波長など）にしたがって測定し，測定

値と標準値の誤差を求めます．標準フィルターはアメリカ標準・技術研究所（NIST）のSRM90Dフィルター，あるいは日本品質保証機構の透過率校正用フィルター（JRCM101 ~ 250）を使用します．結果は誤差の最大値を吸光度で表します．

　⑥測光繰り返し精度

　同一試料の繰り返し測定値のばらつきを指し，⑤の方法を複数回行って求めます．結果は測定値の最大値と最小値の差を求め，中央値±吸光度として表します．

　⑦ベースライン安定性

　試験前に分光光度計のウォーミングアップを十分に行ってから実施します．試験波長範囲は210 ~ 220 nm，340 ~ 350 nm，650 ~ 670 nmに該当する波長を各範囲から選択し，試料室には何も入れず吸光度0の変動値を1時間記録します．結果は測定値の最大値と最小値の差を±吸光度として表します．

　⑧ベースライン平坦度

　ダブルビーム方式分光光度計に特有な項目で，⑦と同様に分光光度計のウォーミングアップを十分に実施した後，試料室には何も入れない状態で全波長域の吸光度0の変動値を記録します．結果は測定値の最大値と最小値の差を求め，中央値±吸光度として表します．

　⑨ノイズレベル

　吸光度1.0あるいは2.0付近となるような試料を用いて，10秒間の吸光度変化を記録します．結果は吸光度の最大値と最小値の差を求めて，中央値±吸光度として表します．

　⑩セル光路長の確認

　重クロム酸カリウム溶液の吸光度測定を用いることによって，セルの光路長が10.0 mmかどうかの確認が可能です．**表V–15**に重クロム酸溶液の分光学的特性を示しました．この溶液を満たしたセルの吸収極大波長付近の370 nmにおける吸光度が0.993であれば，$10.0 \times 0.993/0.987 = 10.06$ mmと算出されます．ただし，重クロム酸カリウムは環境に対する悪影響の度合いが大きく，劇物にも指定されているため，この試験を実施する際は，試薬の取り扱いには十分に注意する必要があります．

　以上の試験結果が仕様を外れていた場合は装置メーカーに確認して対処してください．特に最近の機器は高性能で精密化されているため，検査室で調整することで大きな不具合となる場合があるので注意してください．

　また，光電光度計の保守についても上記と同様に行いますが，波長や測光についての性能が把握できない場合が多いです．少なくとも，吸光度の比例性と安定性については確認しておくようにしましょう．

表V-15　重クロム酸溶液の分光学的特性[5]

測定温度：25℃

波長(nm)	透過率(%)	吸光度	波長(nm)	透過率(%)	吸光度
220	35.8	0.446	340	48.3	0.316
230	67.4	0.171	350	27.6	0.559
240	50.7	0.295	360	14.8	0.830
250	31.9	0.496	370	10.3	0.987
260	23.3	0.633	380	11.7	0.932
270	18.0	0.745	390	20.2	0.695
280	19.4	0.712	400	40.2	0.396
290	37.3	0.428	420	75.1	0.124
300	70.9	0.149	440	88.2	0.054
310	89.5	0.048	460	96.0	0.018
320	86.4	0.063	480	99.1	0.004
330	71.0	0.149	500	100	0.000

重クロム酸溶液：容量分析用標準試薬の$K_2Cr_2O_7$を0.0303 gとり，0.05 mol/L水酸化カリウム溶液に溶解して1,000 mLとする.

7. 試料

　臨床検査室では，提出された患者試料について分析し，精度保証された測定手順や方法によって検査結果を報告します．しかし，患者の病態を反映する検査結果を提供するためには，試料が採血されてから検査室へ到着するまでの状態が適切でなければなりません．採血管（抗凝固剤）の選択，採血量，採血から検査室へ到着するまでの試料の保管などが適切に実施されなければ，検査自体の精度が確保されていても，その結果は患者の病態を反映したものとはいえず，意味のない結果でしかありません.

　ここでは，検査結果に影響を及ぼす試料由来の要因について記載します.

1 採血

　実際の採血手順については，「標準採血法ガイドライン」を参照してもらい，ここでは採血が検査データに影響を及ぼす因子について述べます.

1 ｜ 日内変動

　1日のなかで時間帯によって値が上下する項目があります．たとえば，血清鉄やカテコールアミンは午前中が高く，夕方〜夜は低値のパターンを示します.

2 ｜ 食事による影響

　食事の摂取によって値が変化する項目があります．たとえば，血糖，脂質（とくに中性脂肪）は食後に顕著に上昇し，その後代謝されて減少し食前の値に戻ります．その変動は個人や食事内容や摂取時間などによって異なります．また逆に，遊離脂肪酸（FFA）は食後に低下します．したがって，食事による影響を少なくするために，採血はできるだけ早朝空腹時に行うことが望ましいです．

3 ｜ 体位

　採血時の体位によって検査データが変動します．たとえば，TP，ALBは臥位＜座位＜立位の順に測定値が高くなっていくことはよく知られています．

4 ｜ クレンチング

　採血時に血管を怒張させるため手を握ってもらいますが，開いたり閉じたりの動作（クレンチング）を行うと血清カリウム値が上昇するので，できるだけクレンチングは避けるようにしましょう．

5 ｜ 薬剤の影響

　患者に投与された薬剤が採血試料に混入して検査データに影響を及ぼすことがあります．たとえば，イオン性ヨード造影剤の投与が，ヘマトクリットや血液凝固能へ影響を及ぼすという報告があります．また，非イオン性ヨード造影剤投与前後でTP，ALB，BUN，Hb，Ht，RBC，WBC，血小板などの生化学や血算値が有意に低下するという報告[2]もあるため，できるだけ造影剤投与前に採血することが望ましいです．

２ 採血後の取り扱い

1 ｜ 放置による影響

　①アンモニア値の上昇

　アンモニアは，血液中の蛋白質やアミノ酸成分の分解（脱アミノ反応）などにより採血直後から大量に生成されます．そのため採血後はすぐ氷冷し，できるだけ早く（30分以内に）測定します．すぐに測定できなければ除蛋白し，アンモニアの上昇を少しでもおさえるようにしましょう．

　②ビリルビンの酸化

　ビリルビンは空気中の酸素や光によって酸化され，ビリルビンからビリベルジンへ変化します．採血後はできるだけ早く測定することが望ましいですが，保存する場合は密閉して遮光することで酸化を防止することができます．

③ブドウ糖値の減少

プレーン採血管で採血後，全血のまま放置すると，赤血球による解糖作用が進行することにより血液中のブドウ糖値は大幅に減少します．100 mg/dL程度のブドウ糖濃度の全血検体を室温で一晩放置すると，その値は約半分程度まで減少し，ピルビン酸や乳酸を生成します．臨床検査では，解糖阻止剤として，フッ化ナトリウムが添加された採血管に採血しています．

④血清カリウム値の増加とナトリウム値の減少

血液中のカリウム濃度は赤血球内が血清の約23倍で，ナトリウム濃度は逆に赤血球内が血漿の約1/10程度です（**表V–16**）．この濃度勾配は，赤血球膜に存在するATPaseが行っている能動輸送により維持されています．溶血すると血清中のカリウム値が上昇し，ナトリウム値が減少することは当然ながら，全血の状態で冷所保存した場合も血清中のカリウム値が上昇していきます．これは，膜酵素であるATPaseが低温により低活性となり徐々に能動輸送が維持できなくなり，高濃度である赤血球中のカリウムが低濃度である血清へと移行して，血清カリウム値が徐々に高くなるためです．それに伴って，血清中のナトリウムは血球中へと移行して若干低値になると考えられます．ちなみに，室温あるいは37℃では膜酵素の働きが維持されるので，3〜4時間程度であればカリウム値の変動はほとんどありません．

⑤血液中成分の変性

採取した血液を室温に長時間放置すると変性する可能性があるため，採血後はできるだけ速やかに遠心分離して検査を実施します．また，血清を保存する場合は，測定する検査項目の特性などを考慮して冷蔵もしくは凍結保存します．凍結保存した試料について，さらに凍結融解を繰り返すことは成分の変性を生じさせるため，避けなければなりません．

2 | 溶血による影響

① 赤血球中と血漿中の濃度の違い

表V–16に示したように，赤血球中には血漿中に比べてはるかに高濃度に存在する成分があります．前述のカリウムを筆頭に，Fe，酸性ホスファターゼ，アルドラーゼ，AST，LDなどで，溶血があるとその程度に応じてこれらの項目の測定値は高くなり，検査結果の解釈に混乱を招く可能性があるので，溶血は避ける必要があります．

② 血球内物質による影響

溶血によるヘモグロビンが測定波長へ重なることによって吸光光度分析へ影響を与えることがあります．また，インスリンやBNPは血球内のプロテアーゼの影響を受け，低値を示すことが知られています．

表V-16　赤血球と血漿中諸化学成分の濃度と溶血の影響

成分		単位	濃度および濃度比			溶血の影響
			赤血球	血漿	赤血球/血漿	
電解質・無機質	K	mEq/L	100.0	4.4	<u>22.7</u>	↑↑
	Na	mEq/L	16	140	0.11	→
	Ca	mEq/L	0.5	5.0	0.10	→(↓)
	Cl	mEq/L	52	104	0.50	→(↑)
	重炭酸塩	mEq/L	19	26	0.73	→
	Mg	mEq/L	5.5	2.2	2.45	→
	無機リン	mg/dL	2.5	3.2	0.78	→
	Fe	μg/dL	11,600	120	<u>96.7</u>	↑↑↑
蛋白・含窒素化合物	総蛋白	g/dL	64	7.5	8.5	↑
	アルブミン	g/dL				BCG法で→
	蛋白分画					↑
	非蛋白性窒素（NPN）	mg/dL	44.0	25.0	1.76	→
	尿素窒素（BUN）	mg/dL	14.0	17.0	0.82	→
	尿酸	mg/dL	2.5	4.6	0.55	→
	クレアチニン	mg/dL	1.8	1.1	1.64	→
	アンモニア					→(↑)
	ビリルビン	mg/dL	0	0.1～1.0	0	↓
糖・脂質	ブドウ糖	mg/dL	74	90	0.82	→(↑)
	非糖還元物質	mg/dL	40.0	8.0	5.00	→
	コレステロール	mg/dL	140	195	0.72	→(↑)
	コレステロールエステル	mg/dL	0	130	0	→
	総脂質	mg/dL	600	530	1.13	→
	リン脂質	mg/dL	1,200	200	6.0	→
酵素	AST	単位	31.5	0.8	<u>39.78</u>	↑↑
	ALT	単位	1.6	0.24	6.67	↑
	LD	単位	58,000	360	<u>160</u>	↑↑↑
	アルカリ性ホスファターゼ	単位	1.5	8.0	0.19	→
	酸性ホスファターゼ	単位	200	3.0	<u>66.7</u>	↑↑↑
	コリンエステラーゼ	単位	true型	pseudo型	5.0	→
	アミラーゼ	Somogyi単位	0	40～150	0	→
	クレアチンキナーゼ	単位	0	0.8	0	→
	ロイシンアミノペプチダーゼ	単位	21	130	0.16	→
	アルドラーゼ	単位	900	3～10	<u>150</u>	↑↑↑

〔注〕AST：aspartate aminotransferase, ALT：alanine aminotransferase, LD：乳酸脱水素酵素, BCG：ブロムクレゾールグリーン．下線を付したものは顕著な濃度差のみられる成分.

（新臨床検査技師講座　臨床化学. 第2版, 医学書院, 1987より抜粋）

表V-17 臨床検査で使用する採血管の種類と該当検査

採血管および抗凝固剤		作用と注意点	適用
プレーン管		内壁に凝固促進剤が塗布されたもの	生化学, 内分泌, 腫瘍マーカー, 感染症, 自己抗体など
抗凝固剤入り	EDTA (-2Na, -2K)	検体中のカルシウムイオンをEDTAによるキレート作用で凝固阻止. ただし, EDTAは約0.05%の割合で血小板凝集塊を形成する.	末梢血検査, 血液塗抹検査など
	フッ化ナトリウム (NaF)	NaFによる解糖系酵素(エノラーゼ)に対する阻害作用を有していることで血糖の低下を防止. ただし, 解糖阻止作用に速効性はない.	血糖検査
	クエン酸ナトリウム	カルシウムをキレートするが, EDTAほど強力ではない. 凝固検査に用いる場合, 血液とクエン酸の混合比を9:1とすることが重要であり, 3.2%クエン酸ナトリウム溶液が多く使用されている. ただし, 採血量が少ないと希釈率が上がるため正しい測定値が得られない.	凝固・線溶系検査, 赤沈
	ヘパリン	ヘパリンは活性型凝固因子を直接阻害することで凝固を防止する. しかし, 長期保存により抗凝固作用が低下したり, 時間経過とともに検体が凝固することがあるなどの欠点がある. 臨床検査で用いられるヘパリンは, ヘパリンナトリウム, ヘパリンリチウムである.	電解質, 血液pH, 染色体検査など

3 ｜ 抗凝固剤と採血管

　臨床検査において, 適切な採血管と抗凝固剤の選択は, 信頼性の高い検査結果を得るうえで非常に重要です. たとえば, EDTA採血管に採取した血液を生化学検査に用いると, EDTAによって2価の陽イオンがキレートされるため, カルシウムや鉄, マグネシウム, ALP, AMYなどが低値を示し, 当然のことながら電解質はEDTAと結合している項目が異常高値を示します. 同様に, EDTA採血管に採取した血液は第V因子が失活しやすく, 凝固検査には不向きです. また, 血糖をプレーン管で測定すると, 採血直後から経時的にデータが低下し続けます. フッ化ナトリウムは解糖阻止作用が発現されるまでの2~3時間は若干低下するものの, プレーン管採血のデータに比べてその度合いは小さく, その後のデータは安定します. このように, 各抗凝固剤の特性を把握し適切に選択することは精度保証の第一歩となります.

　臨床検査で使用する採血管の種類と該当検査について, **表V-17**に示します.

【参考文献】

1) 金沢旬宣:検査で使う純水の基礎知識と純水装置のポイント. 生物試料分析, 38(5):293～302, 2015.
2) 日本ミリポア株式会社ラボラトリーウォーター事業部編著:超純水超入門. 羊土社, 2005.
3) 熊倉久夫:造影剤投与後の臨床検査値の解釈に注意. 検査と技術, 44(2):160～161, 2016.
4) 新光電子(株):分銅の選び方. http://www.vibra.jp/vss/p-erabikata.html
5) 三村邦裕, 山藤　賢編著:最新臨床検査学講座 検査機器総論. 医歯薬出版, 2015
6) 吉野二男, 他:新臨床検査技師講座 3　臨床検査総論／検査機器総論. 第3版, 医学書院, 1988.

VI 遺伝子

1. 遺伝子関連検査の精度管理

1 精度管理の必要性と目的

　検査の質保証における要件（**表VI-1**）は，①分析的妥当性と②臨床的妥当性の担保に大別されます．この章では，①分析的妥当性の担保の要件としてあげられている検査実施時の精度管理方法，外部精度管理への参加，検体の品質管理・保証について，②臨床的妥当性の担保の要件としてあげられている検査導入時の検証項目，臨床遺伝専門医との連携について，そして検査従事者の水準・資格について解説します．また，遺伝子関連検査の質保証としてすべての要件を説明しておりませんが，遺伝子関連検査の現状や種々のガイドラインを基に，ISO 15189 に適応した精度管理について解説します．

　遺伝子関連検査は，単一遺伝疾患の病態解析から治療法開発の研究を皮切りに，多因子疾患の要因解析や薬物応答に関する因子，体質に関する因子の解析など，幅広い分野に発展してきました．遺伝子関連検査は，病原体遺伝子検査，ヒト体細胞遺伝子検査，ヒト遺伝学的検査の3分野にまたがり，診断目的や治療の効果判定，発症前検査，新生児マススクリーニングなどを担っています．そのため，それぞれ取り扱う試料（検体）の性質も大きく異なります．そして，体外診断用医薬品として遺伝子検出キットが販売されている一部の病原体遺伝子検査を除いて，ヒト体細胞遺伝子検査やヒト遺伝学的検査では，検査実施施設で検討された独自の検査法にて実施されていることがあり，検査の大半のプロセスは検査者の手技や知識に依存するところが多いのが現状です．また，検体の品質に関する基準，検査結果を評価するうえでの妥当性の評価に関する基準は設けられていないため，それらの基準の設定は検査実施施設に委ねられています．このような背景のなか，報告された結果を元に，病原体遺伝子検査やヒト体細胞遺伝子検査では診断や治療効果判定を，ヒト遺伝学的検査では生涯変わることのない遺伝学的情報について診断を行います．遺伝子関連検査結果の信頼性を向上させるためには，分析的妥当性の評価，つまり検査の品質管理や精度管理が非常に重要となります．そのため，遺伝子関連検査に携わる者は，品質・精度管理について理解を深め，信頼性の高い結果を出せるように努めな

遺伝子関連検査の分類と定義

特定非営利活動法人日本臨床検査標準協議会（Japanese Committee for Clinical Laboratory Standards：JCCLS）に設置された「遺伝子関連検査標準化専門委員会」の提言に基づいて，「遺伝子検査」の用語を以下のように分類，定義する．

1.病原体遺伝子検査（病原体核酸検査）
ヒトに感染症を引き起こす外来性の病原体（ウイルス・細菌等微生物）の核酸（DNAあるいはRNA）を検出，解析する検査

2.ヒト体細胞遺伝子検査
がん細胞特有の遺伝子の構造異常等を検出する遺伝子検査及び遺伝子発現解析等，疾患病変部，組織に限局し，病状とともに変化し得る一時的な遺伝子情報を明らかにする検査

3.ヒト遺伝学的検査
単一遺伝子疾患，多因子疾患，薬物等の効果，副作用，代謝，個人識別に関わる遺伝学的検査等，ゲノム及びミトコンドリア内の原則的に生涯変化しない，その個体が生来的に保有する遺伝学的情報（生殖細胞系列の遺伝子解析より明らかにされる情報）を明らかにする検査

1〜3を総称して「遺伝子関連検査」とし，一般的にはそれぞれ，**1.病原体遺伝子検査**，**2.体細胞遺伝子検査**，**3.遺伝学的検査**の用語を用いる．

表VI-1　遺伝子関連検査の質保証に関する要件

検査の質保証	(1)分析的妥当性の担保	1)検査開発時の検証項目	①検討計画書の作成と承認 ②検討報告書の作成と承認
		2)検査導入時の検証項目	①標準物質(CAP，培養細胞等)の利用 ②同時再現性データ取得 ③同時・経時(日差)・ヒト間の再現性データ取得 ④相関データ取得(別法が存在する場合) ⑤検査品質精度を評価する施設内での承認
		3)検査実施時の精度管理方法 (内部精度管理)	①標準検査手順書(SOP)の作成 ②機器の日常点検と定期点検 ③検体の品質管理(DNA分解度・内部標準の増幅) ④陽性コントロール，陰性コントロールの利用 ⑤検体のトレーサビリティ ⑥検体の匿名化と匿名化システム ⑦責任者による判定と報告書確認
		4)外部精度管理への参加	① CAP サーベイ ②日本臨床検査自動化学会サーベイ ③社内精度管理部門によるサーベイ ④ UCLA International Cell exchange
		5)検体の品質管理・保証	①「遺伝子関連検査　検体品質管理マニュアル」の遵守
	(2)臨床的妥当性の担保	1)検査導入時の検証項目	臨床診断が確定した検体もしくは疾患の原因となる遺伝子変異が明らかな検体の利・活用
		2)臨床遺伝専門医との連携	臨床診断と検査結果の妥当性・乖離に関する解釈等
		3)ガイドラインの遵守	「遺伝子関連検査に関する日本版ベストプラクティス・ガイドライン」
検査従事者の水準・資格	(1)検査従事者の水準	1)実務担当者に求められる要件	①検査項目別・担当者別スキルマップの整備 ②バイオインフォマティクススキル(NCBI等検索) ③ITスキル(NCBI等検索) ④英語読解力
	(2)検査従事者の資格	2)資格制度を提供する学会等 ①日本臨床検査同学院 ②日本遺伝子診療学会 ③日本人類遺伝学会 ④日本組織適合性学会 ⑤日本染色体遺伝子検査学会・日本臨床衛生検査技師会	学会等による資格制度 ①遺伝子分析科学認定士 ②ジェネティックエキスパート認定制度 ③臨床細胞遺伝学認定士制度 ③認定遺伝カウンセラー制度 ④認定組織適合性指導者 ④認定HLA検査技術者 ⑤認定臨床染色体遺伝子検査師

日本衛生検査所協会遺伝子検査受託倫理審査委員会より

け»ればいけないでしょう.

2 精度管理の現状

遺伝子関連検査における精度管理の方法は国によって異なり，①法令により検査の品質や精度を保証する方法，②外部認証取得により品質を保証する方法，③統一基準はなく自主的な外部認証取得により品質を保証する方法の3つに大きく分かれます．日本は③に該当し，外部認証取得の義務がないため，研究施設や大学などでの稀少疾患のヒト遺伝学的検査が可能となりますが，検査実施施設の標準化や品質・精度管理が困難となる問題を抱えています．アメリカでは，ヒトの検体を取り扱う臨床検査施設はCLIA（Clinical Laboratory Improvement Amendments）認定の取得が法令により義務づけられており，また米国病理医協会（College of American Pathologists：CAP）の臨床検査成績評価プログラムおよび臨床検査施設認定プログラム（Laboraory Accreditaion Program：LAP）により品質マネジメントを実施しています．CAP/LAPでは，次世代シーケンサーを用いた遺伝子関連検査にも対応しており，遺伝子関連検査の質の向上を図ることができます．ヨーロッパでは法令による義務はありませんが，外部認証，ISO 15189の取得を推奨しています．ヨーロッパや日本のように，外部認証の取得が義務ではない場合，品質や精度管理の統一が困難であるという問題を抱えています．アメリカのように，法令により臨床検査施設の認証が義務化されていると，品質・精度管理の統一を図ることができるという長所がある反面，研究施設や大学での稀少疾患の検査が困難となる短所も潜んでいます．

> **分析的妥当性**
> 分析的妥当性とは，検査法が確立しており，再現性の高い結果が得られるなど精度管理が適切に行われていることを意味しており，変異がある時の陽性率，変異がない時の陰性率，品質管理プログラムの有無，確認検査の方法などの情報に基づいて評価される．

2. ISO 15189と遺伝子関連検査

1 検査室の質保証

遺伝子関連検査の品質管理や精度管理に関しては，特定非営利活動法人日本臨床検査標準協議会（JCCLS）「遺伝子関連検査に関する日本版ベストプラクティス・ガイドライン解説版」（2016年），日本医学会「医療における遺伝学的検査・診断に関するガイドライン」（2011年），日本臨床検査医学会「ゲノム薬理学を適用する臨床研究と検査に関するガイドライン」など，他にもさまざまな学会からガイドラインが出ていますが，法的な統一の基準がないため，各施設で品質管理や精度管理がされているのが現状です．基準が設けられていない背景には，遺伝子関連検査は微生物学的検査や病理学的検査など多分野に

またがった検査であるとともに，試料（検体）採取から検査結果の報告までに多くのプロセスを経るという性質があるからです．しかし，検査結果の品質を保証するためには外部認証の取得を行い，品質の根拠を示す必要があります．ISO 15189は，臨床検査施設の品質マネジメントシステムの向上，検査能力の評価を目的とした国際規格で，国内ではこのISO 15189に基づいて臨床検査施設の認定を行っています．遺伝子関連検査では，各プロセスにISO 15189の要求事項を当てはめることで，検査の品質を評価することができ，また，文書・記録によりデータのトレーサビリティも明確になり，結果の信頼性の向上につながります．

2 検査の質保証

1│測定前プロセス─検体の品質管理と保証─

　遺伝子関連検査の検査精度は，一次サンプル（試料）やサンプルから得られるDNAの品質に大きく影響されます．それは，塩基配列の多型を検出することを目的とする遺伝子関連検査では，低品質のDNAサンプルを用いて検査を行うと核酸の増幅が阻害され，誤った解読結果を得ることになるからです（図VI-1）．これらのことを回避して，検査精度を保証するためには，一次サンプル（試料）の品質の維持や保管が適切になされていること，DNAサンプルは高純度かつ高分子であることが要求されます．ここでは，病原体遺伝子検査，ヒト体細胞遺伝子検査，そしてヒト遺伝学的検査（生殖細胞系列遺伝子検査）で共通するDNAサンプルの品質評価について紹介します．一次サンプル（試料）の品質管理や取り扱いに関する詳細な内容は，JCCLS「遺伝子関連検査検体品質管理マニュアル」を確認してください．

　では，DNAサンプルの品質評価の方法に進む前に，DNAの物理化学的な構造変化を伴う性質のおさらいをしましょう．DNAの性質の理解を深めることで，取り扱い時に行ってもDNAに影響がほとんどないこと，または避けなければならないことの判断ができるようになります．そして何よりも，検査に耐えうるDNAサンプルかどうかの品質評価の判断をする場合に役立つでしょう．

1) DNAの性質（表VI-2）

　DNAは，相補的な塩基が水素結合により二本鎖を形成していますが，高温下で水素結合が容易に切断されて二本鎖から一本鎖へと解離します．この現象を変性といいます．他にも，尿素やホルムアミドなどの変性剤，強塩基により変性します．また，DNAはホスホジエステル結合によりヌクレオチドが結合して鎖を形成しています．このホスホジエステル結合は，共有結合で水素結合よりも結合は強いですが，酵素や電離放射線，力学的な力，酸性下により切断

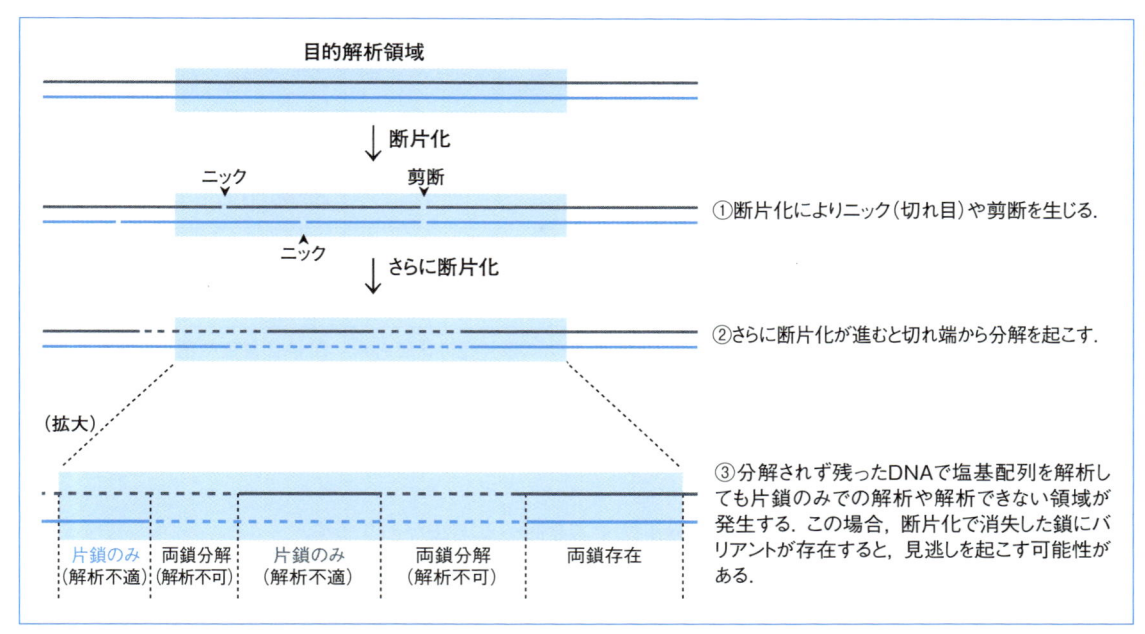

図VI-1　DNAの断片化による解析不適の原因

表VI-2　変性，剪断にかかわる因子

種類	内容	原因
変性	二本鎖DNAの水素結合が切断されて一本鎖DNAへ解離すること．	尿素，ホルムアミドなどの変性剤 強塩基 高温　　など
剪断	両鎖のホスホジエステル結合が切断されること．片鎖の場合はニックという．	酵素 電離放射線 力学的力 酸　　など

されることがあります．片鎖のみが切断された場合はニック（切れ目）といい，両鎖が切断された場合は剪断といいます．

　また，DNAはヌクレオチドの吸収最大波長である約260 nmの紫外線を吸収します．二本鎖の場合，塩基の重なりにより紫外線吸収能力が減少しますが，一本鎖は二本鎖より多く紫外線を吸収します．これを深色効果といいます．DNAの濃度測定法の一つに，この性質を利用した吸光度法があります．

2）DNAサンプルの品質評価（表VI-3）

　DNAサンプルの品質を評価する方法として，DNA濃度測定によりDNAサンプルの純度や二本鎖DNAの純度を調べる方法と，アガロースゲル電気泳動

表VI-3　品質評価法の特徴（まとめ）

種類	評価できること	評価できないこと
DNA濃度測定（吸光度法）	DNAサンプルの純度を客観的に評価（OD260/280やOD260/230より不純物の混入を判断することができる）	一本鎖・二本鎖DNAや遊離ヌクレオチドを区別して濃度測定することが難しい.
DNA濃度測定（蛍光定量法）	二本鎖DNAの含有量の測定	DNAサンプルの純度の評価（不純物の混入の有無にかかわらず二本鎖DNAを測定する）
ゲル電気泳動	DNAサンプルの断片化の状態を評価	DNAの純度や精確な濃度を評価することが難しい.

によりDNAの分子サイズを調べる方法があります.

（1）吸光度法によるDNA濃度測定

　　DNA濃度は，ヌクレオチドの最大吸収波長約260 nmにおける紫外線の吸光度から算出することができます．1 μg/mLのDNAは吸光度0.02を示します．たとえば，260 nmにおける吸光度OD260＝1.0の時はDNAサンプルの濃度は50 μg/mLとなります．では，DNAサンプルに夾雑物が混入した場合はどうなるでしょうか．蛋白質は280 nmに最大吸収波長を示すため，蛋白質の混入の有無，つまりDNAサンプルの純度の指標として，OD260/280の値が有用です．OD260/280の値が1.8以上あれば純度が高いと評価できます．抽出時に使用したフェノールやグアニジンチオシアネートが残留した場合や，DNAの溶出にEDTAを含むバッファーを使用した場合では，230 nmにおける吸光度が高くなります（図VI-2）．OD260/230の値は約2.0が望ましいですが，夾雑物の存在により小さくなります．このように，吸光度法から得られたOD比の値を用いてDNAサンプルの純度を測ることができます．この方法の短所は，DNAサンプル中に含まれている一本鎖や二本鎖のDNA，その他にも遊離ヌクレオチドを区別して測定できないことです.

（2）蛍光定量法によるDNA濃度測定

　DNA濃度の測定法には，吸光度法の他に二本鎖DNAに特異的に結合をする蛍光物質を用いた方法があります．この方法で測定された蛍光強度は二本鎖DNA量を反映しているため，一本鎖DNAの存在の影響を受けません．また，塩や遊離ヌクレオチド，蛋白質などの夾雑物が存在していても測定に影響を与えることがないため，二本鎖DNAを特異的に定量することは可能ですが，この方法の短所は，吸光度法のようにDNAサンプルの純度を測定できないことです.

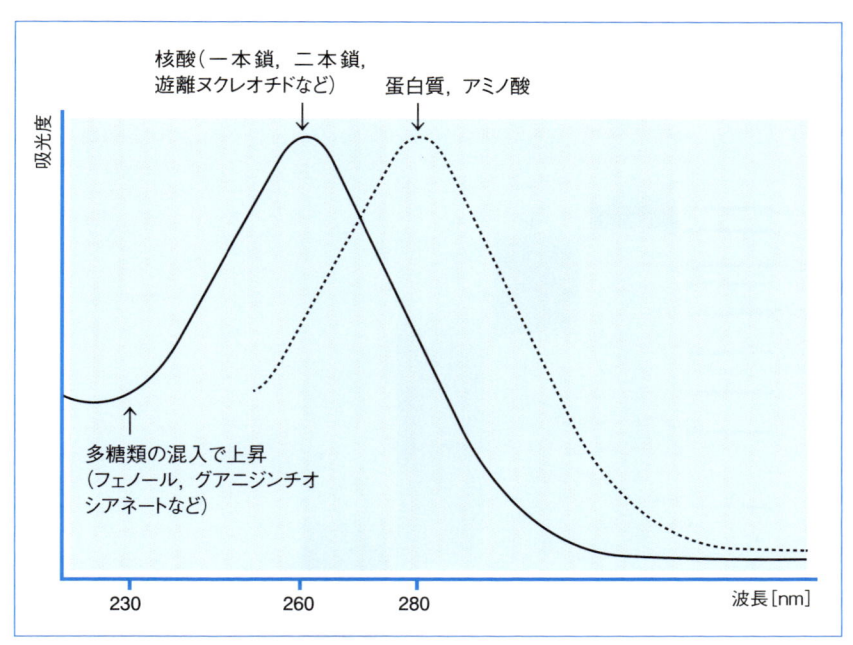

図VI-2 吸光度法による吸光曲線

（3）アガロースゲル電気泳動によるDNAの分解と分子サイズ測定

　リン酸基により負に荷電しているDNAに電場がかかると，DNAは多孔質の
ゲルのなかを陰極から陽極へと移動します．この時，体積の大きい高分子
DNAの移動は阻まれますが，低分子DNAはゲルの孔を通り抜けて移動しま
す．つまり，ゲル電気泳動を一定時間行うと，分子サイズにより移動度が異な
るという原理を利用して，DNAを体積という指標でふるい分けることができ
ます．そのため，ゲル電気泳動では，DNAの分子サイズや断片化の程度を確
認することができます（**図VI-3**）．**図VI-3**のように断片化が進行している
DNAを用いて検査を行うと，**図VI-1**で示したように，誤った結果を導き出す
可能性があります．検査精度を高めるためにも，DNAサンプルは高品質であ
ることはさることながら，高分子であることが必要となります．

　DNAサンプルの品質評価の方法として，DNAサンプルの純度や二本鎖
DNAの含有量から評価をする吸光度法と蛍光定量法，そしてDNAの分解度
や分子サイズから評価をするゲル電気泳動をあげましたが，それぞれに基準値
というものはありません．そのため，その後の検査で使用可能な適切なDNA
サンプルと使用不可の不適切なDNAサンプルをどこで線引きするか，つまり，
DNAサンプルの品質を評価する基準をどのように設定するのかは，検査を担
う施設に委ねられており，標準化がなされていないのが現状です．自施設で品
質評価方法について検証をしたうえで議論し，品質評価の基準を設け，品質評

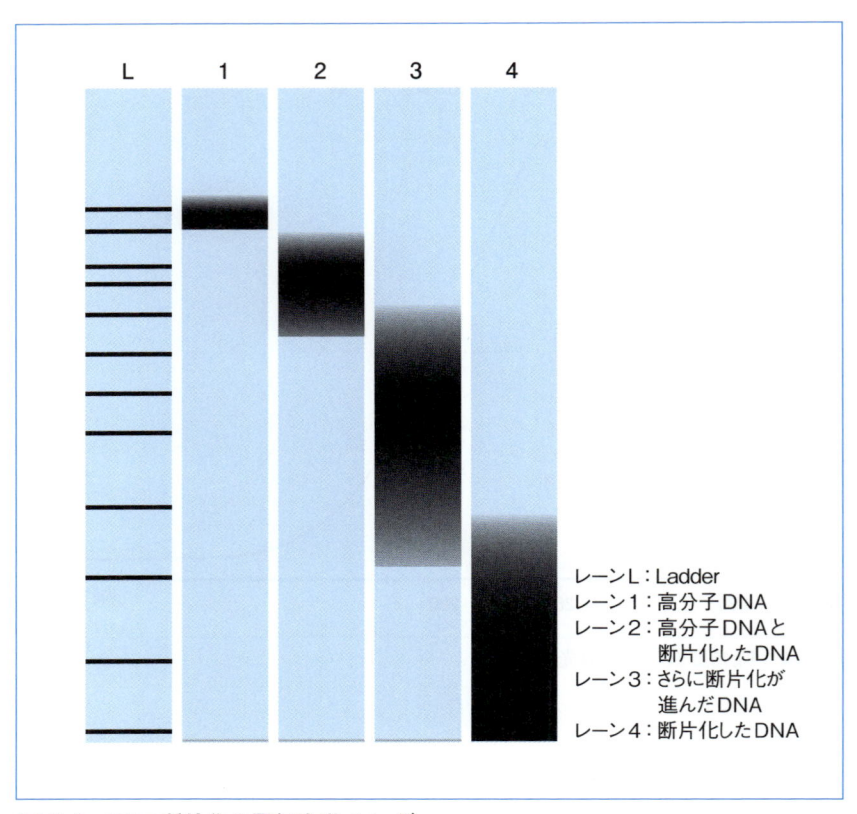

レーンL：Ladder
レーン1：高分子DNA
レーン2：高分子DNAと
　　　　断片化したDNA
レーン3：さらに断片化が
　　　　進んだDNA
レーン4：断片化したDNA

図VI-3　DNA断片化の電気泳動イメージ

　価の手順について標準作業手順書に明記しておきましょう．また，品質評価の
結果は記録として保管することが望ましいです．適切と判断されたDNAは検
査に用いることになりますが，不適切と判断した場合では再度一次サンプルか
ら採取し直すことが非常に困難なことがあります．そのような状況をふまえて，
考えられる原因，対処方法，回避方法，検査実施の有無，最後に結果の報告も
含めてどのように対処するのかについても事前に議論して標準作業手順書に記
載しましょう．

3) DNAの保管

　DNAは酸性下や低濃度の状態で断片端からの分解が生じるといわれている
ため，DNAサンプルを長期保管する場合は，TE（pH8.0）溶液により塩基性
条件にして凍結保管（－80℃）が望ましいとされています．凍結融解により
DNAが断片化する可能性があるため，DNAサンプルを小分け保管して，凍結
融解を繰り返さないようにするとよいでしょう．保管条件により，DNAサン
プルの品質を著しく損なう可能性があるので，保管条件についても事前に検討

表VI-4　プライマー設計時の注意事項

項目	注意事項	起きる現象
長さ	ForwardとReverseプライマーの長さは約20merに揃える.	短いプライマーでは非特異的にアニーリングし，長いプライマーではTmが上昇する.
Tm	両プライマーのTmは5℃以内に収める. GC含有率は40〜60%に収める.	両プライマーのTmのアニーリング条件が異なると，片鎖のみを増幅してしまう可能性がある.
配列	プライマーの3'末端は"G"または"C"にするとアニーリングが安定する. プライマー内の相補的な配列を避ける. 両プライマー間の相補的な配列を避ける.	分子内でヘアピン構造を形成する．プライマーダイマー（二量体）を形成する.
バリアントの有無	プライマーの中央，3'末端と重なる高頻度のバリアントは避ける.	鋳型DNAとの結合安定性が低下して，伸長反応が阻害される.
相同配列	相同領域を避ける.	相同領域が存在する場合，PCRにより非特異的に相同領域が増幅されてくる可能性がある.

を行い，標準作業手順書に明記しておきましょう.

4) 試薬の管理

　遺伝子関連検査では，一部の病原体遺伝子検査やヒト体細胞遺伝子検査で測定機器・試薬がキット化されていますが，大半のヒト体細胞遺伝子検査やヒト遺伝学的検査では，機器や試薬，作業の自動化はされていません．そのため，検査者，使用する試薬も機器も異なるとなると施設間差が生じます．たとえば，核酸の増幅に使用するポリメラーゼによって性能特性が異なるため，試薬検討を行い試薬の性能を評価する必要があります.

　核酸を増幅する際に使用する試薬として重要な役割を担うのがプライマーです．PCRにおいて，ポリメラーゼはプライマーを足場としてDNAの複製を行います．そのため，プライマーの設計の良し悪しが核酸の増幅に反映され，ひいては検査結果そのものに影響を及ぼします．そこで，プライマーの設計における注意事項について確認しましょう.

（1）プライマー設計における注意事項（**表VI-4**）

　プライマー設計においてもっとも重要なことは，設計した一対のプライマーが目的領域の配列に特異的に結合し，かつ安定であることです．実際にプライマーを設計したものの，PCRにより核酸が増幅されない，プライマーダイマー

が多い，非特異的反応が起こる，というケースが見受けられます．これらの原因はプライマーの設計にあることが多いです．では，どのようにプライマーを設計するとよいのか，ポイントを絞ってみてみましょう．

①プライマーの配列

プライマーの長さ：プライマーの長さが短いと非特異的にアニーリングを起こすため，18 〜 30 mer（塩基長）の長さが適切とされています．

プライマーの融解温度：融解温度（Tm：melting temperature）は，50％のDNAが変性する（二本鎖から一本鎖へ解離する）温度で，PCRのアニーリング温度はオリゴヌクレオチドであるプライマーのTmに依存します．プライマー配列に含まれる塩基のGやCの含量は40 〜 60％が適切とされており，塩基のGとTは対を形成する水素結合の数が塩基のAとTの対よりも1つ多いため，プライマー内のGやCの含量が多いとTmは大きくなります．ForwardプライマーとReverseプライマーとでTmが離れているとアニーリングの条件が変わってくるため，5℃以内に収めるとよいとされています．概算式でTmを算出することができるため，あらかじめTmを概算してプライマーを設計しましょう．

$$Tm = 2℃ \times (A + T) + 4℃ \times (G + C)$$

プライマーの配列内容：プライマーの3'末端は，アニーリングの安定性を高めるためにGかCにするとよいでしょう．プライマーは，その配列内に相補的な配列があると分子内で結合してヘアピン構造をとるため，鋳型となるDNAと結合できなくなるので，相補配列は避けましょう．ForwardプライマーとReverseプライマー間でも，相補的な配列があると両プライマーでプライマーダイマーを形成してしまうので，これも避けましょう．

②プライマーを設計する場所

ダイレクトシーケンス（酵素法，サンガー法）により塩基配列の解読を行う場合，目的の解読領域近傍にプライマーを設計すると，目的領域の読み始めや読み終わりでは各塩基の波形が分離できずに，波形が重複してしまうことがあります．そのため，プライマーは目的領域の上流と下流とで目的領域から離して，アンプリコンサイズが1 kb程度になるように設計します．もちろん，すべてがこの通りではありません．ダイレクトシーケンスは，同一塩基の連続配列や繰り返し配列の解析が不得意なため，これらの配列を避けてプライマーを設計する必要があります．また，ポリメラーゼの種類によっては，数十 kb長とさらに長いPCRを行える酵素もありますので，使用する酵素の特徴をとらえて設計する場所を考えましょう．

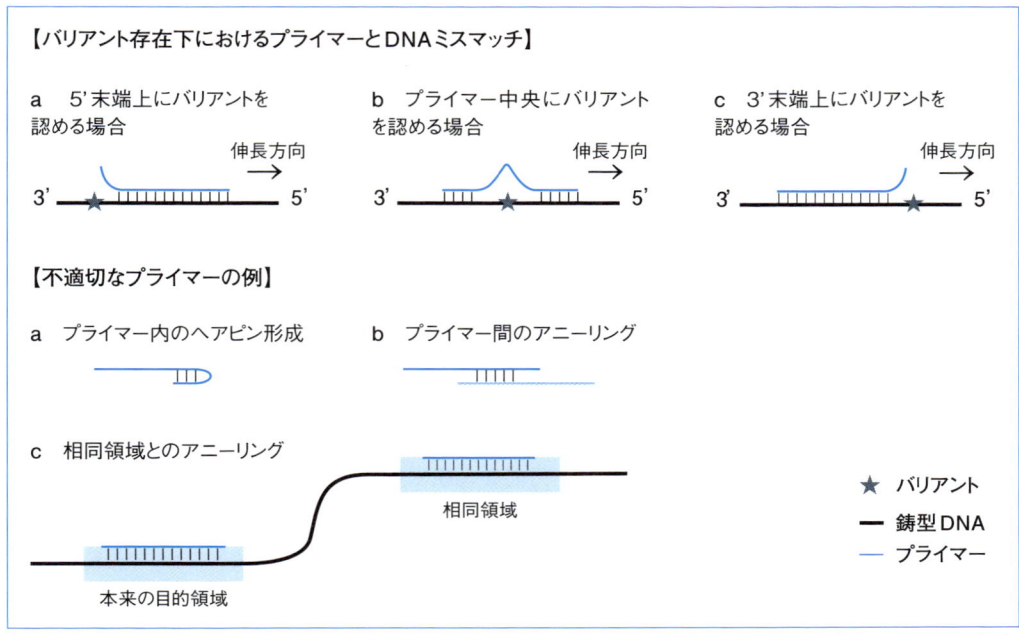

【バリアント存在下におけるプライマーとDNAミスマッチ】

a　5'末端上にバリアントを認める場合

伸長方向

3'　　　　　　　5'

b　プライマー中央にバリアントを認める場合

伸長方向

3'　　　　　　　5'

c　3'末端上にバリアントを認める場合

伸長方向

3'　　　　　　　5'

【不適切なプライマーの例】

a　プライマー内のヘアピン形成

b　プライマー間のアニーリング

c　相同領域とのアニーリング

相同領域

本来の目的領域

★　バリアント

━　鋳型DNA

━　プライマー

図VI-4　バリアント存在下におけるプライマーとDNAのミスマッチ（上）と不適切なプライマーの例（下）

③目的領域の前後にバリアントを認めた場合（**図VI-4**）

プライマーの3'末端と鋳型DNAのアニーリングの安定性は，DNA合成に大きく影響してきます．たとえば，プライマーを設計したものの，3'末端の位置に高頻度のバリアントが存在すると，DNA合成が阻害されるためPCRにより核酸が増幅されないという状況に陥ります．これは3'末端だけではなく，プライマーの中央部にも同様にバリアントが存在するとDNA合成に影響が出るといわれています．したがって，プライマーを設計する際には，高頻度のバリアントを避ける必要があります．

④相同領域の探索

目的領域とまったく同じ配列ではないが，類似する配列をもつ相同領域が存在する場合，その領域もPCRにより増幅されてくる可能性があります（**図VI-4**）．そのため，PrimerBlast（https://www.ncbi.nlm.nih.gov/tools/primer-blast/）のようなWebツールを用いて，プライマー配列に相同領域がないことを調べることをおすすめします．

⑤プライマーの命名

プライマーの命名にとくに規則はありませんが，自施設でプライマー名のルールを作っておくとよいでしょう．プライマーを識別するために最低限必要な項目は，目的遺伝子，解析エクソン番号や領域番号，ForwardまたはReverse，プライマーバージョンです．プライマー名が長くなるようでしたら，

必要に応じて端的に表記する方法をルール化しておくと分かりやすくなります.

　プライマーの設計に関しての注意事項をいくつかあげましたが，これらの事項を自施設で議論したうえで標準作業手順書に明記し，また，プライマー配列やバージョンの管理も必要ですので，定期的にプライマーの情報を更新しましょう.

2｜検査プロセス1─検査の分析的妥当性の評価─

1) 検査の分析的妥当性評価

　遺伝子関連検査において，対象遺伝子に起こりうる変異（バリアント）は多数存在し，また稀少な疾患ではサンプルを入手することは非常に困難であることが多く，分析的妥当性を評価することはきわめて困難です.しかし，検査結果の質を評価するために，可能な範囲で妥当性を評価することが必要です.日本人類遺伝学会 遺伝学的検査標準化準備委員会の「稀少遺伝性疾患の分子遺伝学的検査を実施する際のベストプラクティス・ガイドライン」では，「変異検出の方法に関わらず，塩基配列が既にわかっているDNAサンプルを用い，再現性を確認することが必要である.次に，さまざまな変異・バリアント・正常対照を含む一連のサンプルを盲検化して分析的妥当性を評価することが望ましい」としています.つまり，ここでいう分析的妥当性評価は，既知の塩基配列のDNAサンプルや既知のバリアントを含むDNAサンプルを用いて同じ検査結果を出すことができるのかの確認をするということです.この評価方法は，次の検査の品質保証にもかかわることなので，詳細は4｜検査結果の品質確保で説明します.評価を行う際に用いるDNAサンプル，頻度や実施者などは自施設で設定し，評価の記録は必ず保管しておきましょう.

2) 検出感度・検出特異度

　ここでしっかりと認識していただきたいことは，塩基配列を解読するダイレクトシーケンスでも，塩基配列の変化を検出する方法として万全ではない，ということです.1｜測定前プロセスで記したように，検査に用いるDNAサンプルの品質，プライマーの設計により塩基変化の検出感度・特異度は100％になることはありません.たとえば，高品質・高分子のDNAサンプルを用いても，核酸内に大規模欠損があると，残った片鎖のみの塩基配列をみていて欠損を検出できない場合があります.このように，検出方法の限界を認識したうえで検査をすることが重要です.

3｜検査プロセス2
─バイオインフォマティクスプロセスでのデータ保証─

　DNAの抽出から塩基配列の決定までのプロセスは"wet"な解析プロセスで

表VI-5　バイオインフォマティクスプロセス（dryプロセス）

	内容	注意事項
1	生データの妥当性の評価（バリデーション）	wetな解析プロセスが正しく実施され，dryプロセスの解析に耐えうるデータかどうかを判断する．この判断基準は自施設で決める必要がある．
2	生データの加工	データ加工の履歴を残し，過程をたどれるようにする．
3	データの解析	解析アルゴリズムの編集履歴，解析履歴を残し，過程をたどれるようにする．
4	情報のまとめ	
5	バリアントの解釈（検査室内）	Webデータベースで検索を行い，検出されたバリアントに意味を付加する．確認者の記録を残す．

あるのに対して，コンピュータを用いて塩基配列データから必要な情報を抽出し，配列を解読して意味づけをするプロセスは“dry”なバイオインフォマティクスプロセスと表現されます（**表VI-5**）．遺伝子関連検査はwetのプロセスだけでは終了しません．このdryのプロセスも検査の一環ですので，検査の質を保証するうえでwetのプロセス同様に管理する必要があります．ただし，施設によってはバイオインフォマティクスの専門家により解析アルゴリズムを作り，データの解読を行っているところもあります．このような場合も，アルゴリズムの流れを把握し，解析時のログを記録しましょう．また，塩基配列の波形がスペーシングエラーにより重なっている場合，人間はスペーシングエラーと判断できますが，解析アルゴリズムでは塩基の欠失と判定することがあります．このように，人間と解析アルゴリズム間で異なる解析結果を出力する可能性があるので，解析を行う前に生データを加工・修正することがあります．その場合，生データをいつ，誰が，どの箇所を加工したかわかるようにログを残すことも必要です．この生データの加工のログを残すことで，加工前の状態に戻すこともできます．また，後のプロセスで何かしら問題があった場合に原因を探ることが容易になります．このように，データの保管・管理とともに，データのトレーサビリティは非常に重要です．

　解析により出てきたデータをさらにふるいにかけて，意味のあるデータのみにまとめるプロセスを経て，バリアントに意味づけを行います．検出されたバリアントが意味のあるデータかどうかの選別や意味づけの作業では，自施設で蓄積したデータを用いるか，またはNCBI（National Center for Biotechnology Information，アメリカ生物工学情報センター）のデータベース（https://www.ncbi.nlm.nih.gov）を参照します．

　このように，遺伝子関連検査では，wetとdryの大きく2つのプロセスに分

かれているため，別々に管理を行いますが，各プロセスを合わせて一つの結果が生み出されて検査室から報告される，ということを忘れないでください．

4 ｜ 検査結果の品質確保

　前述した分析的妥当性を評価するためには，検査の精度管理が実施されている必要があります．基礎的な確認になりますが，精度管理は日常検査の精度管理として行われる内部精度管理と，第三者機関が実施している精度管理調査に参加して自施設の検査が適正に行われているかを確認する外部精度管理に分かれます．内部精度管理では，検体の受付から検査結果を出すまでに多岐に渡るプロセスを経ること，対象遺伝子に起こりうる塩基配列の変化（バリアント）のすべてのサンプルを精度管理のために入手・維持することが困難であること，外部精度管理では，病原体遺伝子検査の一部で外部精度管理へ参加できますが，大半の遺伝子関連検査においては外部精度管理が整備されていない，またDNAサンプルを施設外に出すことが困難であるなどの背景があります．しかし，検査精度の向上を図り分析的妥当性を評価するためには，自施設において実現可能な方法を議論し，内部・外部精度管理を行う必要があります．

1）内部精度管理

　病原体遺伝子検査では，体外診断用医薬品の場合，キット試薬に陰性コントロールと陽性コントロールが同包されており，定性検査ではそれぞれが陰性または陽性であることを確認，記録することで精度管理をしています．定量検査では，核酸増幅時におけるクロスコンタミネーションを確認するために陰性コントロールの測定は必須です．

　ヒト体細胞遺伝子検査においても，コントロールを準備して，検査の流れに沿って全プロセスの精度管理を行い，結果を記録します．ただし，体外診断用医薬品のキットによっては対象遺伝子のバリアントの部位が異なる場合がありますので，コントロールを準備する際も十分に注意を払ってください．

　ヒト遺伝学的検査において，核酸増幅時には定量検査同様にクロスコンタミネーションを確認するために検査ごとに陰性コントロールを設定する必要がありますが，陽性コントロールを測定ごとに設定するのは非常に困難なことから，頻度を決めて定期的に検査することで精度管理を行います．塩基配列を解読するプロセスにおいては，アーチファクトとの鑑別のために陰性コントロールを用いる場合があります．また，既知のバリアントを解析する場合は，家系内のバリアント保因者のサンプル，または過去に検出された同一バリアントのサンプルが陽性コントロールに該当します．

　内部精度管理の一つとして，検査従事者（検査者）の力量評価を行うことも重要です．既知のバリアントを含むサンプルを盲検化して，同一結果を検出す

ることができるかを確認して記録します．この確認を定期的に実施し，結果の一致率を保つことで，検査従事者の技量を管理することができます．他にも，wetのプロセスではごく微量のサンプルや試薬をピペットで扱うため，ピペット操作による吸引，吐出のバラツキをなくすために定期的にトレーニングを行うことが必要です．また，サンプルを調整するプロセスで使用する磁性ビーズの取り扱い難易度が他の試薬よりも格段に高いため，事前にトレーニングを行うなどして検査従事者間の技量格差を埋めるように努めましょう．検査従事者の資質評価の詳細については後述します．

2）外部精度管理

　国内における遺伝子関連検査の外部精度管理調査は整備途上で，実施項目についても限られているのが現状です．そのなかでも，病原体遺伝子検査やヒト体細胞遺伝子検査は外部精度管理調査を行っている機関がありますが，ヒト遺伝学的検査については設定されていません．しかし，ISO 15189では，検査室間比較が不可能な場合は他の代替方法を開発し，結果の許容性の決定に関する客観的証拠を提供するように求めています．したがって，外部精度管理の代替のアプローチは自施設で議論したうえで実施しましょう．たとえば，他施設や検査センター間で盲検化サンプルを用いて検査を行い，精度管理を実施する方法もあります．その際は，検査の各プロセスを多方向から評価するために，検査従事者，測定機器，解析プログラムなどが異なることが望ましいです．

3）検査従事者の資質評価

　検査室の遂行能力の評価として，検査従事者の遂行能力を測る必要があります．遺伝子関連検査では，検査従事者の技量を揃え，検査法に対する知識を備えることが，もっとも有効な精度管理といえます．学会や第三者機関が提供している資格制度（**表VI–6**）を利用して，専門的な人材の育成や資質評価，そして指導者・監督者の養成を行いましょう．現状では，検査従事者や指導者・監督者の資質評価の基準や要求事項が定められていないため，資格の取得は必須ではありませんが，自施設で基準を設けて，検査室の遂行能力の維持・向上に努めましょう．

5｜検査後プロセス

　たとえば，資質評価された検査従事者が品質管理されたDNAサンプルを用いて検査を行い，分析的妥当性の評価を実施したうえで最終的にバリアントを検出したとします．しかし，出てきた検査結果をそのまま報告することは決してありません．このバリアントが検査結果として報告されるまでに，もう一段階プロセスを経なければなりません．それはエキスパートパネルによりバリア

表VI-6 遺伝子関連検査にかかわる資格制度

学会・認定機関	認定士・認定制度
日本遺伝子分析科学同学院	遺伝子分析科学認定士
日本バイオ技術教育学会	バイオ技術者認定制度
日本バイオインフォマティクス学会	バイオインフォマティクス技術者認定制度
日本遺伝子診療学会	ジェネティックエキスパート認定制度
日本人類遺伝学会	臨床細胞遺伝学認定士制度
日本遺伝カウンセリング学会・日本人類遺伝学会共同	認定遺伝カウンセラー制度
日本組織適合性学会	認定組織適合性指導者,認定HLA検査技術者
日本染色体遺伝子検査学会	認定臨床染色体遺伝子検査師制度

表VI-7 エキスパートパネルの構成員の人的要件

2) エキスパートパネルの構成員として, 以下の人員を配置すること.

(ア) がん薬物療法に関する専門的な知識及び技能を有し, その分野で専門性が認知され, それぞれ診療領域の異なる複数名の常勤の医師を配置すること.
(イ) 遺伝医学に関する専門的な知識を有する医師を1名以上配置すること.
(ウ) 遺伝医学に関する専門的な遺伝カウンセリング技術を有する者を1名以上配置すること.
(エ) もっぱら病理診断に携わる常勤の医師を複数名配置すること.
(オ) 分子遺伝学やがんゲノム医療に関する十分な知識を有する専門家を1名以上配置すること. なお, 当該者は, 申請時点からさかのぼって3年間に, がんゲノム医療またはがんゲノム研究に関する英文査読済み論文(筆頭著者または責任著者)を執筆した実績があることが望ましい.
(カ) 次世代シークエンサーを用いた遺伝子解析等に必要なバイオインフォマティクスに関する十分な知識を有する研究者を1名以上配置すること. なお, 当該者は, 申請時点からさかのぼって3年間にがんゲノム医療またはがんゲノム研究に関する欧文査読済み論文(共著も含む)を執筆した実績があることが望ましい.
(キ) 上記の他に, エキスパートパネルにおいて検討を行う対象患者の主治医または主治医に代わる者が参加すること.

(がんゲノム医療中核拠点病院等の整備に関する指針[案])

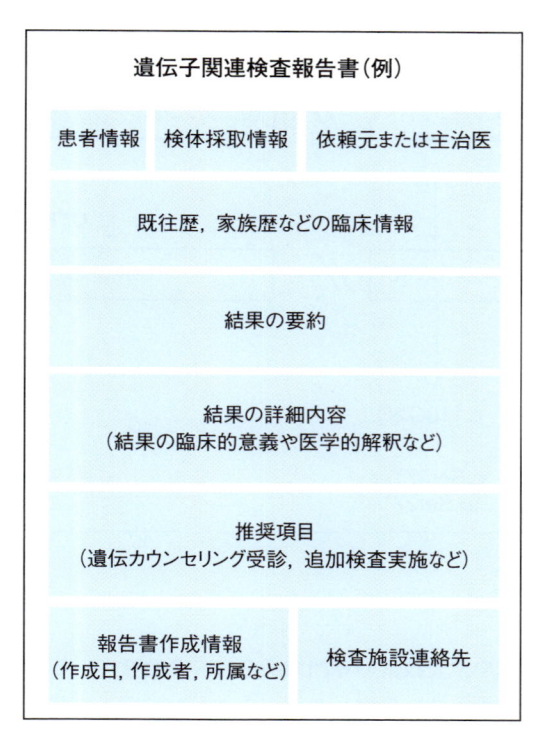

遺伝子関連検査報告書（例）

| 患者情報 | 検体採取情報 | 依頼元または主治医 |

既往歴，家族歴などの臨床情報

結果の要約

結果の詳細内容
（結果の臨床的意義や医学的解釈など）

推奨項目
（遺伝カウンセリング受診，追加検査実施など）

報告書作成情報
（作成日，作成者，所属など）　検査施設連絡先

図VI–5
報告書の記載項目（例）

ントの意味づけを行うというプロセスです．エキスパートパネルとは，検出されたバリアントを医学的に解釈するために定期的に開催される多職種検討会です．このエキスパートパネルにて，分析的妥当性，対象患者の臨床的症状とバリアントの因果関係について検討し，バリアントの臨床的意義づけを行い，結果開示方法の配慮について総合的に討議します．構成要員には，臨床遺伝専門医，認定遺伝カウンセラー，分子遺伝学やがんゲノム医療の専門家，バイオインフォマティクス専門家，病理医，対象患者の担当医などが含まれています（**表VI–7**）．エキスパートパネルにより討議した後，担当医へ遺伝子解析結果が報告されます．つまり，このエキスパートパネルは遺伝子関連検査の最終審査の場にあたるため，慎重を期して執り行われる必要があります．

6 ｜ 結果の報告

　報告書は，依頼元が検査結果の臨床的意義を含めた医学的解釈を理解できるように，わかりやすく記載する必要があります．報告書への最低限記載項目や注意事項については，JCCLS「遺伝子関連検査に関する日本版ベストプラクティス・ガイドライン解説版」（2016年）に記載されています．記載項目として，被検者や依頼元情報，検査結果の結論の概略または要約，結果解釈の詳細情報，検査報告書作成情報などがあります（**図VI–5**）．検査結果を受け取る

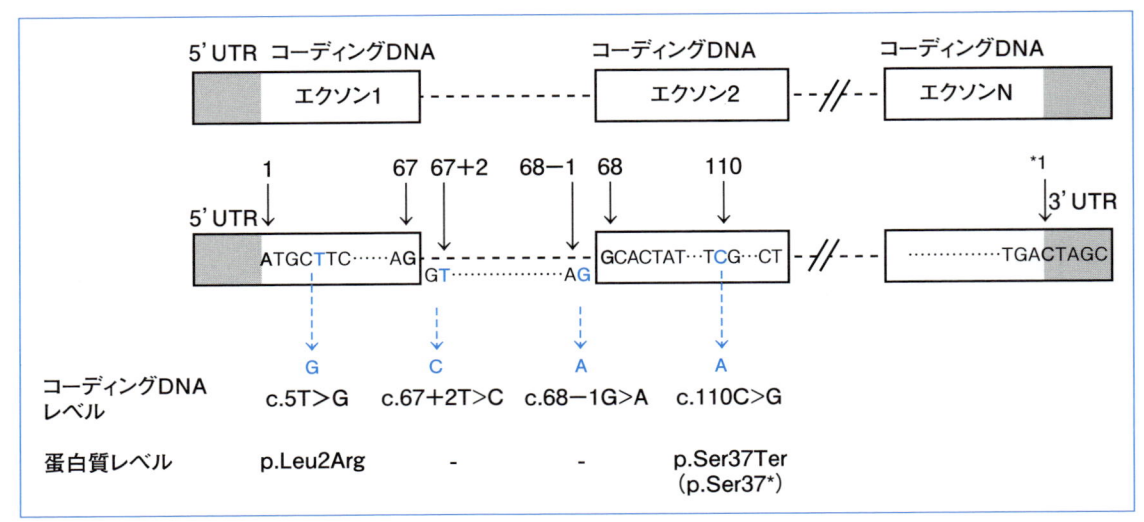

図VI-6　位置の記載方法

側の者が必ずしも医学的専門知識や検査技術の専門知識を持ち合わせているとはかぎらないため，報告書の内容を正確に理解してもらうような配慮も必要です．

では，報告書に記載する検査結果について，遺伝学的検査で推奨されている記載方法をみてみましょう．ここでは少数塩基のバリアントの表記について説明します．

①検出された結果は誰がみても理解できるように，Human Genome Variation Society（HGVS）の記載方法に準拠して記載することが原則です．記載方法が変更されることもありますので，そのような場合は新規記載法に加えて従来記載法を併記する配慮が必要です．

②従来は，変異（mutation）やSNP（Single Nucleotide Polymorphism）を含む多型（polymorphism）という用語を使用してきましたが，バリアント（variant）という用語へ統一して用いるようになっています．

③塩基配列バリアントを表記する場合，参照したレファレンス配列の識別番号（accession番号）とバージョン番号で構成される番号（Refseq）もあわせて表記します．このRefseqの後ろにコロン（：）をつけて，バリアントの結果を表記します．

④バリアントを検出したレベルも表記します．ゲノムDNAレベルならば"g."，コーディングDNAレベルは"c."，RNAレベルは"r."，ミトコンドリアDNAレベルは"m."と記載します．蛋白質レベルは"p."で，アミノ酸表記は3文字または1文字ですが，3文字表記が推奨されています．また，バリアントを生じた位置を表現する場合，コーディングDNAレベルでは翻訳開始コドン

コーディングDNA（coging DNA）
成熟mRNAの5'UTR（非翻訳領域）と3'UTRの間にある開始コドンから終止コドンまでの蛋白質に翻訳される領域のDNA．

表VI-8　表記記号の種類

	意味	例
＋	イントロンの始まり	c.67＋2T
－	イントロンの終わり	c.68－1G
＞	核酸レベルでの置換 （蛋白質レベルでは使用しない）	c.110C>G
＿	変化があった配列の範囲 （変化の始め_変化の終わり）	c.68_69insAACA c.109_111delTCG
*	翻訳終止コドンの3'側または翻訳 終止コドン	c.*1 p.Ser37*
del	欠失（deletion）	c.110delC
dup	重複（duplication）	c.110dupC
ins	挿入（insertion）	c.68_69insT
inv	逆位（inversion）	c.68_74inv
con	置換（conversion）	c.68_74con74_78
[ ]	アレル（allele）	c.[68G>C;70A>T] （同一アレルを表す） c.[68>C];[70A>T] （異なるアレルを表す） c.[68G>C(;)70A>T] （同一アレルか不明であることを表す）
delins	欠失挿入（deletion-insertion）	p.Ser37delinsGluThr
fs	フレームシフト（frame shift）	p.Ser37GlufsTer15 （p.Ser37Glufs*15） （37番目のSerがGluに置換して，Gluから15個目に翻訳終止コドンを生じる）

ATGのAを1番として，イントロン領域を抜いて，エクソン領域のみを数えます（**図VI-6**）．蛋白質レベルでは，アミノ酸N末端のメチオニンを1番目とします．

　⑤バリアントには，置換，欠失，重複，挿入，逆位，変換，繰り返しなどがあります．これらの変化の種類と範囲を表す記号の組み合わせによりバリアントを表記します（**表VI-8**）．蛋白質は，DNAレベルと同様に置換，欠失，重複，挿入などがあり，とくに，塩基配列が3の倍数以外の数で変化を生じた場合，アミノ酸の読み枠がずれるフレームシフトを起こすこともあります．その場合は位置の数え方や表記に十分注意してください．

【参考文献】

1) 平成27年度 国内外における遺伝子診療の実態調査報告書. 三菱総合研究所, 2016.
2) 田村隆明：基礎から学ぶ遺伝子工学第2版. 羊土社, 2017.
3) 遺伝子関連検査 検体品質管理マニュアル(MM5-A1) Approved Guideline(承認文書). JCCLS, 2012.
4) 日本人類遺伝学会 遺伝学的検査標準化準備委員会：稀少遺伝性疾患の分子遺伝学的検査を実施する際のベストプラクティス・ガイドライン. 2010.
5) 日本遺伝子分析科学同学院 http://www.cmaj.jp.net
6) 日本バイオ技術教育学会 http://www.bio-edu.or.jp
7) 日本バイオインフォマティクス学会 https://www.jsbi.org
8) 日本遺伝子診療学会 http://www.congre.co.jp/gene/
9) 日本人類遺伝学会 http://jshg.jp
10) 日本遺伝カウンセリング学会 http://www.jsgc.jp
11) 日本組織適合性学会 http://jshi.umin.ac.jp
12) 日本染色体遺伝子検査学会 http://www.jacga.jp
13) 厚生労働省 第10回がん診療提供体制のあり方に関する検討会, 資料5 がんゲノム医療中核拠点病院等の整備に関する指針(案), 2017.
14) 遺伝子関連検査に関する日本版ベストプラクティス・ガイドライン解説版, JCCLS, 2016.

VII 臨床検査室とISO 15189

　臨床検査の国際的標準化は，国際標準化機構（ISO）が1994年に「臨床検査と体外診断システム専門委員会：ISO/TC212」を発足させ，ISO 15189（臨床検査室—品質と能力に関する要求事項）の作成が開始されたことに始まります．このISO/TC212は，それまでの国際規格が医療機器や器具などの物品に限られていた保健医療分野の標準化において，医療システムとサービスにまで踏み込んでいます．その後，この国際規格に基づいた臨床検査室の第三者認定が進められてきました．わが国において臨床検査室の第三者認定取得は，取得施設への医療保険制度上の規制や保険診療上の報酬などのインセンティブはありませんでしたが，平成28（2016）年度診療報酬改定で国際標準検査管理加算（40点）が新設されたことにより，近年急激に認定取得を目指す臨床検査室が増えてきました．また，2017年の医療法改正に伴って，臨床検査の精度保証が脚光を浴びています．

　わが国の高度経済成長時代の臨床検査室では，職人気質の臨床検査技師を多くみかけました．言い方を変えると，自己完結型で，問題が生じると自分のなかでPDCA（plan, do, check, action）サイクルを上手く回してしまうような人達です．また，この時代の人達は探求心も強く，納得するまで決して妥協せずに真剣に物事に取り組み，技術者としては非常に優秀でした．このような人達に支えられて臨床検査の分野は発展してきました．しかし，これでは臨床検査室としての精度は個人の能力に依存してしまい，施設ごとに大きな差を生じてしまいます．また，検査の品質を客観的に証明することもむずかしいなどの問題点もあります．その後，時代が変わり臨床検査室も国際化が求められるようになってきたと感じます．信頼性の高い高品質なデータを診療に提供するとともに，国際標準化を進めて世界からも認められる臨床検査室を構築していくことが医療の進歩につながると考えられます．

1. ISO 15189の概要

　ISO 15189とは，「臨床検査室の品質と能力に関する要求事項」に関する国際規格を指します．わが国では，公益財団法人日本適合性認定協会（JAB）が臨床検査室の審査を行い，臨床検査を行う能力を有していることを確認して認

表VII-1　ISO 15189要求事項

管理上の要求事項	技術的要求事項
4.1　組織及び管理主体責務	5.1　要員
4.2　品質マネジメントシステム	5.2　施設及び環境条件
4.3　文書管理	5.3　検査室の機材，試薬，及び消耗品
4.4　サービスの合意	5.4　検査前プロセス
4.5　委託検査室による検査	5.5　検査プロセス
4.6　外部からのサービス及び供給品	5.6　検査結果の品質の確保
4.7　アドバイスサービス	5.7　検査後プロセス
4.8　苦情処理	5.8　結果の報告
4.9　不適合の識別及び管理	5.9　結果の報告（リリース）
4.10　是正処置	5.10　検査室情報マネジメント
4.11　予防処置	
4.12　継続的改善	
4.13　記録の管理	
4.14　評価及び監査	
4.15　マネジメントレビュー	

定を行います．臨床検査室の認定範囲は，一般検査，血液学的検査，生化学的検査，免疫学的検査，微生物学的検査，病理学的検査，生理検査，遺伝子検査であり，これらの分野での技術能力を評価する手段の一つとなります．臨床検査の結果は，診断や治療方針の決定から予後推定にも重大な影響を及ぼしますので，現在わが国では急速に国際標準化と第三者認定が進められています．

　従来から，JABは試験所認定分野として相互承認に加盟していましたが，2007年のAPLAC総会において，新たに結成された臨床検査室認定の相互承認分野にも加盟したことにより，JABのISO 15189に基づく臨床検査室認定が国際的に認められ，認定を受けた臨床検査室の地位がさらに明確となりました．この相互間の認証とは，各国の間でお互いに相手国の実施した適合性評価の結果を認めあう「相互承認」を意味しています．このルールに基づき，JABの認定した臨床検査室の検査報告書は，世界に通用することになります．

　ISOは各国の標準化機関（ISO会員団体）による世界的な連合となります．また，国際規格の作成作業は通常ISO専門委員会を通じて実施され，現在はISO 15189：2012（第3版）が適応基準となっています．また，このISO 15189は，検査室や検査結果の質を管理するために必要な「管理上の要求事項」と，正しい検査結果を報告するために必要な能力や方法である「技術的要求事項」の2つから構成されています（表VII-1）．

　ISO 15189では，従来の組織で行っていた「組織の方向性」，「個人や部門

APLAC
アジア太平洋試験所認定協力機構, Asia Pacific Laboratory Accreditation Cooperation.

ISO 15189は第1版が2003年に発行され，その後，2007年に第2版に改訂されました．現在は2012年に改訂された第3版（ISO 15189 Third edition 2012-11-01）となっています．

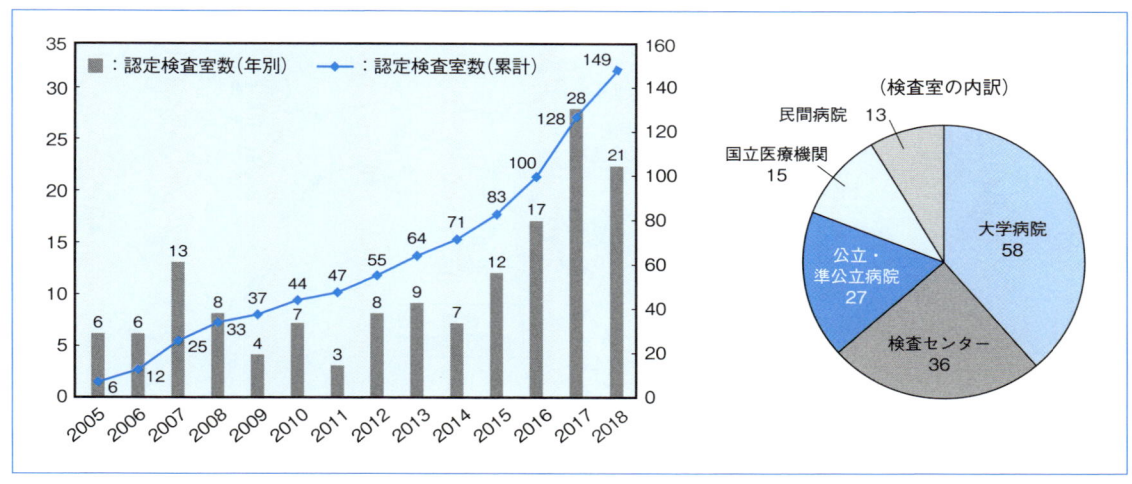

図VII-1　日本におけるISO 15189認定取得の推移と内訳　（2018年9月28日 現在）

表VII-2　各都道府県のISO 15189認定取得状況

北海道	8	東京都	22	滋賀県	2	香川県	1
青森県	1	神奈川県	9	京都府	7	愛媛県	2
岩手県	1	新潟県	2	大阪府	12	高知県	1
宮城県	3	富山県	1	兵庫県	6	福岡県	10
秋田県	0	石川県	1	奈良県	1	佐賀県	1
山形県	1	福井県	0	和歌山県	1	長崎県	3
福島県	1	山梨県	1	鳥取県	1	熊本県	1
茨城県	3	長野県	0	島根県	2	大分県	1
栃木県	3	岐阜県	1	岡山県	4	宮崎県	1
群馬県	2	静岡県	4	広島県	3	鹿児島県	1
埼玉県	7	愛知県	8	山口県	1	沖縄県	2
千葉県	4	三重県	1	徳島県	1		

■ 空白県

（2018年9月28日 現在）

の権限と役割分担」,「情報伝達」を明確にして文書化し,記録を維持管理します．職場の方針や目標に対しては,PDCAサイクルにより組織を活性化して効率的運用を目的にした制度といえます．また,ISO 15189では,臨床検査の品質に影響を及ぼす可能性があるすべての事柄が含まれます（精度マネジメントの項,p.2参照）.

　わが国のISO 15189認定取得状況は,2016年の1月では88施設でしたが,2018年9月には149施設となり,ここ数年で急速に伸びています（**図VII-1**）．都道府県別にみると,認定取得施設がない県もみられますが（**表VII-2**）,確実に全国に広がる傾向が認められます．検査室の内訳は大学病院がもっとも多

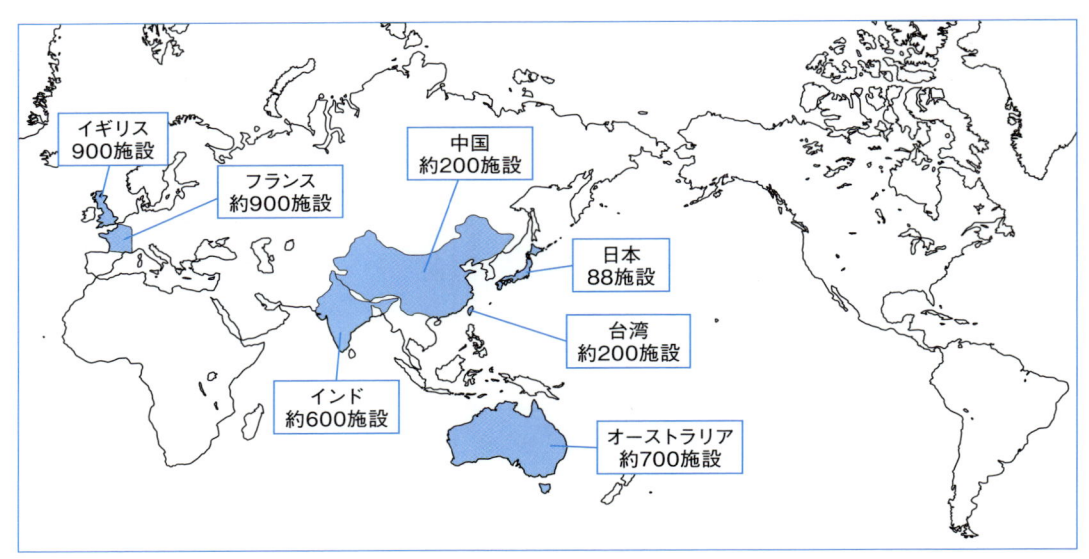

図VII-2　世界の ISO 15189 取得状況（2016年1月末）　　　　　(*Sysmex Journal*, 39[1]：2016より)

く58施設，検査センターが36施設，公立・準公立病院が27施設，国立病院が15施設，民間病院が13施設でした．

　世界の動向では，2010年の認定取得数によると，オーストラリアが以前より国の規格として認定制度を必須としていたこともあり，認定取得している施設が700施設と群を抜いて多かったのですが，その後2016年では，イギリス900施設，フランス900施設とヨーロッパを中心に急激に増加しています．アジアでもインドが600施設，中国や台湾でも200施設が認定を取得しているなど，これらの情報から世界中に拡大している様子がわかります．わが国でも，保険診療上の報酬以外にも，国際共同治験や医師主導治験あるいは臨床研究などの関係から，今後もISO 15189の認定取得を目指す施設が増えることが予想されます．

　認定取得や維持継続のフローを**図VII-3**，**図VII-4**に示します．まず，必要書類などの準備をして認定申請を行いますが，申請前には品質マネジメントシステム（QMS）を一巡することが必要です．申請が受け付けられ，初回審査の場合は，受審準備状況の把握，現地審査に要する時間の見積もり，審査に関する相互理解のために予備訪問が行われます．この予備訪問時に指摘事項がある場合は，是正処置が必要となります．この指摘事項には不適合（NC）と注記（RM）の2種類があり，この2つを総称したものがJIS Q 17011における「不適合」と解釈されています．ここでいう不適合（NC）は，検査の品質に重大な影響を与える，またはその可能性が大きい事象です．それに対して注記（RM）は，検査の品質に重大な影響を与える可能性が少ない不適合を表しま

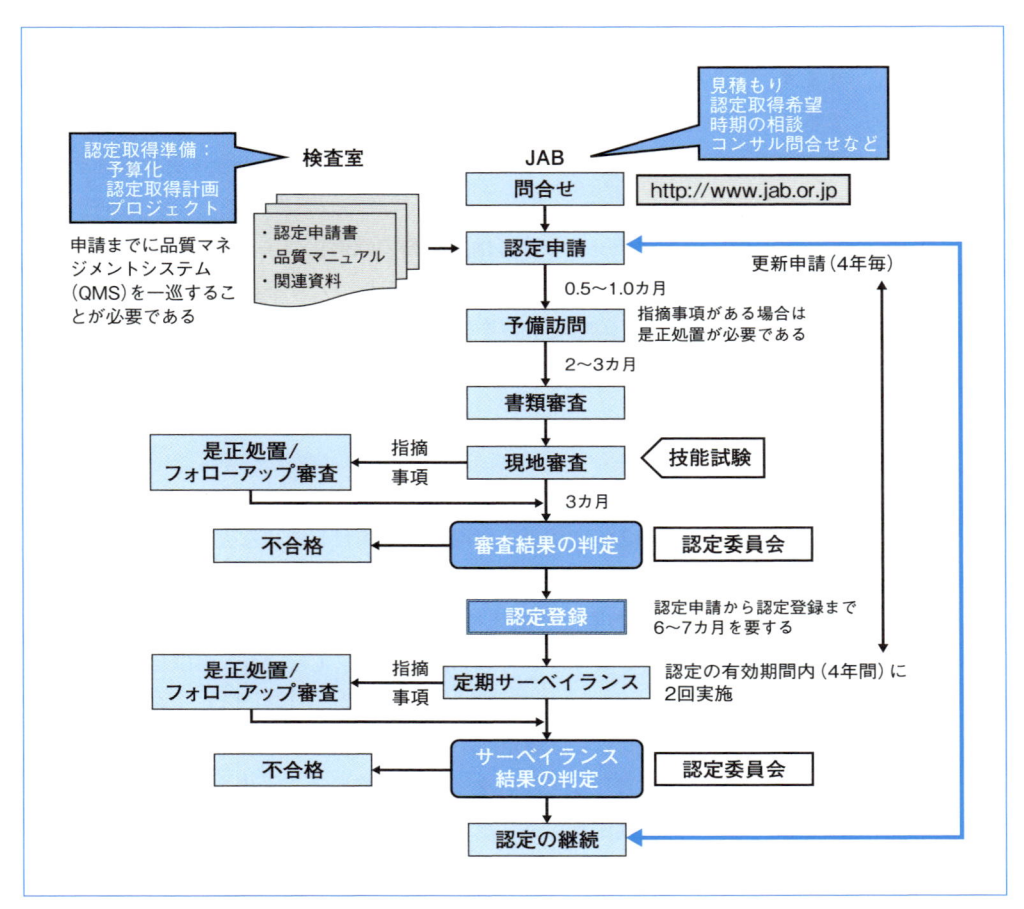

図VII-3　臨床検査室認定取得，維持更新のフロー

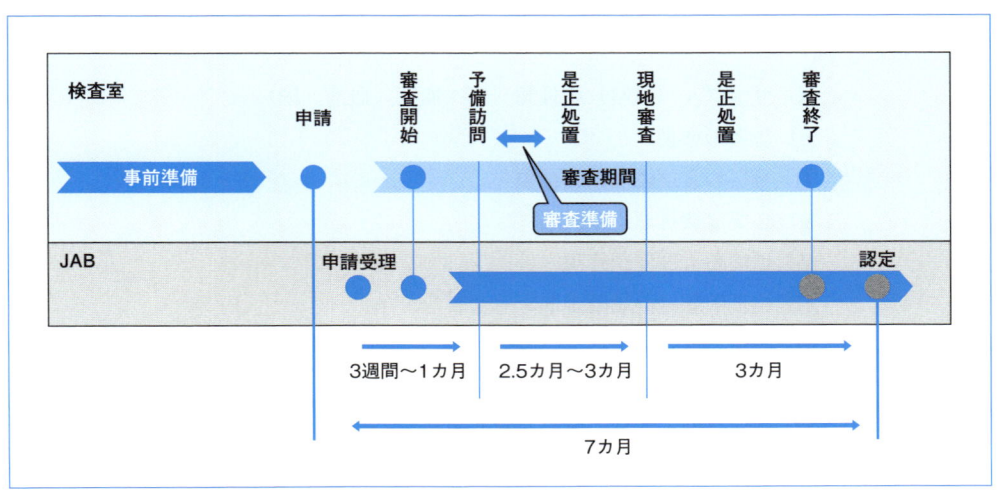

図VII-4　臨床検査室認定取得までのタイムスケジュール

す．予備訪問が終わると，次に書類審査から技能試験を含んだ現地審査が始まります．ここで受けた指摘事項に対する是正処置が完了後，認定委員会によって審査結果の合否が判定されます．認定の有効期限は4年間です．すなわち，認定取得から4年後の月末までとなり，認定を更新する場合は更新審査を受ける必要があります．

認定取得によるメリットとしては，業務の標準化による作業の効率化，作業のミス防止（医療安全），PDCAサイクルに基づいた継続的改善体制による検査サービスの質向上，国際規格の普及に伴いEBM（evidence based medicine）による検査結果の精度保証という考え方の普及などがあげられます．

1 検査プロセス

ISO 15189の2012年度版導入以降の新規項目や変更などには，日本臨床化学会クオリティマネジメント専門委員会「定量測定法に関するバリデーション指針」（p.4参照）を参照し，臨床検査室としての妥当性の検証を行わなければならないとされています．さらにNa, K, Cl, Ca, Mg, GLU, UN, CRE, UA, CHO, TG, ALB, TP, AST, ALT, CK, ALP, LD, GGT, AMY, HbA1cの21項目に関しては測定の不確かさを推定しなければなりません．また，検査の手順を文書化して，スタッフが理解できる言語で記載し，いつでも利用できるように管理するように求められています．この作業を手順化したものを標準作業手順書（standard operating procedure：SOP）とよび，以下に記載すべき事項が定められています．

a）検査の目的

b）検査に用いられる手順の原理および測定法

c）性能特性（5.5.1.2 検査手順の検証，5.5.1.3 検査手順の妥当性確認 参照）

d）サンプル（試料）の種類（例：血漿，血清，尿）

e）患者の準備

f）容器および添加剤の種類

g）必要な機材および試薬

h）環境および安全管理

i）校正手順（計量計測トレーサビリティ）

j）操作ステップ

k）精度管理手順

l）干渉（例：乳び，溶血，ビリルビン，薬物）および交差反応

m）結果計算法の原理，適切な場合には測定された量の値の測定不確かさを含む

n）生物学的基準範囲または臨床判断値

o）検査結果の報告範囲

p）結果が測定範囲外であった場合の定量結果決定に関する指示

q）警戒値／緊急異常値（適切な場合）

r）検査室の臨床的解釈

s）可能性のある変動要因

t）参考資料

2. ISO 15189の認定範囲および関係資料

　申請・届出に関する関係書類（**表VII-3**，**VII-4**）は，公益財団法人 日本適合性認定協会（JAB）のホームページからダウンロードできます．また，国立病院臨床検査技師協会（国臨協：JNHMT）の品質管理推進委員会（旧 臨床検査部門標準化推進委員会）で，臨床検査室の標準化を目指してチェックリスト（**表VII-5**，**VII-6**）を作成しています．このチェックリストは，ISO 15189の取得を目指す施設のみならず，臨床検査室の標準化における精度保証に関する確認などにも使用できますので参考にしてください．

表VII–3　臨床検査室認定分野

基幹項目

尿・糞便等検査	尿・糞便等検査
血液学的検査	血液検査 血液凝固・線溶検査
生化学検査I	血液化学検査
免疫学的検査	血漿蛋白免疫学的検査・自己抗体検査 免疫血液学検査 感染症免疫学的検査
血液学的検査	排泄物, 滲出物又は分泌物の細菌顕微鏡検査 細菌培養同定検査・細菌薬剤感受性検査

非基幹項目

尿・糞便等検査	尿中特殊物質定性定量検査 糞便検査 穿刺液・採取液検査 悪性腫瘍組織検査
血液学的検査	血液形態・機能検査 血液凝固・線溶検査I 血液凝固・線溶検査II
生化学的検査I	血液化学検査I 血液化学検査II アイソザイム検査 免疫化学検査 ビタミン検査
生化学的検査II	内分泌学的検査 腫瘍マーカー検査 特殊分析
免疫学的検査	免疫血液学検査 感染症免疫学的検査II 感染症免疫学的検査III 肝炎ウイルス関連検査 自己抗体検査 血漿蛋白免疫学検査 細胞機能検査
微生物学的検査	排泄物, 滲出物又は分泌物の細菌顕微鏡検査 細菌培養同定検査・細菌薬剤感受性検査 微生物核酸同定・定量検査
その他	ヒトの染色体検査 血中薬物濃度測定 遺伝子検査

特定プログラムI

特定健診(メタボリックシンドローム健診)に関する検査	基本的な健診項目 詳細な健診項目

病理学的検査

病理標本作製	病理組織標本作製 電子顕微鏡病理組織標本作製 免疫染色(免疫抗体法)病理組織標本作製 術中迅速病理組織標本作製, 細胞診 細胞診 HER2遺伝子標本作製, ALK融合遺伝子標本作製
病理診断	病理診断

生理学的検査

生理学的検査	スパイログラフィー等検査 心電図検査 超音波検査 脳波検査

表VII-4　認定申請書添付書類リスト(臨床検査室)［ISO 15189：2012用］

(様式 JAB RFM03 REV.16)

No	書類名称／内容	備考／注意事項
	認定申請書, 添付書類リスト	様式 JAB RFM01, JAB RFM03 を使用
1	誓約書	様式 JAB RF20 を使用(更新・拡大申請時は提出不要) 「甲」には法人名のみ, 「機関名称」には法人名を含む機関名称を記載
2	登記事項証明書	又は, 登記簿謄本(原則6か月以内に発行された, 最新のもの)
3	定款(又は, 寄附行為)	申請法人内に検査室の存在がわかる資料(病院の場合は, 法人－病院－検査室の紐づきがわかる組織規程等)を含む(医療法人の組織規定／規則, 大学の学則なども該当する)
4	事業概要書	法人および検査室の規模, 事業内容等を記したもの(収支, 検査件数を含む) 法人(および該当する場合は病院)の事業案内
5	組織図	主要な機能について氏名を記載 認定範囲を要明示(四角で囲む, 印を付ける等) (支援部門(例：営業, 受付)を含む)
6	職員リスト	認定範囲に係る者のすべて(支援部門の要員を含む) 少なくとも, 氏名, 所属, 国家資格(検体採取等指定講習会修了を含む)(＋その他の資格), 職歴, 経験年数他, 力量を証明するものを記入
7	品質マニュアル	4.2.2.2 全頁 要求事項で含むことを必須としている引用文書がある場合はそれらもすべて提出
8	品質文書リスト	認定に係わるもの(外部文書, 記録も含む) SOP(標準作業手順書)を要識別

No	書類名称／内容	備考／注意事項
9	文書管理手順	4.3
10	委託検査室に対する選定手順書,評価記録及び認定証(写)	4.5 該当する場合にのみ提出 認定証(写し)には附属書も含む
11	苦情の記録	4.8 該当する場合にのみ提出
12	評価及び監査の記録	4.14 の全項を対象とした評価記録及び監査結果報告. (各項ごとにフォルダを分けて提出) 該当する場合は是正処置の記録を含む. 内部監査チェックリストは,膨大な場合はサンプリングでも可(但し要求事項を網羅して実施されたことがわかるようにサンプリング)
13	マネジメントレビューの記録	4.15 インプット,アウトプットを含む
14	臨床検査室の機材リスト及び機材配置図	5.3.1 認定範囲内外の機材が混在する場合は,認定範囲内の機材を明示する 建屋配置図およびフロア図を含む(認定範囲を明示する)
15	一次サンプル採取マニュアル	5.4.2
16	代表的なSOP (検査手順)	5.5.3 付属書1に示す指定SOPで認定範囲にあるもの 申請した中分類に指定の項目がない場合は,代替項目を提出
17	測定の不確かさ推定手順書及び推定結果	5.5.1.4 推定結果は,指定項目(JAB RM300 付属書C 指定1)全てについて提出[算定データ(入力表)を含む]
18	標準物質リスト及びトレーサビリティ確立の証拠(トレーサビリティ体系図及び校正証明)	5.3.1.4 参照標準,標準菌株,キャリブレーター及びコントロールを含む(該当する場合,表示値を記載) トレーサビリティ体系図は,指定項目(JAB RM300 付属書C 指定1)全てについて提出 校正証明書は,ilac-MRA マーク付きのもの
19	精度管理手順,技能試験参加履歴,技能試験結果報告書及び是正処置	5.6 JAB RM300 付属書A 参照(3団体4年分を提出) 是正処置は該当する場合にのみ提出 技能試験参加履歴は様式JAB RFM19 を使用(Excel ファイルを提出) 日臨技(および同形式)の場合は施設別報告書全ページを提出
20	結果報告手順,臨床検査報告書・検査依頼伝票の様式,検査室情報マネジメント手順	記載見本添付 初回申請のサンプルには認定シンボルはつけずに位置とサイズのみを表示する
21	検査部長,検査室管理主体,品質管理者及び技術管理者(含む代理者)の経歴(含む職歴)及び資格	力量評価の結果を含む 経歴には,学会活動(発表,論文等)や研究活動を含む

No	書類名称／内容	備考／注意事項
22	申請用チェックリスト	様式 RFM35（Word ファイルを提出） 対応する文書欄には，各要求事項の証拠となる該当する品質マニュアル項目番号，他手順書詳細項目番号，記録名のすべてを十分に吟味して記入すること
23	移動費申告書兼合意書	様式 JAB RFL101（Excel ファイルを提出） （拡大申請時を除く）

（公益財団法人日本適合性認定協会（JAB）ホームページより）

表VII-5　臨床検査部門標準化推進委員会チェックリスト　Step1

チェック項目	年　　月　　日　判定 備考
① 情報の漏洩や感染防止対策として，部外者の検査室入室制限や，入退出の記録をしていますか？	適合・不適合
② 検査結果に影響する品質管理として，患者検体や試薬を保管する保冷庫，フリーザー等の温度管理を記録していますか？	適合・不適合
③ 残余検体の保存期間を設定し，管理していますか？	適合・不適合
④ 安全な検査室環境として，電気配線等に危険な箇所はないか，また床の配線等はモールで被われていますか？	適合・不適合
⑤ 棚に置かれた資材等の落下防止策が取られていますか？	適合・不適合
⑥ 標本整理箱の転倒・転落の防止策が取られていますか？	適合・不適合
⑦ 検体の受領確認記録がありますか？	適合・不適合
⑧ 検査結果に対する影響を回避するため，放置してはいけない検体（血液ガスやアンモニアなど）は直ちに検査室へ届けられていますか？	適合・不適合
⑨ 採血管の種類と注意点を示した一覧をお知らせしていますか？	適合・不適合
⑩ 精度管理不良による結果に対する影響を回避するために，内部精度管理を毎日行っていますか？	適合・不適合

VII 臨床検査室と ISO 15189

チェック項目	年　　月　　日　判定
	備考
⑪ 外部精度管理に定期的に参加していますか？	適合・不適合
⑫ 緊急異常値について報告項目・報告数値・報告体制が決められていますか？	適合・不適合
⑬ 試薬・消耗品の発注リスト，受領リストが管理されていますか？	適合・不適合
⑭ 試薬・消耗品の有効期限を管理していますか？	適合・不適合
⑮ 体の不自由な患者への対応として，車イス用の採血台，車イス用のトイレ(採尿室)がありますか？	適合・不適合
⑯ 採血室では患者誤認を防ぐために，患者の身元を確認する具体的な認証方法が実施されていますか？	適合・不適合
⑰ 医療安全上，採血前に消毒薬に対するアレルギーの有無を患者に確認していますか？	適合・不適合
⑱ 輸血用血液製剤は，自動温度記録計と警報装置が付いている保冷庫で保管されていますか？	適合・不適合
⑲ 血液型検査用検体と交差適合試験用検体は異なる時点で別採血されていますか？	適合・不適合
⑳ ABO血液型検査は，同一患者からの異なる時点での2検体で二重チェックを行っていますか？	適合・不適合
㉑ 輸血副作用報告が行われ，記録されていますか？	適合・不適合
㉒ 緊急輸血発生時の対応が手順化されていますか？	適合・不適合
㉓ ホルマリンやキシレン，クロロホルムなど毒劇物試薬を保管する場合，試薬庫には医薬用外劇物庫の表示がされ，鍵が付けられていますか？	適合・不適合

チェック項目	年　　月　　日　判定
	備考
㉔ ホルマリンやキシレン，クロロホルムなど毒劇物試薬を使用する場所の環境測定は定期的に(半年に一度)行われていますか？	適合・不適合
㉕ ホルマリンやキシレン，クロロホルムなど毒劇物試薬を廃棄した量の記録や廃棄先などを明瞭にしていますか？	適合・不適合
㉖ 微生物検体や固定前の臓器，細胞診断用検体などの感染性検体の搬送において，バイオハザード対策は行われていますか？	適合・不適合
㉗ 来訪者を含めて微生物検査室立ち入りの際は，特に必要な個人防護具の着用をしていますか？	適合・不適合
㉘ 感染症法にて義務付けられている特定の菌株において，菌株の保管庫は施錠されていますか？	適合・不適合
㉙ 微生物検査室および病理検査室には安全キャビネットが備えられていますか？	適合・不適合
㉚ 生理検査室では，検査環境が患者や検査結果に影響を与える可能性があるため，温度・湿度が記録されていますか？	適合・不適合
㉛ 生理検査室での検査環境は，プライバシーが守られていますか？	適合・不適合
㉜ 採血室や生理検査室には，患者急変時に対応する救命道具・機材・機器は設置されていますか？	適合・不適合
㉝ 接遇や倫理に関する研修会を行っていますか？	適合・不適合
㉞ 院内感染対策に関する研修会を行っていますか？	適合・不適合
㉟ 消防訓練に関する研修を行っていますか？	適合・不適合

作成日：第1版　2016-4-1

表VII-6　臨床検査部門標準化推進委員会チェックリスト　Step2

【1.　全検査室共通項目】		
チェック項目	コメント	自施設評価
要員		
業務を行う際，要員レベルに合わせて業務の振り分けができていますか？	要員の力量に合わせて業務区分を明確化し，安全な検査業務体制を整える	
電子カルテ，検査システムなど，システムへのアクセス権限に要員の力量が反映されていますか？	要員の力量に合わせてシステムへのアクセス権限を分割管理する	
業務を行う要員の知識，技能の検証のため教育プログラムや力量評価，達成度評価を作成していますか？	各項目において教育プログラムやスキルマップ表を作成し，達成度を確認する未達成者には，再教育・再評価を行うまた，認定資格等外部機関の試験で検証する	
施設及び環境		
病院関係者以外も含め検査室内で手袋，マスク，白衣着用などの防護具等の安全対策が取られていますか？	安全衛生管理手順，感染対策規程などが整備され，必要に応じた防護衣・防護具などの着用が必要	
病院関係者以外の入退出を記録していますか？	情報の漏洩や感染対策として必要	
検査室内は衛生区域・不衛生区域などの区分けができていますか？	患者，職員，来訪者の安全確保や感染対策として必要	
検査室内の温度及び湿度を記録していますか？	検査結果の精度に影響を与えないため必要	
保冷庫，フリーザーの温度を記録していますか？	患者検体や試薬に関する保存設備が品質に影響を及ぼさないため	
検体と試薬を別々に保管していますか？	交差汚染を防ぐために，同一冷蔵庫で保管しない	
電気配線等に危険な箇所はないか，また床の配線等はモールで被われていますか？	安全な検査室環境として必要	
感染性廃棄物の処理基準や分類がわかるように表示されていますか？	交差汚染や感染対策規程など安全な検査室環境として必要ゴミ箱等の明確な区分けが必要	
機材（試薬・消耗品も含）		
検査業務に必要な機材は，機器点検マニュアルなどが整備され，定期的なメンテナンスが行われていますか？	検査結果に直接または間接的に影響を及ぼす機材は校正に関する手順が必要，また，実施記録が必要	
保守点検等が定期的に実施され，記録されていますか？	機器製造業者の指示に従った予防保守に関する手順，検査に寄与する機材の記録・維持管理が必要	
測定中の機器に異常が認められ使用不可になった場合，具体的手順が決められていますか？	異常が認められた場合の機器は業務から直ちに除外し，それまでの検査に与えた影響などを調査報告する手順が必要	
機器間差・機種間差の確認を行っていますか？	測定機器の違いから発生する結果に対する影響を回避するため手順書と確認記録が必要	

チェック項目	コメント	自施設評価
使用中の試薬や在庫試薬と未検収試薬の区分けが明確にできていますか？	在庫管理では未検収や未許可の試薬及び消耗品は明確に分離保管されている事が必要	
試薬使用時にLot番号と有効期限の確認を行っていますか？	検査の性能使用に関与する試薬の記録が維持管理されている事が必要 過去に遡り確認できることが必要	
消耗品のLot番号と有効期限の確認を行っていますか？	検査データに影響を及ぼす消耗品(採血管，試験管など)は，記録が維持管理されている事が必要	
試薬を継ぎ足し使用する際は項目名，試薬名，Lotを確認し，間違えのないように継ぎ足しを行っていますか？	検査の性能使用に関与する試薬の記録が維持管理(いつ，だれが)されている事が必要	
有機溶媒，毒劇物など危険性の高い薬品が使用されている場合，適切に管理保管・記録(使用量・残量など)があり，さらに，適切に廃棄されていますか？	危険物の保管施設設備と廃棄設備は法令などを遵守した手順で管理されている事が必要	
検査前プロセス		
各種検査手順書は定期的に見直されていますか？	手順書の定期的な見直しは必須であり，その対応策も要員に周知されていることが望まれる	
手順書に変更や修正があった場合の対処は決められていますか？		
検査室から患者や臨床へ文書(基準範囲や検査案内等)の情報提供をしていますか？	検査室は，患者及び臨床が検査情報サービス(外部委託検査案内など)を利用可能である事が求められる	
臨床からの検査依頼方法や検体提出に関する手順は決められていますか？	検査依頼における手順，伝票または電子媒体などの依頼手順の明確化が必要	
検体の搬送に関する取り決めはありますか？	搬送時間や温度管理が必要な場合がある	
放置してはいけない検体(血液ガスやアンモニアなど)は直ちに検査室へ届けられていますか？	検査結果に対する影響回避のため必要	
採血管の種類と注意点をお知らせしていますか？	採血管の誤使用，検査結果に対する影響を回避するため必要	
依頼項目に適した検体か，肉眼的に確認(検体量，凝固の有無・溶血など)する手順がありますか？	検査室は検体受け取りに関する手順が整備されている事が必要	
検体の受け取り手順があり，検体が放置されることのないよう確認を随時行っていますか？		
検体受付時刻を管理記録していますか？	TATを算出する上で必要	
採り直し検体を依頼する，もしくは依頼した検体に対して確認する手順は決められていますか？	臨床への問い合わせの運用方法や記録が必要	
試薬ロット変更時にコントロールを測定していますか？	試薬ロット間差による結果に対する影響を回避するため必要	
検査プロセス		
検査手順書は標準法やエビデンスがあるものに準拠して作成されていますか？	採用する検査手順は，コンセンサスを得ている検査手順を選択する事が必要	
新規機材・試薬を導入する際の妥当性を確認する手順はありますか？	機器や試薬の使用目的に対する妥当性を確認し，使用する前に検査室によって独自に検証する事が必要	

チェック項目	コメント	自施設評価
不確かさや特性要因図は推定検証されていますか？	各検査室に関する測定の不確かさを定義・確認し，不確かさの推定を的確に検証する事が必要	

<table>
<tr><td colspan="3">検査結果の品質の確保</td></tr>
<tr><td>システムダウンなど様々な有事において通常運用ができない際，別の運用手順が決められていますか？</td><td>検査の品質を確実にする．危機管理に関する取り決めや手順書が必要</td><td></td></tr>
<tr><td>内部精度管理を毎日行っていますか？</td><td rowspan="2">精度管理不良から発生する不具合が，結果に与える影響を回避するため必要</td><td></td></tr>
<tr><td>精度管理の手順書がありますか？</td><td></td></tr>
<tr><td>内部精度管理が外れた場合の対応手順を決定していますか？</td><td>どの時点の報告結果まで品質の確保ができるか遡る必要がある
精度管理に対するマルチルール等</td><td></td></tr>
<tr><td>キャリブレーション結果の保管期間を定めていますか？</td><td>ISO以外の監査，治験等で必要な場合がある</td><td></td></tr>
<tr><td>外部精度管理は定期的に参加していますか？</td><td>外部精度管理評価や技能試験プログラムに参加する事が必要</td><td></td></tr>
<tr><td>外部精度管理の結果を評価していますか？</td><td>検査精度を客観的に判断し，精度及び技術の維持・向上を目的とすることが必要</td><td></td></tr>
</table>

<table>
<tr><td colspan="3">検査後プロセス</td></tr>
<tr><td>検査終了時に未検査リストなどを活用し，未検査がないことを確認していますか？</td><td rowspan="2">検査の品質を確実にするため，検査後の作業として必要</td><td></td></tr>
<tr><td>業務終了時に未到着検体の確認を行っていますか？</td><td></td></tr>
<tr><td>検体保存期間，廃棄方法の手順は決められていますか？</td><td>検体の保管管理期間の定義や取扱いに関する維持管理方法，及び安全な廃棄に関する手順が必要</td><td></td></tr>
</table>

<table>
<tr><td colspan="3">結果の報告</td></tr>
<tr><td>検査結果について機械的測定エラーがないことを確認し，前回値比較で照合を行い報告していますか？</td><td>報告前に権限を持つ要員が結果を確認し，内部精度管理及び，前回検査結果に対する評価を行う手順を明確にすることが必要</td><td></td></tr>
<tr><td>緊急異常値について報告項目・報告数値・報告体制が決められていますか？</td><td>緊急異常値の報告体制が整備され，臨床が必要としている結果報告と運用が必要</td><td></td></tr>
<tr><td>検査結果に影響を及ぼす可能性のある検体に関して，臨床へのコメント等を行っていますか？</td><td>受付検体が不適切であった場合，検査結果にコメントが必要</td><td></td></tr>
<tr><td>手入力する結果に対しての運用手順とその記録がありますか？</td><td>手入力をした結果に対しての確認・報告体制の確立が必要となる．いつ，誰が，入力したか，原本の控えも保存することが必要</td><td></td></tr>
</table>

<table>
<tr><td colspan="3">結果の報告 (リリース)</td></tr>
<tr><td>検査報告を訂正，報告書の改訂・更新などに関する手順はありますか？</td><td>中間報告として結果が伝達された際に，必ず同一の臨床医に最終報告がされる必要がある．また，元の報告書などを改訂する場合は，改訂に関する手順を明確にすることが必要</td><td></td></tr>
</table>

チェック項目	コメント	自施設評価
結果の変更や訂正が生じた場合，その前後の記録は保存されていますか？	修正前，修正後の記録として，いつ，だれが，誰の指示で行ったかの記録が必要	
検査結果及び測定値が自動で報告されるものがありますか？	検査結果の自動選択や自動報告を行う運用では，その基準が定義された手順が必要	
検査室情報マネジメント		
検査システムなどを使用している場合，履歴やログが残されていますか？	検査業務に影響を及ぼす可能性のある情報システムは維持管理方法やその管理に関する権限と責務を定義する事が必要	
PC サーバーは，管理された部屋にありますか？	温度，湿度の管理と施錠が必要	
PC は不正使用から守られていますか？	パスワード管理等の定義が必要	
部門システムと病院情報システムとの導通確認を定期的に行っていますか？	正確な検査データの送信確認と，各種計算式を確認することが必要	
検査結果の確認は複数名で行われていますか？	検査結果の見落とし，入力ミスを防ぐため必要	
検査担当者は報告書に記載されていますか？	検査担当者を報告書に記載することが必要	

作成日：第1版　2016-4-1

【2. 採血室部門】		
チェック項目	**コメント**	**自施設評価**
施設及び環境		
採血室の室温を記録していますか？	採血(患者)に適した環境が必要	
車イス用の採血台，車イス用のトイレ(採尿室)がありますか？	体の不自由な患者への対応が必要	
機材		
採血管保管室の温度記録をしていますか？	採血管は適した温度(環境)での保管が必要	
体調の悪い方が休めるベッドがありますか？	採血時の転倒などの事故防止にもつながるため必要	
AED が設置されていますか？	医療安全上設置が必要	
検査前プロセス		
採血室では患者誤認を防ぐための具体的な認証方法が示され実施されていますか？	採取活動に関する指示で採取する患者のIDと名前を必ず確認することが必要	
採血前に依頼に対して採血管の種類・本数などを確認していますか？	採血もれ防止のため必要	
採血管の採血順序の手順が決められていますか？	検査結果に対する影響を回避するため必要	
採血室での患者プライバシーが保護されていますか？	受付及び採取時にカーテンやパーテーションなどで十分なプライバシーが確保されている事が必要	

チェック項目	コメント	自施設評価
採血前に消毒薬に対するアレルギーの有無を患者に確認していますか？	医療安全上必要	
採血の手順書がありますか？	標準採血法ガイドラインに沿った運用が推奨される	.
手順書はすぐに閲覧できる場所に設置されていますか？	いつ誰でも閲覧可能であることが必要	
検査プロセス		
VVR などの患者急変時の手順書がありますか？	医療安全上取り決めが望ましい	
患者や家族などのトラブル時の手順書がありますか？		
機器などのトラブル時の手順書がありますか？		
針刺し事故に対する手順書がありますか？		
検査後プロセス		
採血後の止血対応を行っていますか？	絆創膏や止血時間を伝えることが大切	
検査室情報マネジメント		
採血者の記録を残していますか？	採血もれや採血時の状況を遡るため必要	
採血待ち時間を定期的に調査していますか？	TAT を調査し患者サービスに貢献するため必要	

作成日：第1版　2016-4-1

【3. 輸血検査部門】

チェック項目	コメント	自施設評価
施設及び環境		
輸血用血液製剤を扱う清潔区域と検査を行う不潔区域が分かれていますか？	輸血用血液製剤は医薬品に分類されるため衛生管理が必要	
自己血は日赤製剤とは別に専用の保冷庫で管理されていますか？	自己血は，患者検体の一部であるため，また，自己血の感染症が陽性の場合さらに別の管理が必要	
機材		
輸血用血液製剤を保管する保冷庫の温度は記録されていますか？	輸血用血液製剤は保存温度が定められているため自記温度記録計と警報装置を備えた血液専用保冷庫を使用する	
自動機器導入などで輸血検査におけるヒューマンエラーの防止策が工夫されていますか？	ヒューマンエラー防止のため推奨されている	
検査前プロセス		
患者または家族に輸血療法の必要性やリスク等について説明がなされ，文書による同意を得て診療記録として保管されていますか？	輸血療法の実施に関する指針より，患者またはその家族に理解しやすい言葉で説明し同意を得る 同意が得られた旨を診療記録に記録しておく必要がある	
信仰上の理由により輸血を拒否する患者に対しての対応手順が院内で決められていますか？	患者の医療に関する判断材料の有無を判定する，主治医を含めた複数の医師による委員会などの整備，具体的な手順などについてコンセンサスを得て定めておくことが望まれる	

チェック項目	コメント	自施設評価
血液型検査用検体と交差適合試験用検体は異なる時点で別採血されていますか？	同一患者からの異なる時点での2検体で，二重チェックを行うことが必要	
自己血の感染症検査は実施されていますか？	感染症検査未実施の場合，専用保冷庫で患者ごとに保管する必要がある	

検査プロセス		
輸血の準備，検査，検体保管管理のマニュアルが整備されていますか？	24時間体制を整えるため標準化作業手順が必要	
緊急輸血発生時（ノンクロス対応など）の対応が手順化されていますか？	「危機的出血時の対応」について輸血療法委員会などで院内規程を作成し，日ごろからシミュレーションも実施することが求められる	
副作用報告が行われ記録されていますか？	輸血副作用対応ガイドより，輸血患者の観察，輸血副作用の把握・対応などの記載が求められる	
夜間休日の血液型検査や交差適合試験などの検査体制が整備されていますか？	輸血療法の実施に関する指針より輸血検査は検査技師が24時間体制で実施する事が望ましい	
交差適合試験用採血は輸血毎に採血を行っていますか，行ってない場合は使用期間を設定していますか？	輸血療法の実施に関する指針に「交差適合試験検査では，輸血予定日前3日以内に採血したものである事が望ましい」と記載されているが各医療施設での取り決めが必要	

検査結果の品質の確保		
輸血用血液製剤を臨床へ払い出す際，照合確認を2人で行ってから払い出ししていますか？	確認するチェック項目を2人で交互に声を出しあって読み合わせを行い，その旨を記録することが必要	
ABO血液型検査は，同一患者からの異なる時点での2検体で二重チェックを行っていますか？	血液型の判定は異なる時点の新しい検体で2回実施し，同一の結果が得られたときに確定する事が出来る	
ABO血液型検査は，2名の検査技師による二重チェックを行っていますか？	異なる2人の検査者で，二重チェックを行い照合確認するよう努める．また，コンピュータシステムを用いた結果入力の確認も有効である	
交差適合試験の際，患者検体の血液型を検査していますか？	交差適合試験の際の患者検体は血液型の検査時の検体とは別に，新しく採血した検体を用いて，同時に血液型検査も実施する	
臨床へ払い出した血液製剤を輸血室に返納する際の運用手順を決めていますか？	病棟や手術室などには実際に使用するまで持ち出さないことを原則とするなどの手順書が必要	
輸血後感染症対策への配慮はされていますか？	輸血前後の感染症検査の実施または輸血前後の検体の保存が行われ，輸血に関わる副作用監視体制を構築することが必要	
輸血療法委員会が設置されていますか，定期的に開催していますか？	病院管理者及び輸血療法に携わる各職種から構成される，輸血療法についての委員会を医療機関内に設け，この委員会は定期的に開催することが必要	

チェック項目	コメント	自施設評価
検査後プロセス		
適正使用指針(「輸血療法の実施に関する指針」「血液製剤の使用指針」「ガイドライン」など)に準拠した検体保管がされていますか?	輸血前後の患者血清(または血漿)の保管は約2mL,－20℃以下で2年を目安に保管する事が望まれる	
輸血後の使用済み血液製剤バックを保管していますか?	細菌感染症が発生した場合の追跡調査のために一定期間の保管が望まれる	
結果の報告		
検査結果の伝票への転記や口頭伝達誤りを回避する手順がありますか?	血液型判定は正しくても,判定結果を伝票に記載する際や入力する際に間違える危険性があることから,二人の検査者による確認を行うことが望ましいまた,コンピュータシステムを用いた結果入力の確認も有効である	
検査室情報マネジメント		
輸血室での記録の保存期間は法令に準拠していますか?	診療記録とは別に,当該血液製剤に関する記録を作成し,少なくても使用日から20年を下回らない期間,保存する	
日赤からの情報などを臨床へ発信していますか?	検査室発信の臨床サービスとして必要	

作成日:第1版　2016-4-1

【4. 微生物検査部門】		
チェック項目	コメント	自施設評価
要員		
要員のトレーニング(教育・訓練)として,定期的に形態学検査の目合わせ等を行っていますか?	鏡検や培地上のコロニーの発育などは,定期的に目合わせすることが必要また,技師会や企業の講習会に出席し,最新の情報を収集することが望ましい	
施設及び環境		
微生物検査室への立ち入りに制限が与えられていますか?	来訪者への感染および感染物質の持ち出しを防ぐことが必要	
微生物検査室立ち入りの際は必要な個人防護具の着用をしていますか?	来訪者,検査技師の感染を防ぐことが必要	
菌株の保管庫は施錠されていますか?	特定の菌株において,感染症法にて義務付けられているため必要	
安全キャビネットは備えられていますか?	検査をする際に暴露を防ぐため必要	
安全キャビネットは年一回定期点検を行っていますか?	安全キャビネットは感染症法により,3種病原体以上で年一回の定期点検が義務付けられているため必要	
機材		
インキュベータ,冷蔵庫の温度の安定性は保障されていますか?	標準温度計にて校正をした温度計にて計測する検体や試薬の保存,検査において設定された温度を保つため必要	
検査試薬のロット管理や使用開始日,有効期限の管理を行っていますか?	検査試薬の不具合などの時にいつから使用していたか遡ることが出来るため必要	

チェック項目	コメント	自施設評価
培地や検査試薬の内部精度管理は行っていますか？	内部精度管理を行うことで製品に問題ないことを証明するため必要 また，内部精度管理の代わりにメーカーの試験成績証明書の保管も必要	
自家製試薬は作製日と作製者の名前，使用期限を表記してありますか？	作製日からの有効期限の確認と作製者を明確にするため必要	
自家製試薬は内部精度管理を行っていますか？	染色液はコントロールを染色し問題ないことを確認し，培地は標準菌株にて発育することを確認することが必要	
検査システムは，ログインの際のパスワード管理がされていますか？	システムのパスワード管理等の定義および手順書が必要	
同定・薬剤感受性検査機器のメンテナンス及び修理後は，標準菌株を検査し，規定値に入っているか妥当性を確認していますか？	機器のメンテナンス及び修理後は必ず妥当性を確認することが必要	
検査前プロセス		
検体搬送時に検体が暴露しないように搬送容器に入れていますか？	搬送時の検体が感染源となりえるため必要	
検体容器は密閉されていますか？	検体搬送時に搬送容器内に漏れ出して汚染してしまう可能性があるため必要	
検体採取時の注意点や採取容器は院内で周知されていますか？	検査案内や写真などを添えた資料などにより説明することで不適切な検体採取や滅菌されていない容器での検体採取を減らすため必要	
検体採取日と検体提出(受付)日の記録はありますか？	長時間室温放置や検体保管方法が厳守されていない検体は，検査結果に影響を与えるため必要	
検査プロセス		
中間報告，最終報告についての手順書がありますか？	特に微生物検査では，中間報告と最終報告について定義されている事が必要	
中間報告，最終報告の記録が残されていますか？	結果が更新されていく段階が全て残っていることが必要	
検査結果の品質の確保		
最終報告は少なくともダブルチェックしていますか？	ダブルチェックが出来ない場合は，中間報告とするなど工夫するとよい	
緊急(至急)検査項目の結果報告はダブルチェックを行っていますか？	夜間休日等は1名勤務だと思われるので，報告記録用紙に記録し結果報告の確認を行うことが必要	
定期的な内部精度管理を実施していますか？	例として，月1回以上，内部精度管理として標準菌株を使用している検査機器及び検査キットを，一連の検査の流れを手順書通りに行い，検査結果が規定値に入っていることで検査技師の手技や機器等の確認をすることが必要	
検査後プロセス		
検体保存の期間は決めていますか？	検体および培地等は決められた期間(最終結果送信後など)保存し，期間が過ぎたものに関しては即廃棄することが望ましい	

チェック項目	コメント	自施設評価
検査後の培地や検体はオートクレーブ等により処理していますか？	検体を処理してから医療用廃棄物として廃棄業者に提出することが望ましいまた，廃業業者がどのように廃棄しているか把握しておく必要がある	
微生物検査室から出た医療用廃棄物が，病院のどのような経路を通って病院内の集積所まで運ばれているか把握していますか？	患者や滅菌操作の行われているもの（薬剤等）が，通行する経路と混在していないか把握しておく必要がある	
結果の報告		
院内感染対策委員会等で定められている耐性菌の報告や感染症の報告は，記録していますか？	報告した記録を取ることにより，報告漏れの防止につながるまた，記録には報告者以外がダブルチェックしサインする欄を作成しておくことがよい	
最終検査結果をリリースする手順がありますか？	検査担当者が部門システムに結果入力して，別の技師がその結果に不整合が無いか二重チェックを行った後，結果を電子カルテに送るなどの報告手順が必要	
結果報告の際には，担当技師の氏名が記載されていますか？	検査許可された人が，検査する権限を持っているため記録に残すことが必要	
検査室情報マネジメント		
細菌検査室での記録の保管期間は法令に準拠していますか？	法令に基づいた期間を下回らないように保管期間を決めることが必要	

作成日：第1版 2016-4-1

【5. 病理検査部門】		
チェック項目	**コメント**	**自施設評価**
要員		
病理検査作業者の有機溶剤の健康診断は実施されていますか？	作業者の安全衛生管理のため法令で定められているため	
施設及び環境		
病理検査室において，劇毒物，または危険物を取り扱う際の注意事項を掲示していますか？	作業者や関連する職員，業者などの部外者の安全衛生管理のため法令で定められているため	
細胞診断業務（鏡検）を行う際，騒音の無い静かな環境で行われていますか？	鏡検の際，診断に影響のないように環境を整えることが望ましい	
ホルマリンが目に入った場合のためのアイウオッシャーなどが設備されていますか？	職員の事故防止のために設置していることが望ましい	
標本や組織包埋ブロックなど必要時に取り出せるように，適切に保管管理されていますか？	定められた場所に保管し，必要時は診断等に影響のない範囲で取り出せる環境にしておくことが必要	
保管棚には，耐震対策が行われていますか？	標本棚や組織包埋ブロック棚の転倒防止策を講じることが必要	
ホルマリンやキシレン，クロロホルムなど毒劇物試薬を保管管理する場合，試薬庫には医薬用外劇物庫の表示がされ，鍵が付けられていますか？	毒劇物の管理は法令で定められている	

チェック項目	コメント	自施設評価
ホルマリンやキシレン，クロロホルムなど毒劇物試薬の保管には，転倒防止策がとられていますか？	毒劇物の管理方法として必要	
ホルマリンやキシレン，クロロホルムなどを使用する場所の環境測定は定期的に(半年に一度)行われていますか？	毒劇物の管理は法令で定められている	
解剖室でホルマリンやキシレン，クロロホルムなど毒劇物試薬を使用又は保管を行っている場合，環境測定は実施されていますか？	毒劇物使用においては，全ての作業場は環境測定を実施しなければならないまた，保管のみであっても要員が立ち入り作業をする場合は実施することが必要	
院内のホルマリンはすべて病理検査室で管理されていますか．また，いつどこへ，いくつ払い出したかなどの管理記録を取っていますか？	毒劇物の管理方法の手順書が必要	
ホルマリンやキシレン，クロロホルムなど毒劇物試薬の廃棄の記録や廃棄先などは明瞭にされていますか？	毒劇物においては不必要に保管場所の外へ漏れないようにする必要	
機材		
メーカーによる機材の修理が行われる際など，感染区域内での作業時，修理担当者にマスクや手袋，白衣などの防護具を提供していますか？	要員以外の安全衛生のため必要	
免疫染色試薬のLot.の変更の際，使用前または同時にコントロールを染色するなど妥当性が確認されていますか？	試薬のLot管理は必須であり，使用前に妥当性確認が必要	
局所排気装置のメンテナンスは定期的に実施されていますか？	要員の安全衛生のため必要	
特殊染色や免疫染色でコントロール切片の染色を行っていますか？	染色頻度，試薬の使用期限等での施設ごとに必要な条件を検討し，コントロール切片を染色することが望ましい	
用手法で作製された試薬類を保管する場合，作製日時，作製者，使用期限などの表示がされていますか？	試薬や機器など要員以外の品質保証の評価のため必要	
検査前プロセス		
手術検体受け取り照合確認はされていますか？	どのような場合でも受け取り時の確認を必須とすることが望ましい	
夜間の病理検体の提出の際，利用者に決められた保管方法などの注意事項などを提供していますか？	ホルマリン管理や検体破損，保存不備等で患者に影響を与えないため必要	
時間外，休日の場合の細胞診検体は的確に保管される運用になっていますか？	すぐに処理ができない検体提出や時間内でしか対応していない検体提出の場合，検体不良とならない様に保管の対応を決定しておくことが必要	
病理組織，または細胞診検査において，受付から報告までの所要時間(TAT)を利用者に提供していますか？	通常の結果報告の目安を提供し，逸脱するときは事前に報告することが望ましい	
固定前の臓器や細胞診断用検体などの感染性検体の搬送において，バイオハザード対策は行われていますか？	搬送途中での部外者への暴露防止のために，密閉容器に入れ搬送を徹底するなどの感染予防が必要	
検体受け取りの際，必要事項を確認し，お互いの記録を保存していますか？	検査依頼の不備や検体不備等で，検査不可や受領の有無に混乱が生じないため必要	
残検体で追加切り出しや追加検査の依頼があった時の手順や保管場所は明確にされていますか？	追加依頼後早急に対応できることが望ましい	

チェック項目	コメント	自施設評価
残検体の保管期間は，臨床側又は病理要員に周知されていますか？	作業を実施する病理要員が誤って破棄しないために，周知または破棄する作業に権限を設ける必要	
検査プロセス		
検体を受け取る際，至急依頼の場合は，通常と分けて処理する手順がありますか？	至急検体は，それ以外の処理方法とは別に対応できる手順が望ましい	
染色態度が基準と異なった場合，原因の究明や対処は明確にできますか？	不確かさの推定を要求されていない検査手順に関しても特性要因図を示すことが望ましい	
検査結果の品質の確保		
細胞診断などの形態検査による技師間の目合わせ確認を定期的に実施していますか？	検査室内にて検査結果の性能を同一にするための目合わせや研修会が必要	
検査室間の精度管理として外部サーベイなどに参加していますか？	検査精度を客観的に判断し，精度及び技術の維持・向上を目的とすることが必要	
外部サーベイの結果について，見直しや確認を共有していますか？		
検査後プロセス		
細胞診断結果が臨床医の推定，または前回と著しく異なった場合の対応策は明確にされていますか？	緊急異常値として対応，報告権限のある要員が判断でき，臨床への的確な検査結果の報告が望まれる	
各種の検体の保存期間は明確に定めてありますか？	臨床サンプルの保持期間は定義することが必要	
保存期間の過ぎた残検体は定められた手順で廃棄していますか？	廃棄物処理に関するその地域の規制や勧告に従うことが必要	
結果の報告		
結果報告後，病理医や臨床医より結果の変更訂正が指示された場合の手順は明確にされていますか？	元の報告書を改訂する場合，改訂に関する文書化された手順が必要	
結果の変更訂正が生じた場合，その記録は保存されていますか？	修正前，修正後の記録として，いつ，だれが，誰の指示で行ったかの記録が必要	
検査室情報マネジメント		
病理部門システムの機能の権限は限定された要員のみが行える様に管理されていますか？	技能のある要員のみに権限を持たせ，安全性保護のための処置をとることが必要	
病理部門のあらゆる記録は法令に則る期間で保管されていますか？	コンピュータシステムの範囲を超える場合(手書きの記録など)を想定して法令の通りに確実に保管することが必要	

作成日：第1版　2016-4-1

【6. 生理検査部門】		
チェック項目	コメント	自施設評価
要員		
要員のトレーニング(教育・訓練)として，定期的に画像診断の目合わせ等を行っていますか？	各領域において教育プログラムやチェックリストを作成し，達成度を確認することが必要	

チェック項目	コメント	自施設評価
施設及び環境		
生理検査室は患者及び検査に支障の無い温度・湿度に保たれていますか？	患者に快適な環境で検査を受けてもらうため，温度・湿度が検査結果に影響するため必要	
検査室内，通路に障害物はありませんか？	転倒防止等への対策がなされている事が必要	
検査環境はプライバシーが守られていますか？	検査室は他の患者から見えないよう遮蔽されていて，検査に係る患者との会話は外へ漏れない事が必要	
検査は静かな環境で行われていますか？	患者に不安を与えない，また検査に支障のない静かな環境を整備することが必要	
患者急変時の対応手順書は整備されていますか？	患者急変時の対応について手順書を作成し，いつでも対応できるよう周知しておく必要がある	
院内暴力（患者からのセクハラ）の対応は整備されていますか？	患者からの暴言暴力セクハラの対応手順書が必要	
患者情報の管理はされていますか？	検査システムや病院情報システムの管理保管が必要	
機材		
患者急変時に対応する機材・機器は設置されていますか？	救急カート，AED等の設置が必要	
検査部外へ持ち出した機器の管理はされていますか？	ポータブル機器は貸し出し記録や保守点検記録が必要	
検査前プロセス		
検査にかかわる備品のLot管理や有効期限等の品質は管理されていますか？	消耗品等の劣化，使用期限の確認が必要	
検査の内容について説明がなされ患者の同意が得られていますか？	患者またはその家族に理解しやすい言葉で説明し同意を得られた上で検査を行うことが必要	
接遇や倫理に関する研修会を定期的に行っていますか？	生理検査では患者の協力が大切である患者とのコミュニケーションが良好に取れ，スムーズに検査を進めることが必要	
感染症対応の手順書は整備されていますか？	感染症患者検査時の対応手順が必要	
検査プロセス		
外部とのトラブル，提案・苦情，対応処置は，スタッフへ周知し記録されていますか？	患者・他職種との対応記録は管理しスタッフへ周知することが必要	
検査結果の品質の確保		
最終検査結果の報告手順がありますか？	検査結果の内容は正しいのか，確認・承認はされているのかが必要	
検査後プロセス		
検査は安全に進められたか確認していますか？	検査後患者に容態変化は認めてないか確認が必要	
機器に異常が無いことを確認していますか？	機器の安全点検記録が必要	

チェック項目	コメント	自施設評価
検査結果は適切に保存されていますか?	検査結果報告書の保存期間と管理方法が手順化されていることが必要	
追加検査された内容は報告され,確認していますか?	追加報告の方法と確認方法についての手順が必要	
結果の報告		
緊急異常値・異常結果報告の基準は設定されていますか?	検査結果に対する緊急報告の取り決めが必要	
緊急異常値報告の記録はとられていますか?	緊急異常値の内容,連絡先,連絡者,時間等を記録することが必要	
検査結果の確認は複数名で行われていますか?	検査結果の見落とし,入力ミスを防ぐため必要	
報告書には,検査担当者,実施日,実施時間が記載されていますか?	検査担当者は,報告書に実施日,実施時間を記載することが必要	
検査室情報マネジメント		
検査結果の記録の保管期間は法令に準拠していますか?	法令で定められている期間を下回らないよう保管期間を設けることが必要	

作成日:第1版　2016-4-1

【参考文献】

1) ISO 15189:2012 英和対訳版.日本規格協会,2012.
2) JAB RM300:2014「認定の基準」についての指針−臨床検査室−.日本適合性認定協会,2014.
3) JAB RM320:2009「分析前後段階の品質保証」についての指針−臨床検査室−.日本適合性認定協会,2009.
4) JAB RL331:2017「測定のトレーサビリティ」についての指針.日本適合性認定協会,2017.
5) Sysmex Journal, 39(suppl.1):2016.
6) 公益財団法人日本適合性認定協会(JAB)ホームページ　https://www.jab.or.jp/
7) 国立病院臨床検査技師協会ホームページ　https://www.kokurinkyo.jp/top/

索 引

【著者略歴】

志 保 裕 行
（し ほ ひろ ゆき）

1981 年　道立衛生学院卒業
1981 年　国立西札幌病院(現北海道医療センター)　臨床検査科
1994 年　国立札幌病院(現北海道がんセンター)　臨床検査科　生化学主任
2004 年　独立行政法人国立病院機構函館病院　臨床検査科　生化学主任
2006 年　独立行政法人国立病院機構西札幌病院　臨床検査科　生化学主任
2008 年　独立行政法人国立病院機構函館病院　臨床検査科　副技師長
2012 年　独立行政法人国立病院機構旭川医療センター　臨床検査科　技師長
2015 年　独立行政法人国立病院機構北海道がんセンター　臨床検査科　技師長
2019 年　学校法人　吉田学園　臨床検査技師科　非常勤講師
　　　　　学校法人　西野学園　札幌医学技術福祉歯科専門学校
　　　　　医療技術部　臨床工学技士科　非常勤講師
　　　　　現在に至る
　　　　　認定臨床化学者(日本臨床化学会)
　　　　　公益財団法人　日本適合性認定協会(JAB)　技術審査員

若 月 香 織
（わか つき か おり）

1991 年　北海道大学医療技術短期大学部卒業
1992 年　国立札幌病院(現北海道がんセンター)
2004 年　独立行政法人国立病院機構北海道がんセンター
2013 年　独立行政法人国立病院機構北海道医療センター　主任技師
2014 年　独立行政法人国立病院機構北海道がんセンター　臨床検査科　主任技師
2019 年　独立行政法人国立病院機構帯広病院　研究検査科　副臨床検査技師長
　　　　　現在に至る
　　　　　認証臨床科学者(日本臨床化学会)
　　　　　認定臨床化学・免疫化学精度保証管理検査技師

礒 田 理 恵 子
（いそ だ り え こ）

2007 年　広島大学卒業
2009 年　広島大学大学院理学研究科生物科学専攻修了
2014 年　大阪医療技術学園専門学校卒業
2014 年　国立研究開発法人国立循環器病研究センター
　　　　　現在に至る

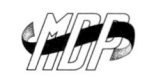

これから始める臨床化学・
遺伝子検査の精度保証
—ISO 15189 認定取得へ　　　　　　　ISBN978-4-263-22686-5

2019 年 8 月 10 日　第 1 版第 1 刷発行

著　者　志　保　裕　行
　　　　若　月　香　織
　　　　礒　田　理　恵　子
発行者　白　石　泰　夫
発行所　**医歯薬出版株式会社**

〒 113-8612　東京都文京区本駒込 1-7-10
TEL.(03) 5395-7620(編集)・7616(販売)
FAX.(03) 5395-7603(編集)・8563(販売)
https://www.ishiyaku.co.jp/
郵便振替番号 00190-5-13816

乱丁・落丁の際はお取り替えいたします.　　　　　　印刷・壮光舎印刷／製本・愛千製本所

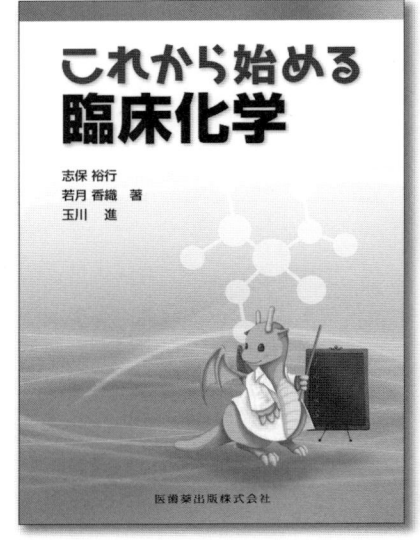
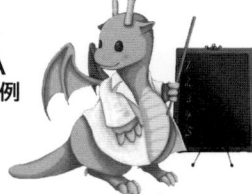